U0225678

癌症·防御

李治中（菠萝）/ 著

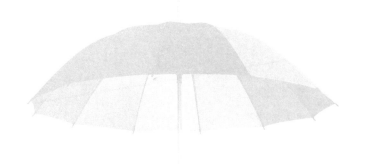

中信出版集团 | 北京

图书在版编目（CIP）数据

癌症·防御/李治中著. --北京：中信出版社，
2021.7
ISBN 978-7-5217-3075-3

I. ①癌⋯ II. ①李⋯ III. ①癌－防治－普及读物
IV. ①R73-49

中国版本图书馆CIP数据核字（2021）第070974号

癌症·防御

著　　者：李治中
出版发行：中信出版集团股份有限公司
　　　　　（北京市朝阳区惠新东街甲4号富盛大厦2座　邮编　100029）
承 印 者：三河市中晟雅豪印务有限公司

开　　本：880mm×1230mm　1/32　　印　张：12　　字　数：240千字
版　　次：2021年7月第1版　　　　印　次：2021年7月第1次印刷
书　　号：ISBN 978-7-5217-3075-3
定　　价：59.80元

目　录

第一部分
关于癌症，我们不可不知的基础知识

第二部分
先天因素：患癌和人的基因究竟有什么关系？

第三部分
"病从口入"，在癌症这里有几分道理？

第四部分
我们的日常活动中有哪些患癌风险？

第五部分
关于癌症，我们还必须警惕感染的风险

第六部分
实操指南：如何通过体检筛查癌症？

—— 第七部分
科学防癌：我们必须澄清的流言和迷思

第八部分
他山之石：好榜样与坏榜样

第九部分
真实故事：他们的故事

这是我第一本写给健康人的癌症科普书。

在过去的两年，我一直在思考：下一本书应该写什么？从2013年到现在，我写作了近千篇关于癌症的科普文章，也出版了四本书。我的前两本书《癌症·真相》和《癌症·新知》，主要介绍了癌症的基础生物学原理、前沿科研和新药，并澄清了一些常见谣言。我也讨论过一些"非科学"的话题，比如是否应该告诉患者自己得了癌症的消息。一般的癌症患者和家属，看完这两本书应该就对癌症有比较全面的了解，不那么陌生，也不那么恐慌了。

如果说前两本书是总论，尽量做到覆盖广，那接下来的两本书，《深呼吸》和《她说》则是专门针对中国男性和女性分别最高发的癌症——肺癌和乳腺癌的详细解答，尤其聚焦于肿瘤的精准分型和新药治疗。

这四本书都挺受大家的欢迎，销量不低，也得了一些科普方面的奖。但接下来应该写什么呢？是按照癌症类型继续写下去，比如结直肠癌、肝癌、胃癌，还是写更多的前沿疗法，比如细胞治疗、双特异性抗体、电场疗法？这件事我一直没想明白，所以完成《她说》后，我迟迟没有启动新书写作。

有一天，在我的一篇公众号文章《超级好消息，17种抗癌新药进入医保，最大价格降幅超70%！》页面出现了一条留言："菠萝，我爸爸生病后我就一直看你的文章，每次你介绍新药，都给了我们很多希望。但我最近不敢看了，因为这些新药太贵了，即使有些药进了医保，从两万元一个月，降到四千元一个月，老百姓还是吃不起。有时候我真的希望自己不知道有新药。"

这番话深深地触动了我。

2020年"两会"闭幕后的记者会上，国务院总理李克强说，中国"有6亿人每个月的收入不足1 000元"。这个数据颠覆了很多人的认知，包括我在内。中国的高速发展，让身在城市的我们似乎忘记了，我们整体依然是个发展中国家，人均GDP（国内生产总值）排名并不高，贫富差距很大，还有很多人生活困难。

我从2018年起开始全职做深圳市拾玉儿童公益基金会，专注于儿童肿瘤公益。随着我参与公益的时间越来越长，接触的人群越来越广，我更加清晰地认识到了上述现实。最近，我们对肿瘤患儿的家长做了一个调研，发现他们大多数的家庭年收入都在5万元以下。对于这样的家庭来说，每个月几千块甚至上万的抗癌药，确实吃不起。

科技的进步，彻底改变了晚期癌症患者的命运。一些本来被判了"死刑"的患者，由于新的靶向药或者免疫药的出现，能成功带瘤生存很多年，甚至实现临床治愈。这当然是好消息，但对很多患者而言，这意味着经济压力也越来越大。

我们经常说生命是公平的，是无价的，但现实社会并没有这么理想。很多时候，有没有钱成了决定患者生活质量，甚至生存时间的重要因素。很多抗癌新药动辄需要用两年，患者没有十万甚至几十万元的存款，极难支撑。比没药更难受的，是有药却用不起。这种现象被称为抗癌药的"经济毒性"。

怎么办？

有人说药品应该继续降价，最好降到一个月几百块钱。这固然能解决短期支付问题，但属于杀鸡取卵。因为药企本质上是商业机构，是需要盈利才能持续运转的。每种上市药品背后，都是无数的科研人员的努力和动辄上亿元的研发费用，所以既要保证药品质量，又想要白菜价是不可能的。得益于中国政府的政策和创新本土企业带来的市场竞争，目前中国的抗癌新药价格，其实基本上已经是全球最低了。过度压价，很可能会导致药企失去创新的动力，最终的结果就是彻底没有新药。

抗癌药支付的博弈，就像一局麻将。政府、患者、药企，甚至医院，各方都想赢，但注定不可能所有人都开心。不管我们多么努力，收入低的老百姓一旦得了晚期癌症，很多人就是没办法从最新疗法中获益。不仅中国如此，欧美发达国家也是如此。

难道就没有任何办法了吗？科普怎么能帮到更多人？

有一次和好朋友聊天，我说出了自己的这个困惑。他的一句话给了我很大启发："菠萝，能不能换个思路：既然解决不了晚期癌症患者用药难的问题，能不能专注于解决中国晚期癌症太多的问题？"

一下子，我豁然开朗。

是啊，中国在癌症方面最大的问题，不是癌症最多，而是癌症最致命。中国的癌症发病率并不算高，排在世界第50多位，远低于很多发达国家，包括美国、澳大利亚、日本等。但我们的问题是癌症死亡率特别高，排在全球前10！其中一个很重要的原因，就是中国晚期癌症患者比例特别高，远高于发达国家。中国人谈癌色变，就是因为很多人一去医院就发现已经是晚期，治疗效果不好，甚至到最后人财两空。

传统医学说：上医治未病，中医治欲病，下医治已病。通过科普教育，让更多人不得晚期癌症，甚至不得癌症，才是目前解决抗癌药"经济毒性"的最佳方法。想通了这件事，我就开始着手写这本和以前不太一样的书。

虽然都是讲科学知识，但以往我的书讲的是癌症的前沿治疗，主要对象是癌症患者和家属，希望给他们带来希望。而这次，我想面对更广阔的人群，详细解析癌症的科学预防，希望让更多人远离晚期癌症。

如果你关注健康，希望远离晚期癌症，这就是写给你的书。

✳

癌症预防可以分为两大类：一级预防和二级预防。

一级预防，是指规避患癌的风险因素，从根本上降低癌症发生的概率，比如通过戒烟来预防肺癌。据估计，中国有50%左右的癌症都是后天原因（生活习惯、环境污染等）导致的，因此理论上都是可以做一级预防的。

二级预防，是指通过筛查早期病变或良性肿瘤，尽早除去隐患，防止它变成恶性，比如用胃镜筛查胃癌。导致癌症的先天因素和后天因素很难完全规避，如果患上癌症不可避免，那我们至少可以做到早发现、早治疗、早治愈。早期的癌症一点儿也不可怕，很容易治愈，通常也花不了多少钱。

美国的癌症死亡率已经连续下降20多年了，其中最重要的原因并不是新药开发，而是癌症预防和筛查理念的推广和执行。比如，仅仅控烟一项，就让男性肺癌死亡率下降了接近50%！

癌症预防的背后，有很多科学原理。在这本书里，我会系统性地讲解癌症的发病原理、预防知识和筛查手段。同时，我也会分析一些网上常见的传言，看它到底是真有用还是谣言。

　　你在饭桌上或者微信群里也许遇到过下面这些话题：

　　　　吃××到底防不防癌？

　　　　住在高压电线附近有没有致癌风险？

　　　　哪种癌症最可能从地球上消失？

　　　　为什么中国年轻人肝癌发病率开始下降，而乳腺癌发病率开始上升？

　　　　为什么澳大利亚癌症发病率全球第一？

　　　　我爸爸今年50岁，到底应该做哪些癌症筛查？

　　　　为什么肺癌筛查推荐用低剂量CT（计算机断层扫描）而不是X光？

　　　　为什么用肿瘤标记物做筛查效果不好？

　　　　……

　　看完这本书，你应该就能回答这些问题了。而且你知其然，并知其所以然。

　　为了你和家人的健康，咱们开始吧。

2021年3月

癌症最少的国家

既然我们这本书讲如何防癌,那最好的办法,当然就是向癌症最少的国家学习。

你来猜猜,癌症发病率最低的是哪两个国家呢?

我现场讲座的时候做过调研,大家猜的国家千奇百怪,芬兰、日本、新加坡、不丹、缅甸、刚果……什么都有。

答案是:新西兰和丹麦。

一提到这两个国家,我们中大部分人的脑海中都会浮现出美丽的自然风景,不难想象,新西兰和丹麦之所以癌症发病率低,最主要原因是这两个地方环境非常好,无论空气还是水,都没有什么污染,更没有我们痛恨的 PM 2.5（细颗粒物）。

另外的原因包括：

- 人们爱吃天然食品，爱吃海鲜，不爱吃红肉；
- 政府对食品监管很严，没有这么多有毒食品；
- 生活节奏慢，压力小，心情好。

最后，还有个重要原因，就是新西兰和丹麦盛产鲨鱼油、红橄榄、龙须草等享誉世界的优质保健品。美国麻省理工学院教授的研究发现，它们都能有效预防癌症。

你做好笔记了吗？

好了，我的下一个问题是：

你相信以上这些鬼话了吗？

※

事实上，新西兰和丹麦都属于世界上癌症发病率最高的国家，新西兰排在第二，丹麦排在第五。

可以想象，现在很多读者内心是崩溃的……本来都相信我说的话了，结果发现被忽悠了。

先别着急把这本书丢了，容我解释一下。虽然我们都觉得中国癌症患者多，但事实上，世界上癌症发病率最高的国家几乎全是发达国家，包括北美、西欧、大洋洲国家，还有亚洲的日本和韩国。这些国家或许都是有些人心目中的理想移民地区，它们自然环境更好，食品更安全，生活压力更小。这些都没错，但并不代表你去了就能摆脱癌症。

表引言–1 癌症发病率最高的 20 个国家

国家	发病率排名	国家	发病率排名
澳大利亚	1	加拿大	11
新西兰	2	英国	12
德国	3	瑞士	13
匈牙利	4	美国	14
丹麦	5	斯洛文尼亚	15
荷兰	6	挪威	16
法国	7	拉脱维亚	17
比利时	8	爱尔兰	18
日本	9	捷克	19
意大利	10	瑞典	20

数据来源：http://gco.iarc.fr/today/home

最大的风险

我们每个人都感觉到这么一种趋势：身边的癌症患者越来越多。这不是幻觉：中国的癌症发病率一直在持续增长，现在每年有 400 多万人被诊断出癌症，相当于每分钟就有 8 位新的癌症患者出现。

为什么会这样？有人归结于环境污染，有人归结于不健康的饮食习惯，有人归结于生活压力大……这些和癌症都有一些关系，但是新西兰和丹麦的例子告诉我们，还有更重要的致癌因素。

这个因素是什么呢？

是活得太久！癌症最大的风险因素，不是别的，而是年龄。

并不是说年轻人不会得癌症。事实上，即使刚出生的婴儿都有可能得癌症。但整体来看，癌症是老年病。寿命越长，患癌风险越大。从癌症发病率随年龄变化的曲线图（见图引言-1）就可以看出，无论男女，从45岁左右开始，患癌概率就逐步提高，到了60岁以后，更是直线上升。去医院肿瘤科转一转就会发现，大多数患者都在60岁以上。科普圈有一句名言：人只要活得足够久，早晚会得癌症。

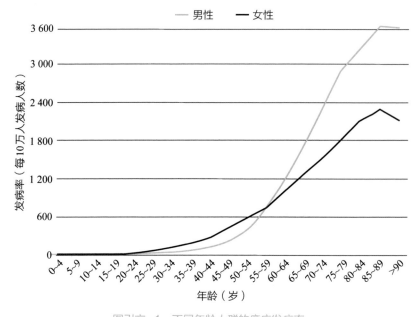

图引言-1　不同年龄人群的癌症发病率

数据来源：https://www.cancerresearchuk.org/health-professional/cancer-statistics/incidence/age#heading-Zero

发达国家医疗条件好、平均寿命长，因此癌症多，一点儿都不奇怪。说白了，当其他疾病都杀不死我们的时候，癌症就跑出来了。

我们从来没听说有哪个古代皇帝得癌症的，不是御医好，全靠死得早！从秦始皇到清代光绪皇帝，中国古代皇帝的平均寿命只有可怜的39.8岁。直到新中国成立前，中国人的平均寿命一直在40岁左右。在没有疫苗和抗生素的年代，一个简单的伤口、简单的感染，就能要了人的命。很多人根本没有机会活到得癌症的年纪。

所以，千万不要迷信什么古代秘方、古代神医，这些都不过是坊间传说罢了。如果真的这么厉害，有御医保护的皇帝至于这么惨吗？

而正在读这本书的你，从出生开始，就享受着比古代皇帝好得多的医疗。

由于现代社会压力大，越来越多的人开始向往纯天然的古代生活。在他们心中，古代人的生活无比健康，因为环境山清水秀、食品绿色天然，人们不看电视、不玩手机，日出而作，日落而息。古代人不仅长寿，而且不得癌症。

这种想法我可以理解，现代人确实有很多生活习惯不太健康，带来了很多慢性病。我个人也想时不时地到山清水秀的地方去闭关学习。但要说古代人因为活得天然，就比现代人长寿，就纯粹是瞎扯了。

你应该知道唐代杜甫的一句名诗："人生七十古来稀。"这句诗字面上的意思就是说，70岁高龄的人，自古以来就很少见。但在2020年的中国，70岁以上的老人已经快一个亿了，一点儿也不稀少。杜甫活到现在的话，只能说"人生一百古来稀"。

统计显示，无论世界上哪个地区，人均寿命达到40岁以上都是现代医学发展以后才实现的，是最近100多年间的事情（见图引言-2）。

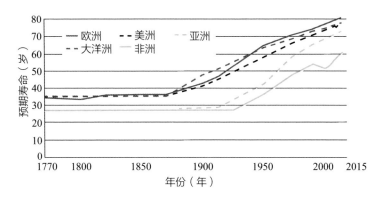

图引言-2 世界主要大洲预期寿命历史曲线

数据来源：https://ourworldindata.org/life-expectancy

直到1949年中华人民共和国成立后，随着现代医学和科学在中国的迅速发展，老百姓才普遍享受到了清洁饮用水、疫苗、抗生素等资源，人均寿命才随之大幅提高。短短几十年间，中国人的预期寿命从40多岁一下子提高到了76岁，在很多大城市更是突破了80岁，上海居民的预期寿命已经超过了83岁。

而伴随着中国人预期寿命的急剧增长，癌症发病率也开始迅速提高。北京和上海的人均预期寿命居于全国前列，癌症发病率也处在全国前列，这绝不是偶然。如果未来大家真的能活到120岁，甚至150岁，得癌症基本是板上钉钉的事情（请注意：这不等于会死于癌症）。

不仅是人，很多动物老了以后也容易得癌症。猫狗这类宠物，如果得到很好的照顾，是可以很长寿的。我刚去美国的时候，遇到过一只23岁的老猫，比我年龄还大，结果它在24岁的时候被查出患有恶性肿瘤。

符合直觉的伪科学

我前面为什么要"造谣"，说新西兰和丹麦的癌症发病率低？是为了给大家演示如何制造"伪科学"。可以想象，我如果讲完这个"谣言"，借机卖新西兰和丹麦的抗癌保健品，生意应该不会差。

这个故事我在做讲座的时候经常用，到目前为止加起来有上万听众，只有一个人曾经公开质疑，很多人都频频点头，觉得很有道理。为什么大家都会上当？因为我说的答案，符合大家的直觉。我抓住了大家对癌症的恐惧、对环境的担忧，抛出了一个大家"等待已久"的答案：环境好的地方，癌症发病率必然低。中国癌症发病率高，是因为环境太差。

在讲座中，我甚至故意找了两张风景非常秀丽的图片，来诱导大家往"环境好"这个方面来想。不出所料，这引起了巨大的共鸣，大家纷纷中计，尽管我的故事里谎言无数、漏洞百出。

- 新西兰人和丹麦人红肉都吃得不少。
- 鲨鱼油、红橄榄、龙须草三种保健品都是我编造的，根本不存在。
- 麻省理工学院也没有研究说保健品能防癌。

　　我的所有结论都没有引用任何文献来支持，但绝大多数人还是相信了，就因为我说的话和大家想的一样。心理学研究发现，当文章结论和自己直觉一致的时候，几乎所有人都不会去考察证据是否可靠。很多时候，我们不是在寻求真相，而是在证明自己的直觉。

　　酸性体质致癌、转基因致癌、红薯防癌、大蒜防癌，这些谣言传播范围非常广，出现在大量营销文案中。即使文案漏洞百出，即使无数科学家辟谣，很多人仍坚信不疑。这些谣言之所以大获成功，就是因为它们符合大家的直觉。我们可以不断地辟谣，但这治标不治本。我经常说，科学家在兼职辟谣，人家是全职制造伪科学。只有通过科学思维训练，学会质疑"直觉"，才是防止上当受骗的最佳武器。

　　但这并不容易，因为人天生是靠直觉来认知世界的，科学思维是非常"反天性"的。比如，一个人生病吃了药，两天后病好了，直觉告诉我们药肯定有效。我小时候感冒，经常喝板蓝根冲剂，几天以后会缓解，我从小就以为肯定是冲剂的作用。现在我知道，没有任何科学研究证明板蓝根能治感冒。喝板蓝根其实和喝糖水没有区别，感冒好了完全是靠身体自愈。证据就是，我在美国待了十多年，每次感冒从不喝板蓝根，只喝蜂蜜水，几天后同样自己就好了。

　　我们需要随时提醒自己，面对任何结论，请抛弃自己固有的想法，客观地分析证据是否可靠。

　　人的科学思维训练越早开始越好，最好从孩童时期就开始。年龄越大，人的思维越不容易跳出"舒适区"。说白了，我们大脑会越来越懒，越来越不想分析。很可惜，中国的课堂上极少有科学思维训练。我们从小到大记住了很多信息，但没有掌握识别信息真伪的能力。我也是大学毕业后，经过十多年的系统科研训练，才慢慢习惯在日常生活中不轻易下结论，而是用科学思维来分析看到的东西。

我希望大家，尤其是小朋友，不用走这个弯路，能早日发现：科学，是很酷的，用科学思维看世界，是很酷的。

第一部分
关于癌症，我们不可不知的基础知识

癌症是怎么来的？

两个核心风险

前文说过，患上癌症最大的风险是年龄。之所以岁数越大，患癌概率越高，是因为一个健康细胞变成真正的癌细胞，其实是体内一个漫长的进化过程，有两个前提条件：一是基因突变，二是免疫逃逸。基因突变，让正常细胞变成功能异常的细胞，癌变开始；免疫逃逸，让异常细胞逃脱免疫系统的控制，真正失控。

这两件事情要发生都很不容易，都需要时间，而且通常需要很长的时间，据估算，这个时间平均要20年以上。人活的时间越长，出现基因突变和免疫逃逸的概率就越大，整体患癌的风险也就越大。

细胞的癌变，首先需要基因突变。

每个癌细胞都有基因突变，无一例外。而且癌细胞的突变是非常特殊的，并不是任何基因发生突变都会导致癌变。人的每个细胞有两万多个基因，其中只有几百个与癌症的发生密切相关。这些基因主要和细胞的生长调控有关。根据在正常细胞中的功能不同，这些和癌变相关的基因可以大致分成两大类：致癌基因和抑癌基因。

致癌基因平时的功能通常是促进细胞生长，就像汽车的油门。如果出现突变，导致它增加活性，它就会过度刺激细胞生长。抑癌基因平时的功能通常是抑制细胞生长，就像汽车的刹车。如果出现突变，导致它失去活性，它就不再能限制细胞生长。

因此，无论是致癌基因的增强突变，还是抑癌基因的失效突变，导致的结果都一样：细胞生长失控，最终发生癌变。

一个健康细胞要发生癌变，通常一个突变还不够。现在主流的观点叫"双击理论"，也就是说一个健康细胞要变成癌细胞，至少需要两个突变，通常是一个致癌基因的增强突变，加上一个抑癌基因的失效突变。这其实很容易理解：我们如果想让一辆车完全失控，除了要猛踩油门（致癌基因增强），还得松掉刹车（抑癌基因失效）。

基因突变的发生是不可避免的。再健康的人，体内都有无数的突变细胞，无人能例外，因为只要细胞分裂，就一定会带来基因突变。

每一天，每个人体内都有无数细胞死亡，也有无数细胞新生。每个人要长大，要活着，体内就需要不断发生细胞分裂，产生各种各样新的细胞，来替换老化和死亡的细胞。据估计，一个成年人每天体内新产生的细胞数量，高达2 000亿到3 000亿个。

要产生这么多新的细胞，就意味着要进行大量的细胞分裂，每一次细胞分裂都需要把整个细胞的DNA（脱氧核糖核酸）复制一遍。而DNA的复制不是100%准确的，每次复制都肯定会出现一些错误，产生一些突变。所以，细胞分裂得越多，出错机会越大。人活得越久，出错机会也越大。

　　但身体里出现基因突变的细胞，和得癌症，是两个截然不同的概念。每一个健康人身体里，随时都有多达上百万个突变的细胞，其中很多都携带致癌突变，但为什么大家并不会都得癌症呢？因为我们有免疫系统。

　　健康细胞通过积累基因突变，变成有突变的异常细胞，只是癌变的第一步。突变细胞要变成真正的癌细胞，还需要完成重要的一步：逃脱免疫系统的监管和追杀。

　　免疫系统是我们身体里的警察系统，是极其强大的存在。它是我们身体健康的守护神，而且是全能守护神。免疫细胞不仅能干掉侵入人体的各种各样的致病细菌、病毒，也能干掉几乎所有的突变细胞。如果没有它们的话，多数人在幼儿园阶段就会得癌症了。

　　癌症的本质是失控生长。在这个过程中，一个突变的癌细胞需要分裂成一群癌细胞。癌细胞疯狂分裂的时候很容易暴露出其恶性的本质，然后被免疫系统清除掉。就像一个坏蛋想拉拢一群坏蛋组成黑社会，动静肯定是不小的，自然很难躲过警察的法眼，一不小心就被扫黑行动消灭了。因此，出现一个癌细胞不难，但这个癌细胞想要导致癌症是非常难的。真正导致癌症的突变细胞，必须得想方设法躲开免疫细胞的追杀，至少要能暂时潜伏起来，"留得青山在，不怕没柴烧"。

　　癌细胞和免疫细胞的关系，可以简单分为三个阶段。

　　第一个阶段叫"免疫清除"。这时候癌细胞很少，免疫细胞很强大，占据了绝对优势，见到癌细胞就干掉。

　　第二个阶段叫"免疫平衡"。这时候个别癌细胞获得了和免疫细胞共存的能力。虽然免疫细胞还能压制住癌细胞，不让癌细胞爆发或转移，但已经无法彻底清除所有的癌细胞了。

　　第三个阶段叫"免疫逃逸"。这时候癌细胞进一步进化，免疫系统的监管功能彻底失效，甚至开始助纣为虐，帮助癌细胞增长。癌细胞开始爆发性增长，甚至转移，疾病恶化。经过了免疫逃逸阶段，临床上讲的癌症，才算真正发生了。

从免疫清除到免疫平衡，再到免疫逃逸，需要癌细胞持续进化。癌细胞不断积累突变，不断试错，直到获得非常特殊的躲避免疫系统的能力。由于人体免疫系统非常强大，这个过程并不容易，绝大多数癌细胞都会失败，即使成功，通常也需要很长的时间。研究发现，癌细胞和免疫细胞在体内的斗争，往往长达数年，甚至数十年。有的时候，在人的一生中，癌细胞甚至可以一直和免疫细胞共存下去，身体也就一辈子都处在"免疫平衡"状态。

经典肺癌曲线

无论是基因突变，还是免疫逃逸，都需要很多年，而癌症发生需要这两个因素结合在一起，所以癌症整体发生很慢，平均需要20年以上。

最好的例子，是看吸烟导致的肺癌。你也许知道，烟草是1类致癌物，吸烟是导致肺癌的第一大因素，90%的肺癌都和吸烟（包括二手烟）有关系。在烟草流行之前，肺癌是一种罕见病，但现在它已经是很多国家的第一大癌症类型，包括中国。

图1–1展示了从1900年以来美国的人均吸烟量和肺癌死亡人数的曲线。我们一眼就能发现，这两条曲线的形状长得几乎一模一样，都是先快速增加，然后快速降低，但肺癌死亡的曲线，往右边平移了20年左右。也就是说，美国人的抽烟量开始增加的20多年后，肺癌开始增加，而美国控烟成功、人均吸烟量开始下降的20多年后，肺癌也开始减少。

这说明，癌症的发生真的是很漫长的过程。即使一个人每天都吸烟，每天都接触大量1类致癌物，要患上肺癌平均也需要20多年。很多男性从20来岁开始大量抽烟，到50多岁才会得肺癌。在中国，肺癌患者的平均年龄在65岁以上，而且年龄越大，风险越大，70岁以上的老人最危险（见图1–2）。

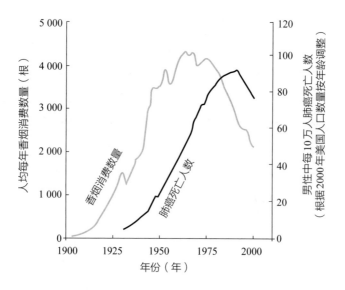

图 1-1　美国香烟消费数量与肺癌死亡人数的历史曲线图

数据来源：死亡人数：US Mortality Data, 1960–2009, US Mortality Volumes, 1930–1959, National Center for Health Statistics, Centers for Disease Control and Prevention. 香烟消费数量：US Department of Agriculture, 1900–2007.

　　前面说了，正因为癌症和寿命相关，所以它整体上是一个老年病、一个富贵病。世界上癌症患者较多的国家，基本都是发达国家。中国现在癌症发病率只排在世界第56位，未来这个排位肯定还会上升。

　　但大家也不要恐慌，因为发达国家的数据还告诉我们，虽然他们癌症发病率比我们高得多，但死亡率却越来越低，一个重要的原因是他们注意筛查，很多发现的癌症都是早期。癌症并不等于绝症，尤其是早期癌症，治愈率是很高的。即使癌症到了晚期，合理治疗的话，也可能实现长期和癌共存。因此，随着中国社会进一步发展，一定会发生两件事：

　　1. 癌症发病率会越来越高。

　　2. 癌症死亡率会越来越低。

　　每一个想长寿的中国人，都应该提前储备好靠谱的防癌抗癌知识，尤

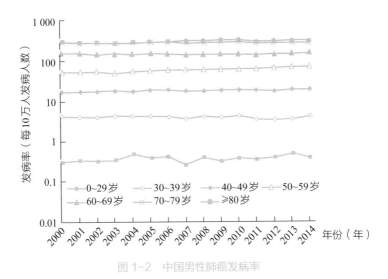

图 1-2 中国男性肺癌发病率

数据来源：《2000—2014年中国肿瘤登记地区肺癌发病年龄变化趋势分析》

其是癌症预防和筛查知识。为了自己，也为了父母和家人。只有这样，当自己或家人不幸生病的时候，我们才不会恐慌，不会走弯路，不会被忽悠。很多时候，比癌症更可怕的是无知，是讳疾忌医。

从今天开始，学习起来吧！

中国人一辈子有多大风险得癌症?

75岁累计患癌风险

对于任何个人,患癌风险很难确定,因为它和每个人的遗传基因、生活方式、生存环境等各方面都密切相关,而且会动态变化。但中国人群整体的患癌风险是可以计算的。

2018年,世界卫生组织公布了各个国家的"75岁前累计患癌风险",部分国家的数据见表1–1。

从表1–1中可以再次看出,中国并不是患癌风险最高的国家。真正最容易得癌症的国家,基本都是欧美发达国家。全球75岁前累计患癌风险最高的国家是澳大利亚,其次是新西兰,亚洲排在前面的国家则是韩国和日本，中国人的整体风险为20.6%，排在第69位。可见，中国目前的癌症发病率在世界上排名并不高，不仅远低于很多欧美发达国家，也低于我们的东亚邻居韩国和日本。

表 1-1　各国人群 75 岁前累计患癌风险

排名	国家	75 岁之前患癌风险（%）
1	澳大利亚	41.9
2	新西兰	39.7
3	爱尔兰	35.4
4	匈牙利	35.1
5	美国	33.3
6	比利时	33.2
7	丹麦	32.9
8	法国	32.9
9	挪威	32.7
10	荷兰	32.4
21	韩国	29.8
46	日本	24.6
69	中国	20.6

数据来源：https://gco.iarc.fr/

按照每个人20.6%的风险来计算，平均5个中国人里面，就会有一个在75岁之前被诊断癌症。以中国一个有两个孩子的8口之家为例，如果所有家庭成员都活到75岁，至少出现一位癌症患者的概率超过了84%，这还只是75岁之前的患癌风险。而中国现在很多城市的人均寿命已经远远超过75岁，比如上海的人均寿命高达83.6岁。随着中国人更加长寿，今后一个癌症患者都没有的家庭注定会非常少见，大家千万不要有侥幸心理。

高危的男性

值得一提的是，患癌的风险和性别有密切关系：几乎在所有的国家，男性患癌风险都显著高于女性，见表1-2。

表 1-2　各国男性和女性 75 岁前累计患癌风险

排名	国家	男性风险（%）	女性风险（%）
1	澳大利亚	49.6	33.4
2	新西兰	46.3	32.9
3	爱尔兰	40.4	30.3
4	匈牙利	40.3	31.1
5	美国	36.7	30.2
6	比利时	35.6	31.1
7	丹麦	35.1	30.8
8	法国	38.4	27.6
9	挪威	35.7	29.7
10	荷兰	34.3	30.3
21	韩国	32.4	27.9
46	日本	28.7	20.8
69	中国	23.0	18.3

数据来源：https://gco.iarc.fr/

我们在前文中看到，澳大利亚整体患癌风险排名第一，是41.9%，而澳大利亚男性患癌风险高达50%，也就是说，在澳大利亚的男性中，每两个中就有一个会在75岁前得癌症。中国也一样，男性患癌风险显著比女性高，男女性分别是23%和18.3%。中国每年新增癌症患者中，约60%是男性。

为什么男性更容易得癌症呢？这个原因很复杂，既有内因，也有外因。

从内因来看，男性和女性基因表达不同，这会影响患癌风险。比如，男性生长激素水平更高，所以长得更高、体重更大。有研究发现，生长激素越旺盛，细胞分裂越快，出现DNA突变的概率也更大，长此以往，患癌风险就会增加。不少研究都发现，身高越高，患癌风险也越高。

外因，尤其是生活习惯，可能是更重要的原因。在绝大多数国家，男性的生活习惯都比女性更不健康，包括和癌症密切相关的抽烟、喝酒等。烟草是最主要的致癌因素之一，能引起至少16种癌症，全球30%的癌症死亡都和烟草有关。肺癌是中国第一大癌症，和接近一半男性吸烟以及严重的二手烟情况是密不可分的。酒也是1类致癌物，能导致多种癌症，包括肝癌、食管癌、乳腺癌等。美国数据显示，每18例癌症里，就有一例是喝酒喝出来的。

总之，是多种因素导致了男性患癌风险比女性高。除了改变生活习惯、降低风险，大家也需要做好筛查，尽早发现、尽早治疗。

内因和外因

　　癌症的发生,是不可控因素和可控因素结合的产物。有些因素是不可控的,比如前面说的寿命长(没有死于其他疾病或意外),或者父母遗传的基因。目前,我们既无法阻止自己变老,也不能控制先天得到什么基因,这些也被称为内因。多数儿童得癌症,纯粹就是运气不好,还没出生就有了致癌的基因突变。

　　但也有很多致癌的因素是我们可以控制的,包括环境因素和生活习惯,这些也被称为"外因"。很多人得癌症,和长年累月暴露在一些致癌外因下有密切的关系。目前已知的明确致癌外因,至少有20多种,可以分为五大类:

- 行为因素：吸烟（二手烟）、喝酒、缺乏锻炼等；
- 饮食因素：水果/蔬菜/膳食纤维摄入不足、深加工肉类和腌菜食用过多等；
- 代谢因素：肥胖、糖尿病等；
- 环境因素：PM 2.5污染、紫外线辐射等；
- 感染因素：幽门螺杆菌、乙肝病毒（HBV）、人乳头瘤病毒（HPV）等。

你肯定会立刻追问：内因和外因各占多少？哪些癌症主要是外因引起，是可以预防的？

我们先来看看美国的数据。顶尖医学期刊《临床肿瘤杂志》2017年发表的数据显示：美国的癌症病例中，有42%的发病和45%的死亡都是可预防因素导致的。

排在第一的因素，当然就是吸烟。吸烟是导致癌症的第一大可控风险因素，而且遥遥领先：美国接近20%的癌症发病，和接近30%的癌症死亡，都是吸烟引起的。

在美国，排在第二的风险因素是肥胖，占了近8%的发病率和6.5%的死亡率。欧美大量数据显示超重和癌症发病率直接相关，比如超重的女性乳腺癌发病率增加了20%~40%，超重的男性肝癌发病率是正常体重者的两倍。

接下来是酒，贡献了5.6%的发病率和4%的死亡率。值得一提的是，很多中国人由于基因不给力，饮酒后患癌的概率更高，因此更应该少饮酒。具体的原因，我在后面章节会详细解释。

除此之外，感染细菌病毒、大量食用红肉或加工肉、缺乏锻炼、蔬菜和水果吃得少等，都是显著的致癌风险因素，而且也都是可以避免的。各种因素导致的癌症发病率，详见表1-3。

表 1-3　致癌因素导致的癌症百分比

致癌因素	导致的癌症发病率
吸烟/二手烟	19.4%
肥胖	7.8%
酒	5.6%
紫外线	4.7%
缺乏锻炼	2.9%
水果蔬菜缺乏	1.9%
HPV 感染	1.8%
加工肉/红肉	1.3%
纤维素缺乏	0.9%
肝炎病毒	0.5%
幽门螺杆菌	0.5%
缺钙	0.4%
……	……
整体	42.0%

烟和酒导致的癌症，不止一种

说起吸烟，你可能马上就想到了肺癌，但事实上，吸烟可能直接导致至少17种癌症。原因很简单，只要烟雾能接触到的地方都很危险（口腔癌、喉癌、胃癌等）。同时，烟草中致癌物质从肺部进入血液循环后能到达的地方，也很危险（膀胱癌、肝癌等）。美国的统计数据显示，烟导致了82%的肺癌、74%的喉癌、50%的食管癌、47%的膀胱癌、23%的肝癌、17%的胃癌。而喝酒，也不是仅仅伤肝而已。数据显示，酒导致了41%的口腔癌、22%的肝癌、21%的食管癌、16%的乳腺癌、13%

的结直肠癌。

很多人都被"喝红酒能养生"这句话忽悠了很多年。有人说喝红酒能软化血管，对身体好，这是夸大营销。确实曾经有一些研究发现，喝红酒的人，因心血管疾病死亡的风险更低，但很多后续研究都没能证实这种关系。因此，"喝红酒能养生"这个说法在科学界是有很大争议的。

但没有争议的是，长期喝酒会增加致癌风险，包括红酒在内。女性尤其不应该经常饮酒，因为喝同样多的酒，女性的患癌风险比男性高。欧美数据显示，即使每周只喝3杯红酒，女性乳腺癌发病率也会增加15%。

因此，世界上任何官方的防癌指南都明确建议滴酒不沾。科学界从来没有过"适量饮酒有益健康"这种话。

所以，如果你本来就没有喝酒的习惯，甚至不喜欢喝酒，那就大可不必为了养生而喝。但如果你不喝酒就不开心，不喝酒就睡不着，这种情况我觉得可以适量喝点儿，毕竟心情不好、睡觉不好也可能增加致癌风险。但大家一定要知道喝酒的风险，能少喝就少喝，千万不要用"喝酒养生"的说法来自我洗脑，更不要酗酒。

哪些癌症最容易预防？

美国研究还发现，不同的癌症类型，内因和外因占的比例不同。理论上，外因所占的比例越高，就越容易预防。不同癌种在这方面差异巨大，有的癌症现在90%以上可以预防，而有的则几乎完全不可预防（见表1–4）。

一个极端是卵巢癌，目前只有4%的卵巢癌可以追溯到明确外因，各类淋巴瘤也都低于10%，这些癌症的发生目前来说随机性较高，很难预防。当然，随着科学研究进步，未来我们可能会发现它们新的外因，从而找到预防方法。

表 1-4　不同癌症的可预防因素占比

类型	可预防因素占比
宫颈癌	100.0%
皮肤癌	95.0%
肺癌	86.0%
食管癌	75.0%
肝癌	71.0%
胃癌	56.0%
结直肠癌	55.0%
肾癌	54.0%
乳腺癌	29.0%
胰腺癌	25.0%
甲状腺癌	13.0%
非霍奇金淋巴瘤	9.0%
霍奇金淋巴瘤	5.0%
卵巢癌	4.0%

　　但在另一端，宫颈癌现在就可以有效预防，因为几乎100%的宫颈癌都和HPV感染相关，如果能及时接种HPV疫苗，同时做好筛查，就能很大程度上避免患上宫颈癌。皮肤癌95%可预防，只要别过度追求古铜肤色，别没事儿就趴着晒太阳，就几乎不会患上皮肤癌。肺癌86%可预防：戒烟！戒烟！戒烟！肝癌71%可预防：乙肝疫苗、丙肝新药、戒酒！

中国和美国的区别

　　上面是美国的数据，那中国的情况什么样呢？

　　中美的致癌风险因素确实有一些区别。最明显的有两点：一方面，中国由于感染因素导致的癌症比例大大高于美国，尤其是乙肝病毒导致的肝癌和幽门螺杆菌导致的胃癌比例要高得多。另一方面，中国的皮肤癌发病率要低很多。欧美白人有个恶习，就是日光浴。他们特别喜欢晒太阳，而且经常不涂防晒霜，而太阳光中的紫外线是导致皮肤癌的直接原因。全世界皮肤癌发病最高的两个地区，一个是美国加州，一个是澳大利亚东海岸，都是趴在沙滩上晒太阳的好地方。很多时候，文化和健康是有矛盾的。

　　2019年，中国国家癌症中心、中国医学科学院肿瘤医院的癌症早诊早治办公室在《柳叶刀·全球健康》发表重磅论文，仔细分析了中国各省的不同癌种由23种可预防的致癌风险导致的比例。

　　这里面的数据太多了，咱们干脆换个方式来学习。下面有8道选择题，每一道题都蕴含着一些重要的防癌知识，你来试试做一做。有些题确实挺难的，如果不知道，就随便猜一个你觉得最有可能的。

　　答案在题目后面，请做完再看，不要作弊哦。有的答案或许会让你大吃一惊。

　　1.如果控制好23种致癌因素，中国20岁以上成人有多大比例的癌症死亡可以避免？
　　　A.15%　B.21%　C.38%　D.45%
　　2.黑龙江的癌症死亡有高达52.9%的情况是由23种可避免的因素导致的，这个比例全国最高。下面哪个省市比例最低？
　　　A.山东　B.上海　C.陕西　D.广东
　　3.35~39岁的中青年人，得癌症最主要的一类风险因素是？
　　　A.行为因素　B.饮食因素　C.环境因素　D.感染因素
　　4.下面哪两个地方的男性，由吸烟导致的肺癌比例最高？
　　　A.云南、贵州　B.江苏、浙江　C.广东、广西　D.宁夏、新疆

5. 下面哪个省，女性患癌的最大风险因素是吸烟？

　　A. 甘肃　B. 黑龙江　C. 陕西　D. 湖北

6. 下面哪个地方的女性，由于空气污染（PM 2.5）得肺癌的比例最高？

　　A. 上海　B. 海南　C. 河北　D. 湖南

7. 下面哪个地方，由乙肝病毒感染导致的肝癌比例最高？

　　A. 天津　B. 安徽　C. 四川　D. 青海

8. 下面四个省级行政区中，哪一个地方的男性由于饮酒导致的食管癌比例最高？

　　A. 四川　B. 河南　C. 内蒙古　D. 宁夏

答完了吧？下面就是激动人心的公布正确答案的时间了。

第1题：D。在20岁及以上成人中，中国每年有103.6万人死于23种主要致癌因素引起的各种癌症，占全部20岁及以上癌症死亡人数（约为229万人）的45.2%。换句话说，只要防控好23种致癌因素，中国成人45.2%的癌症死亡可以避免。

第2题：B。由23种可避免因素导致的癌症比例排名，前五分别是黑龙江、广东、吉林、湖北、内蒙古，而比例最低的五个是甘肃、云南、新疆、西藏和上海，其中上海市只有35.2%的癌症可以归因于这23个因素，比例为全国最低。上海80岁以上的老人很多，很多癌症是因为寿命特别长而随机发生的。

第3题：D。统计显示，感染因素是35~39岁患者得癌症的第一大风险，约有35%的男性患者和20%的女性患者和感染有关，HBV感染导致的肝癌和HPV感染导致的宫颈癌占了很大一部分。按时接种疫苗，并且做好筛查非常重要。

第4题：A。虽然各省男性得肺癌的第一大因素都是吸烟，但是贵州和云南是比例最高的，分别占到了62.1%和61.4%。这两个省也恰好是财政收入中烟草行业占比最高的两个，这是巧合吗？

第5题：B。中国女性因为吸烟而患癌的比例显著低于男性。全国整体来看，女性最大的患癌风险因素是水果蔬菜摄入不足。但有6个省级行政区的女性最大风险是吸烟，包括黑龙江、吉林、辽宁、天津、内蒙古和安徽。一直以来，东北三省的女性肺癌发病率都比较高，这和她们吸烟率高密切相关。

第6题：C。重度空气污染是显著致癌因素，环境治理迫在眉睫。河北是全国空气污染最严重的地区之一，无论在男女身上，PM 2.5导致的肺癌都最多，女性比例达到22.6%。北京情况也不容乐观，是19.2%。不出意外，海南的这个比例最低，只有2%，福建是3.9%，广东是8%。

第7题：D。全球50%以上的肝癌都在中国，其中最大的因素就是乙肝病毒感染。由于乙肝病毒疫苗的普及，中国城市的情况已经开始慢慢好转。但有些医疗卫生水平落后的地区问题依然很突出，比如青海，男女和乙肝病毒感染有关的肝癌比例分别高达79.2%和73.4%！相比之下，北京的这个比例只有24.6%和18.5%。所以很多人说，肝癌是个"穷人癌"。

第8题：C。酒精是1类致癌物。内蒙古人以喝酒豪爽著称，人均饮酒量很高，这导致了各种癌症。内蒙古的食管癌中有25%是由喝酒导致的。而宁夏的比例全国最低，只有9%，因为回族人几乎不喝酒。

根据我以往的经验，能答对4道题的读者不到一半，答对6道以上的凤毛麟角，如果8道全对，那你的防癌知识已经是大神级别了。你属于哪一类呢？

如何知道患癌原因是先天还是后天？

先天还是后天

"我为什么会得癌症呢？"每一位患者都会反复问这个问题。

既然癌症有内因，又有外因，那具体落到每一位患者，到底是遗传因素、环境因素，还是纯粹运气不好？家里人有没有什么风险因素需要特别规避？

一位患者得了肝癌，到底是因为喝酒，还是因为吃了发霉食物？一位患者得了白血病，到底是因为装修带来的甲醛，还是因为先天遗传了致癌基因？一位患者得了膀胱癌，到底是因为吸烟，还是因为误食了含致癌物质的草药？如果我们能回答这些问题，不仅能帮助解答患者心中的困惑，更重要的是能帮患者身边的人更好地规避风险，降低生病的概率。

　　以前，这些问题都没法回答，基本只能靠猜。基因突变是癌变的必要步骤。有的突变是完全随机的，有的是遗传因素导致的，而更多则是外界环境和内部新陈代谢的复杂影响累积而成的。以前，当一个患者问"我为什么得癌症？到底是什么带来的基因突变？"的时候，科学家就犯难了，因为我们很难区分不同因素带来的基因突变。我们能发现基因突变，但却很难知道是什么导致了这些基因突变。但现在，随着基因测序技术的普及和科学研究的进步，我们终于看到了一些曙光。

　　通过大规模基因测序研究，科学家发现：不同环境因素导致的基因突变是不同的，就像指纹一样。这类研究在过去10多年里零零散散出现了不少，但2019年5月，顶尖科学杂志《细胞》发表了一篇重磅论文，一次性公开了79种环境因素导致的"突变指纹"，包括辐射、马兜铃酸、活性氧、化疗药物等。这大大扩充了我们的数据库。现在，如果对一位患者的肿瘤细胞做一个基因分析，找到它的"突变指纹"，然后到数据库里面去对比，就有可能知道，基因突变到底是由什么风险因素导致的。

突变指纹

　　突变指纹到底是什么呢？

　　你可能知道，我们的DNA包含4种碱基：腺嘌呤（A）、胸腺嘧啶（T）、鸟嘌呤（G）、胞嘧啶（C）。它们组成了链状结构，4种碱基在DNA链中的排列编码了我们绝大多数遗传信息，是我们的"生命之书"。对比正常细胞的"生命之书"和癌细胞的"生命之书"，得到的，就是这个癌细胞的"突变指纹"。

　　我们一起看个例子。图1–3是正常细胞和癌细胞的一段DNA的对比，可以看到，两者多数都一样，但正常细胞里有4个C，在癌细胞里变成了4个T。

| 正常细胞 | A C C G C A T C C G A T A C C C C C A G G T C A |
| 癌细胞 | A T T G C A T C C G A T A C T T C C A G G T C A |

图 1-3　把连着的两个 C 变成两个 T 的突变

这样的癌细胞，很可能是紫外线一类的辐射导致的，因为紫外线的"突变指纹"之一，就是把 C 变成 T，尤其是把连着的两个 CC，变成 TT。紫外线是导致皮肤癌的主要原因。

图 1-4 中的这个癌细胞的突变特点，是把正常细胞的一些 A 变成 T，把一些 T 变成 A。这是马兜铃酸的"突变指纹"。

| 正常细胞 | G C A A T A T A C A T G C A C T C A T A C G G G C |
| 癌细胞 | G C T A T T A A C A A G C A C A C A A T C G G G C |

图 1-4　把 A 变成 T、T 变成 A 的突变

最近研究已经发现，中国、日本、韩国，很多肝癌患者都携带马兜铃酸的"突变指纹"。整个东亚地区都有喝中草药"保肝"的习俗，很多肝炎病毒携带者或者喜欢喝酒的人尤其如此。但很不幸，某些中草药里含有马兜铃酸。以往我们并不知道马兜铃酸，更不知道它的危害，直到最近才发现它是超强致癌物。事实上，它是目前已知的最强致癌物之一。为了"保肝"，反而加速了癌症发生，真是一种悲剧。这个例子表明，纯天然并不代表安全。

再来看图 1-5，这类突变的特点是正常细胞的 C 变成了癌细胞里的 A。这是吸烟导致的"突变指纹"。

吸烟导致的肺癌，绝大多数都含有 C 到 A 的"突变指纹"，而不吸烟的肺癌患者这类突变很少，即使携带，很可能也是二手烟导致的。

正常细胞　　A G A T A C C A T C A G T A A C G G G T T T G A A

癌细胞　　　A G A T A A C A T A A G T A A A G G G T T T G A A

图 1-5　把C变成A的突变

　　烟草中含有几十种不同的致癌物，都能导致基因突变。其中最主要的一类叫苯并芘。有趣的是，研究发现苯并芘导致的"突变指纹"和吸烟的"突变指纹"几乎一样，都是C到A的突变。这彻底证实了苯并芘是烟草燃烧产生的烟雾中最主要的致癌物之一。

　　吸烟能导致至少17种不同的癌症，肺癌只是其中之一。美国由于过去30年里坚持控烟，死于肺癌的男性已经下降了40%以上。如今，中国烟民数量遥遥领先，全球1/3以上吸烟的人都在中国。中国大城市近年来进步很大，公共场合禁烟效果明显，但中小城市问题依然很严重，整体吸烟率还没有下降。我最近去西南某省会，在当地最好的五星级酒店开会，居然到处都是抽烟的人，到处都摆着烟灰缸。

　　除了环境，有些遗传因素也有致癌风险，它们也有突变指纹。比如著名的遗传性*BRCA1/2*基因突变，美国影星安吉丽娜·朱莉就携带这种突变。带有这种突变的人患乳腺癌等癌症的风险很高，如果患癌，细胞中容易出现含3个以上碱基的DNA片段的丢失。如果正常人的序列是"ATTTACGATACG"，癌细胞中可能就只剩下"ACG"了。

　　研究突变指纹，还可能解决一些以前的悬案。比如，当一个患者通过化疗临床治愈后，如果多年后又出现"二次癌症"，那第二次癌症会不会是化疗的副作用引起的？

　　我们都知道，化疗是一把双刃剑，在杀死肿瘤的同时，也会产生副作用。有些化疗药物的原理是在癌细胞中造成大量的DNA突变，让快速分裂的癌细胞出现混乱，从而死亡。但这个过程中，正常细胞也可能会受到影响，产生新的突变，在多年以后，这些细胞就有可能癌变。

　　确实有一小部分被化疗临床治愈的癌症患者，在很多年以后会出现"二次癌症"。大家都想知道，怎么确定新的肿瘤是多年前的化疗造成的，还是因为体质或环境因素随机产生的，和以前的治疗没关系。

　　对于这样的问题，以前我们很难下科学结论，只能靠医生的经验判断。但现在有了解答的希望，因为化疗药也有突变指纹，而且不同化疗药的突变指纹可能不同。含铂类的化疗药物（比如顺铂）的主要指纹之一，是把连着的 AG，变成 TT。而烷化剂类化疗药（比如替莫唑胺）的指纹则与此不同，是把 T 变成 C。通过分析肿瘤中的突变指纹，科学家就有可能知道，新的肿瘤和多年前的化疗到底有没有关系。

　　总而言之，癌症发生有随机的因素，但随着科学的不断进步、数据技术的不断完善，我们终于有希望更科学地回答每个患者都关心的问题：

　　"为什么是我？"

100 万名年轻患者

从发病率来讲，年轻人的患癌风险高于 19 岁以下儿童/青少年，但显著低于老年人群。虽然 20~39 岁年轻人发病率相对较低，但癌症已经是年轻人因病死亡的第一大因素。从全世界范围看，每年依然有约 100 万名年轻人得癌症，36 万名年轻人因此去世。

由于相对罕见，年轻人的癌症通常被人们所忽视，社会关注度甚至还不如儿童癌症。

年轻人癌症种类有自己的特点，介于儿童和中老年之间，既有儿童常见的白血病和脑瘤，也有中老年中常见的乳腺癌、结直肠癌。

一个让很多人意外的事实是，每年新出现的年轻患者中，女性人数

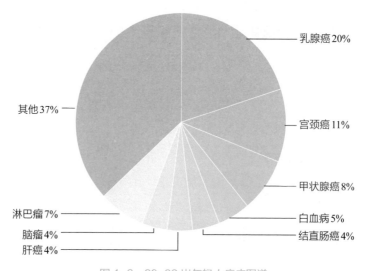

图 1-6　20~39 岁年轻人癌症图谱

数据来源：Cancer incidence and mortality among young adults aged 20–39 years worldwide in 2012: a population-based study. Lancet Oncol. 2017.

（63万）几乎是男性（34万）的两倍。这是为什么？

因为年轻人发病率最高的三种癌症：乳腺癌、宫颈癌、甲状腺癌，共同特点就是患者主要是女性。乳腺癌和宫颈癌就不说了，年轻人中甲状腺癌患者的男女比大概是1∶4。

乳腺癌占所有年轻人癌症的20%，每年全世界有近20万名年轻女性被诊断出乳腺癌，所以柳青、姚贝娜这样的例子其实并不罕见。很多癌症都是50岁以后才高发，而乳腺癌的发病相对早了不少。

由于乳腺癌和宫颈癌的高发，因此针对年轻人的乳腺癌、宫颈癌筛查也格外重要，争取早发现、早治愈。除了加强教育宣传以外，开发更便宜、更准确的筛查技术也非常必要。

值得强调的是，虽然女性癌症发病率高，但是乳腺癌、宫颈癌、甲状腺癌整体死亡率都不高，尤其是在医疗条件较好的欧美国家，乳腺癌存活率是91%，宫颈癌88%，甲状腺癌更是高达99.7%。因此，只要接受正规治疗，多数患者都不会被这几种癌症击垮。

中国年轻人高发的癌症

在中国，年轻人发病率最高的癌症也是乳腺癌，但死亡率最高的癌症则是肝癌。在中国年轻人中，最致命的癌症是肝癌，这一现象在全球范围内是很罕见的。

为什么中国这么多人得肝癌呢？原因很简单，就是肝炎病毒。所有肝癌发病率高的国家，都是肝炎病毒感染率很高的国家。

病原体感染是癌症发病的主要因素之一，它能引起三大癌症，分别是肝癌（乙肝病毒HBV和丙肝病毒HCV）、宫颈癌（人乳头瘤病毒HPV）、胃癌（幽门螺杆菌）。包括中国在内的经济欠发达国家中，超过1/3的癌症是感染引起的，而这个比例在发达国家中，只有11%。很多时候，肝癌、胃癌的发生会呈现出家族性，一家同时几个人患病。最主要的原因，就是家庭成员们都被同样的细菌或病毒感染，成为高危人群。

好消息是，这些感染导致的癌症都是可以预防的：HBV感染可以用乙肝疫苗来预防，HCV感染可以用最新的高效口服抗病毒药物治疗，对付HPV是宫颈癌疫苗，对付幽门螺杆菌是使用包括抗生素在内的多种药物的联合治疗。

经济的决定性作用

癌症和经济的关系十分密切，主要体现在两个方面：一方面，经济最发达的国家癌症发病率最高；但另一方面，经济最不发达的国家死亡率最高。

经济发达国家癌症患者多。发病率最高的国家是澳大利亚和新西兰，接着是北美和欧洲国家。其中原因至少有3方面。第一，发达国家居民健康意识强，筛查水平高，被查出癌症的概率自然就高；第二，和遗传基因有关，比如某些犹太人群体中携带 *BRCA1/2* 突变的更多，因此年轻人得乳腺癌的概率更高；第三，和生活方式有关，比如缺乏运动、蔬菜和水果吃得少等。欧美皮肤癌患者很多，因为他们没事就喜欢晒太阳。相反，中国女性追求白皙的皮肤，总是打着太阳伞，实在是非常机智的文化。

在经济不发达的非洲，年轻人的癌症发病率低，但是死亡率却最高，这说明医疗水平对治疗效果有着极其重要的影响。比如，整体来看，西非年轻人癌症死亡率是64%，而新西兰和澳大利亚只有11%。同样疾病，包括霍奇金淋巴瘤、黑色素瘤、前列腺癌、甲状腺癌、肾癌、乳腺癌等，在非洲低收入国家的死亡率可能是欧美高收入国家的5倍以上。刚才说了，乳腺癌在欧美死亡率仅为9%，但在西非，死亡率高达48%。很显然，对抗癌症，无论个人还是国家，没有经济基础是万万不行的。

❋

可以看到，年轻人癌症有一些自己的特点，介于儿童和老年人之间，亟待针对性研究。比如，年轻人癌症治疗应该用儿童方案还是老年人方案？对于急性淋巴细胞白血病，有证据显示年轻患者用儿童治疗方案，比用老年人方案的效果更好。但美国的统计研究却发现，越来越多的年轻患者在使用老年人的方案，一个重要原因可能是，年轻患者的主治医生并不负责儿童治疗，而对老年人治疗手段更熟悉。

重视年轻癌症患者还有个很重要的原因，是患者依然有很长的预期寿命。如果治愈，通常能获得25~45年的生存时间，这对一个家庭来说无比重要。加上这些人往往是家里的经济支柱、社会的GDP创造者，因此治疗成功对社会而言性价比也很高。

希望更多的关注和研究，能让年轻人癌症在未来的某一天都不再是绝症。

第二部分
先天因素：患癌和人的基因究竟有什么关系？

什么是遗传性肿瘤综合征？

被诅咒的家庭

如果身边的亲人，接二连三年纪轻轻都得了癌症，你会做何感想？

陈奇，一个看起来很普通的中年男人，认定自己是被诅咒了。他坐在医院走廊里，手里拿着女儿的确诊单，上面有三个刺眼的字：骨肉瘤。

读初中的13岁女儿说最近腿一直疼，两个星期以后，带来医院一查，发现居然是肿瘤。但陈奇内心其实并不意外："实话实说，去医院前，我就猜到是癌症。因为我们家被诅咒了。"

陈奇是农村人，家里排行老三，有一个大姐、一个二哥。癌症是他们全家心头挥之不去的阴霾。陈奇对哥哥的印象很模糊，因为哥哥7岁时就因为脑瘤去世了。10年后，他的姐姐又被诊断为乳腺癌，而且是双侧都有乳腺癌，幸而到省城治疗后效果不错。刚喘了口气，陈奇 50 岁的母亲突然被查出乳腺癌，母亲还在治疗中，现在女儿又成了癌症患者。

到底怎么回事？

专家强烈怀疑这个家庭有遗传性肿瘤综合征。所谓遗传性肿瘤综合征，简单来说，就是遗传原因导致染色体和基因突变，从而使人患某些肿瘤的概率显著增加。

生命充满了随机性，每个人都携带着不同的突变。多数突变对健康没有什么影响，但有些基因突变则会带来严重的健康问题。

癌症整体上是老年病，患者多数在 60 岁以上。像陈奇这种家里出现多位一级亲属（父母、兄弟姐妹、子女）非常年轻就得癌症的情况，大概率是有遗传因素。他们由于细胞先天携带某种基因突变，导致患癌症风险远高于常人。

遗传性肿瘤综合征不是一种病，而是一类疾病的总称。不同的基因突变会带来不同的遗传性肿瘤综合征，目前已知的至少有几十种。表 2-1 列出了一些常见的综合征、它们背后的突变基因，以及相关癌症类型。

表 2-1　常见遗传性肿瘤综合征

综合征名称	相关基因	常见相关肿瘤类型
家族性乳腺癌/卵巢癌	*BRCA1*、*BRCA2*	乳腺癌、卵巢癌
李–佛美尼综合征	*TP53*	肉瘤、乳腺癌、脑瘤、白血病
神经纤维瘤病 I 型	*NF1*	神经纤维瘤、恶性神经鞘瘤
家族性腺瘤性息肉病	*APC*	结直肠癌
家族性视网膜母细胞瘤	*RB1*	视网膜母细胞瘤、骨肉瘤
林奇综合征	*MSH2*、*MLH1*、*MSH6*、*PMS2*、*EPCAM*	结直肠癌、小肠癌、子宫内膜癌、胃癌、卵巢癌

怎么确定是不是真的遗传了致病基因突变呢？做基因检测。在遗传咨

询师的指导下，陈奇本人、女儿、姐姐、母亲四个人都抽血做了基因检测，结果证实，他们一家都携带 *TP53* 基因突变。他们是李–佛美尼综合征（英文名 Li-Fraumeni syndrome，缩写为 LFS）的患者。

李–佛美尼综合征

李–佛美尼综合征是最常见也是被研究得最多的遗传性肿瘤综合征之一。这是一种由于全身细胞携带 *TP53* 基因突变导致患癌概率大大增加的遗传性疾病。"李–佛美尼"这个名字很拗口，因为它是以1969年首先发现此疾病的两位美国医生的名字命名的，其中的"李"，就是华裔医生弗雷德里克·李（Frederick Li）博士。

TP53 突变为什么会增加患癌概率呢？因为 *TP53* 是我们身体内最重要的抑癌基因之一。它有两大功能：一是修复细胞内的基因突变，二是让基因错误太多、无法修复的细胞死亡。这两点，对保护身体、防止细胞过早癌变非常重要。

说起这个基因，有个有趣的科研进展，就是最近研究者发现，大象相对不容易得癌症，一个重要原因就是大象的每个细胞居然有38个 *TP53* 基因！而相比之下，人的细胞只有两个。大象体内的"防癌保护神"比人强多了。

TP53 基因突变以后，就失去了保护功能。细胞内更容易出现各种基因突变，而且有问题的细胞也不容易死亡。这就是癌变的基础。

李–佛美尼综合征的患者，身体几乎每个细胞的 *TP53* 基因都有突变，所以患癌的风险很高。统计发现，这些人在60岁之前得某种癌症的概率高达80%~90%，其中50%以上会发生在30岁以前，很多是儿童时期就出现，这个概率远远高于普通人。

另一个很重要的特点在于，这些患者的肿瘤类型并不是完全随机的，而是集中在肉瘤、脑瘤、乳腺癌、白血病等几类上。

表 2-2　与李–佛美尼综合征相关的常见肿瘤类型

肿瘤类型	常见发病阶段
肾上腺皮质癌	儿童
软组织肉瘤	儿童
急性白血病	儿童
脑瘤	儿童
骨肉瘤	青春期
乳腺癌	成人

现在回头看看，陈奇家的情况，无论是发病年龄，还是癌症类型，都非常符合李–佛美尼综合征的特征。基因检测结果证实，陈奇的母亲携带致病基因，然后传给了三个孩子，包括陈奇在内。然后陈奇又不幸把它传给了女儿。

每个人的基因一半来自父亲，一半来自母亲，只要一对基因中有一个是突变的 *TP53* 基因，这个人就会成为李–佛美尼综合征患者。这被称为显性遗传病，如果需要两个基因突变才发病，就是隐性遗传病。陈奇一家确实异常不幸：陈奇的母亲有一个好的 *TP53* 基因，一个坏的 *TP53* 基因，所以理论上，基因突变往下传的概率只有50%，但不知道为什么，陈奇兄姐弟三人都不约而同地获得了母亲的突变基因，成了患者。而陈奇，也把50%的概率传给了女儿（见图2-1）。

在少数情况下，*TP53* 基因突变不是从父母那里遗传的，而是在受精卵发育过程中意外产生的。在这种情况下，患者就成了"种子"——本身没有家族史，但可能把致病基因传给后代，形成新的李–佛美尼综合征族群。

临床上，如果一个患者出现了以下特征，医生就应该怀疑是李–佛美尼综合征，包括：

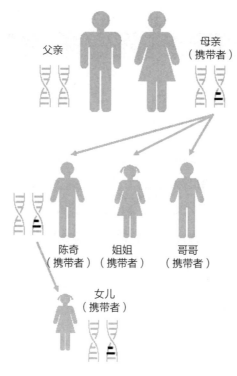

图 2-1　陈奇一家与突变的 *TP53* 基因

• 亲属中有多位年轻肿瘤患者；

• 一位患者身上出现多种肿瘤；

• 肿瘤类型集中在肉瘤、骨肉瘤、脑瘤、乳腺癌、白血病等这几种上。

　　怀疑归怀疑，要确诊必须做基因检测，看是否携带 *TP53* 突变。这个检测不是检测癌细胞，而是检测没有癌变的细胞，一般使用血液细胞或者口腔上皮细胞。

　　李–佛美尼综合征的患者和一般癌症患者的本质区别，是他们先天就携带 *TP53* 突变，这意味着他/她体内几乎每个细胞都有突变，包括没有癌变的正常细胞。相反，一般癌症患者虽然也可能有 *TP53* 突变，但那是癌细

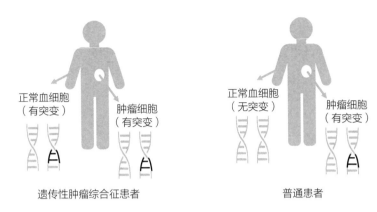

图 2-2 遗传性肿瘤综合征患者与普通肿瘤患者的区别

胞后来偶尔产生的，所以只有癌细胞有，体内其他细胞没有。

如果一个人被确诊为李-佛美尼综合征，那除了解决自己的问题，比如应该如何预防、如何筛查癌症以外，还需要咨询专家，看家里其他亲属是否也需要检测，因为他们也可能携带了同样的突变。

如果真的被确诊李-佛美尼综合征，该怎么办呢？难道只能等死吗？

当然不是。

首先，癌症的发病有内因和外因，并不是所有的李-佛美尼综合征的患者都会得癌症。但相对普通人，任何遗传性肿瘤综合征的患者都需要更加注意健康生活，尽量降低自己的外部致癌风险。下面这些是大家都应该做到、遗传性肿瘤综合征患者尤其要注意的：

- 健康饮食，吃足量的蔬菜和水果；

- 有规律地锻炼身体；

- 减少紫外线照射，出门穿长袖、戴帽子；

- 不抽烟、不喝酒；

- 避免二手烟，避免空气污染。

即使不幸得了癌症，如果发现得早，也不会立刻致命。所以除了预防，定期的筛查和随访极其重要。李–佛美尼综合征患者一旦确诊，应该尽量做到下面这几点：

- 每年全面体检；
- 每年做影像学检查，包括头部和身体（筛查脑瘤和其他肿瘤）；
- 定期做血液检查（筛查白血病）；
- 定期检查肾上腺相关激素（筛查肾上腺肿瘤）；
- 定期做腹部超声（筛查肾上腺肿瘤、肉瘤等）；
- 20岁开始，每2~5年做一次肠镜检查（筛查结直肠癌）；
- 20岁开始，每6~12个月做一次乳腺检查，包括B超或核磁共振（筛查乳腺癌）。

如果和这本书后面要讲到的普通人筛查做比较，你会发现遗传性肿瘤综合征患者的体检和筛查方案与普通人差异很大。核心原因，就是他们患上癌症的概率比一般人高很多，发病也比一般人更早，而且癌症类型集中在某几种上，需要重点关注。

另外，有些身体状况可能提示肿瘤出现，一旦发现，就需要及时就医，排除风险或尽快治疗。这些状况包括：

- 莫名其妙的体重降低；
- 长时间没有胃口；
- 没有明确原因的持续肿块、疼痛或瘙痒；
- 头痛、视物模糊等神经症状持续不缓解。

技术突破带来的希望

任何遗传性肿瘤综合征患者都会面临一个很重要的问题，那就是能不能要孩子。或者，家里已经有一个孩子被确诊为患者，如何避免下一个孩子也是？

答案是可以要二胎，但最好用最新科学技术降低风险。

我们仍以李–佛美尼综合征为例。前文说到，患者有50%的概率会把基因传给后代，所以确实有比较大的风险。放在以前，只能赌运气，有一半的概率会中招。运气好，万事大吉；运气不好，就会出现前面陈奇一家的悲剧。虽然理论上是50%，可一旦发生，就是100%。

幸运的是，现代科学技术的发展，让提前进行基因检测成为可能。比如，怀孕过程中尽早通过产前检测来检测胎儿的基因。如果确定胎儿是突变携带者，父母可以决定是否要生下来。如果用试管婴儿技术，配合最新的单细胞基因检测，甚至能在体外筛选出不携带突变的健康胚胎，植入子宫内，彻底避免突变胎在体内发育。

这些新技术不仅能帮助遗传性肿瘤综合征患者，对很多别的遗传病患者也有用。和以前不同，家长不再需要紧张地等着孩子出生，看看是否得到了命运的眷顾。如果不幸被诊断为李–佛美尼综合征，也不要绝望。现在我们已经有了更好的体检、筛查、监测手段，即使无法避免肿瘤发生，只要及早发现、及时治疗，完全有可能让肿瘤不成为绝症。科技的进步，尤其是产前基因检测的发展，有可能从根源上规避一个家庭出现更多的患者。希望陈奇一家的悲剧不再重演。[①]

---

① 　为保护隐私，陈奇为化名。

到底该不该切?

安吉丽娜·朱莉效应

　　说起遗传性肿瘤,就不得不提美国著名影星安吉丽娜·朱莉。可以说,全世界很多老百姓,尤其是女性,就是通过她的故事才了解到这个概念的。

　　朱莉是家喻户晓的好莱坞女星,出演了很多著名电影,比如《洛城疑云》《古墓丽影》《史密斯夫妇》等,也为喜剧动画电影《功夫熊猫》里面的悍娇虎配过音。她的身材很好,被誉为好莱坞最性感的女性之一。

　　但就是这样一位女性,2013年正处在事业巅峰期,仅仅38岁的她,突然公开宣布切除了双侧乳腺组织,震惊全世界。2015年,她告诉大家,自己又切除了卵巢和输卵管,世界再次哗然。

　　她为什么要这么做? 朱莉自己在《纽约时报》上详细撰文,解释了背后的原因。

她切除乳腺和切除卵巢都是同一原因，源于她携带了遗传性的*BRCA1*突变基因。因此，她是家族性乳腺癌/卵巢癌患者，这和前面提到的李-佛美尼综合征一样，也是一种遗传性肿瘤综合征。

*BRCA1*基因和相关的*BRCA2*基因都属于抑癌基因，它们是细胞内DNA的修理工，正常功能是修复出现的DNA突变，保障细胞的健康。如果一个细胞的*BRCA1/2*基因出现了突变，失去正常功能，那么细胞就容易积累更多基因突变，长此以往，癌变的概率就会显著增加。

朱莉就是因为先天就遗传了突变的*BRCA1*基因，比普通人更容易得癌症，尤其是乳腺癌和卵巢癌。据专家估计，朱莉有高达87%的概率得乳腺癌，50%的概率得卵巢癌。朱莉之所以知道自己携带了*BRCA1*基因突变，是因为她去做了基因检测。她的母亲那一系有非常明显的乳腺癌/卵巢癌家族史：朱莉的太姥姥，53岁时因为卵巢癌去世；朱莉的姥姥，45岁时因为癌症去世；朱莉的妈妈，56岁时因为卵巢癌去世；朱莉的姨妈，被诊断为晚期乳腺癌，正在治疗。家人中多位女性年轻时都患有这两种癌症之一，引起了她的医生的注意，医生强烈怀疑她有遗传性乳腺癌/卵巢癌风险，因此推荐了她做基因检测。很不幸，基因检测确认了朱莉携带有*BRCA1*突变。

从这个故事可以看出，要想科学防癌抗癌，了解自己的家族史非常重要，尤其要注意60岁以前患癌的直系血亲。如果家里老人都是八九十岁才得癌症，那不用特别担心，因为到了这个岁数，癌症发生的风险本来就很高，大概率不是遗传基因导致的。

另外，癌症类型也很关键。一般而言，遗传性肿瘤综合征带来的癌症类型并不是随机的，而是集中在某些类型。比如*BRCA1/2*基因突变，主要就是乳腺癌和卵巢癌，而*APC*突变，主要是结直肠癌。如果多位亲属都被查出相似的肿瘤类型，那就要特别留意了。

朱莉靠一己之力引起了全世界人们对某种癌症问题的关注，这是前所未有的。现在大家用"朱莉效应"这个词来形容她的决定对癌症预防和癌症筛查的推动力。她让很多人第一次知道了*BRCA1*基因突变，知道了遗传性肿瘤综合征，也知道了癌症风险基因检测。自从朱莉2013年公布自己的决定以后，全世界主动去做*BRCA1/2*基因检查项目的女性增加了无数倍。

那什么样的人最需要做*BRCA1/2*检测呢？

*BRCA1/2*检测

并不是所有人都需要去做*BRCA1/2*检测，目前只推荐家族性乳腺癌/卵巢癌的高风险人群做这个检测。高风险人群指的是家族里有人（尤其是直系血亲）满足下面的几条之一的人群：

- 50岁前得乳腺癌；
- 一人两侧乳房都得乳腺癌；
- 一人同时得乳腺癌和卵巢癌；
- 多人得乳腺癌或卵巢癌；
- 有男性乳腺癌（是的，男性也会得乳腺癌！）。

有亲人生病并不能说明你就属于高风险人群。最可靠的确定方法是给已经患癌症的人做基因检测，如果发现确实有*BRCA1/2*基因突变，那他们的近亲就确定是高风险人群了。

据估计，亚洲人群中携带*BRCA1/2*突变的比例不到0.5%。我曾经和中国的一家基因检测公司合作了一次公益检测，在100多位报名的读者里，我根据读者填报的家族史，挑选了6位看起来风险最高的报名者去做基因检测，结果发现其中3位果然携带着*BRCA1*基因突变。

有位患乳腺癌的年轻妈妈问我，她家10岁的女孩需不需要去做

*BRCA1/2*检测，我的回答是：不推荐。即使这个小孩属于高风险人群，也不推荐接受*BRCA1/2*基因测试。主要原因有两点：第一，知道了有突变基因也没有什么办法，徒增心理压力（小孩在发育期是不可能像朱莉一样摘去乳腺或者卵巢的）；第二，*BRCA1/2*相关癌症高发期在35岁以后，在儿童时期出现癌症的可能性很低，因此小孩在成年前可以认为是安全的。建议等小孩成年以后，家长再和孩子一起决定是否需要检测基因，以及是否需要做后续的预防措施。

还有一点要注意的是，任何公司的*BRCA1/2*基因检测都不是100%准确的。任何基因检测都有假阳性（测出你有突变其实没有）和假阴性（测出没有突变但其实有）的情况，*BRCA*检测也不例外。另外，*BRCA1/2*的测序结果十分复杂，一不小心便会被错误解读，因此选择一家有资质的公司非常重要。

*BRCA1/2*基因的突变有上千种亚型，虽然都叫*BRCA1/2*突变，但不同家庭遗传的突变可能完全不一样。其中有些会增加癌症发生概率，但也有很多突变并不会提高患癌风险。如果解读基因检测报告的人缺乏正确知识，见到*BRCA1/2*突变就说风险很高，那很可能会导致错误手术。

2014年，美国就报道了4例由于错误解读*BRCA1/2*基因突变而导致的不必要的乳腺或卵巢摘除手术。现在，中国有成百上千家基因检测机构，水平参差不齐，大家千万要小心，最好不要只看广告，而是请临床专家推荐。

预防性切除的好处和坏处

在所有的遗传性肿瘤综合征里面，携带*BRCA1/2*突变的情况比较特别。因为这个突变主要影响乳腺和卵巢，而它们都不属于生存必需的器官，所以可以考虑预防性切除。其他突变的携带者很难有这种机会，比如林奇综合征患者容易得各种消化道肿瘤，但人不可能提前切除所有的胃和肠。

但即使可以预防性切除，你可能也会想："真的有必要对自己那么狠吗？"如果不幸地发现自己或者家人带有 *BRCA1* 或者 *BRCA2* 突变，女性是否都应该和朱莉一样，果断地切除乳腺和卵巢？我的答案是：预防性切除能显著降低患癌风险，但有副作用。同时，不切除也并非100%会得癌症。因此，切不切完全要看个人选择。

预防性切除手术肯定是有好处的，那就是能显著降低癌症发生风险。研究证明，如果携带 *BRCA1/2* 突变，切除乳腺几乎可以完全避免乳腺附近的癌症发生。而切除卵巢不仅能把卵巢附近癌症发生的概率降低80%~90%，同时还会令乳腺癌发生的概率降低约50%，原因是卵巢是雌激素的主要来源，而雌激素对乳腺癌的发生有促进作用，切除卵巢后雌激素分泌大大减少，导致乳腺癌发病概率也随之降低。因此这类预防性切除手术在控制癌症上的效果是毋庸置疑的。

但是，预防性切除手术也不是有百利而无一害的，尤其是切除卵巢。

首先，切除乳腺和卵巢也并不能100%预防癌症。*BRCA1/2* 突变人群仍然有可能患上胰腺癌等别的类型的癌症。其次，手术都是有风险的，从麻醉开始，手术的每一个步骤都不是100%安全的。最后，切除乳腺和卵巢都会给身体造成伤害。乳腺相对还好，随着现在整形手术的飞速发展，重建乳房并不难。切除卵巢则有非常直接的生理影响，因为卵巢是产生卵子和雌激素的器官。因此，切除卵巢对女性最明显的影响包括：

- 失去自然怀孕能力（如果子宫完整，仍可以人工授精怀孕）；
- 提前进入更年期，出现脸部发红发烫、激动焦虑、长期失眠、记忆力衰退等更年期症状；
- 出现明显的骨质疏松症状；
- 增加各类心血管疾病发病概率。

卵巢切除手术造成的症状一般比正常的更年期症状更为严重，因为进入更年期是一个跨越很多年的缓慢的过程，会给身体很长的时间准备和适应。而手术则会导致激素瞬间消失，对身体的冲击难以想象。

为了减轻副作用，做了卵巢切除手术的人通常需要长期服用人造雌激素。但即使服用雌激素，也和身体自行产生激素有很大区别。切除了卵巢的女性经常会出现不同程度的心理和精神问题，比如抑郁、焦虑等。

总之，预防性切除术有利有弊，最终选择权还是在个人。

在美国，预防性切除手术在有家族病史的病人身上是比较常见的。如果确定有遗传性BRCA1/2基因突变，20%左右的美国人会选择切除乳腺，切除卵巢和输卵管的也有20%到30%。而在中国，由于医疗理念、临床经验和整体医疗水平和美国有很大不同，以上比例要低很多。尤其是预防性切除卵巢，多数医生都不会推荐这种做法。

那如果选择不做手术，病人还有哪些别的选择呢？

第一，加强筛查。每年做乳腺筛查，可以帮助发现早期的乳腺癌，降低风险。但对于卵巢癌，目前还没有特别好的早期检测方式，癌症标记物或者炎症因子这类指标都不够准确。

第二，可以采用预防性药物。有研究表明长期使用口服避孕药能使BRCA1/2突变女性的卵巢癌发病率降低40%~50%。另外服用激素类药物，比如他莫昔芬，也有可能降低乳腺癌发病率。

第三，万一真患上了癌症，也可以采用治疗性药物。最近多家药厂开发了一类叫PARP抑制剂的抗癌新药，在中国已经上市。这类药物对携带BRCA1/2突变的肿瘤效果尤其好，能显著延长患者的生存期。

切，还是不切，这是一道没有正确答案的选择题。朱莉做出这个选择，一方面是觉得和自己的孩子一起长大很重要，另一方面也和目睹母亲与癌症搏斗近十年的经历有关。她的母亲40多岁时被诊断为卵巢癌，多次化疗，多次复发，经历了难以描述的身体上的痛苦和精神上的折磨，最后还是在 56 岁辞世。因此朱莉果断选择了手术。她做出了对她而言最好的选择。我敬佩她的勇气，百分之百地支持她。如果另外一位女性在与朱莉完全相同的情况下，选择不手术，而是通过调养身体和加强筛查来和患癌的概率赌一把，我也同样佩服她的勇气，也会百分之百地支持她。

只要是充分了解信息后做出的选择，都是正确的选择。一旦做出选择后，就走自己的路，让别人说去吧。

身高和癌症

癌症的风险因素有很多，但有个事实很多人都不知道，那就是身高和癌症风险也有关系：无论男女，长得越高，患癌概率就越大。一般而言，成人身高每增加10厘米，患癌概率会增加11%~18%。

我仿佛看到了南方人在欢呼，而北方人在瑟瑟发抖。作为四川人里比较高的"品种"，我本来一直还挺得意，看到这些数据后就尴尬地沉默了……

如果你个子小，从小到大都一直抱怨爸妈没给你大长腿，那你现在应该可以释怀了，而且要感谢他们给了你更加防癌的体质。上帝是公平的，拥有大长腿是要付出代价的。

从20世纪80年代开始，就陆续有文献报道身高和患癌风险的关系。几乎所有研究的结果都是一样的：身高越高，风险越大。无论国家，无论人种，无论男女，都是如此。

比如，一项囊括了瑞典550万人，跟踪时间最长超过50年的研究发现，无论男女，身高每增加10厘米，患癌风险就增加10%以上。2011年，《柳叶刀·肿瘤学》上发表了英国著名"百万女性研究项目"的结果。通过对英国100多万女性平均10年的跟踪研究，科学家发现身高和患癌风险简直是直线关系：平均而言，英国女性身高每增加10厘米，患癌症的概率增加16个百分点（见图2-3）。英国最高的一组女性（平均身高174厘米），患癌风险比最矮的一组（平均153厘米）高出了37%！而且，研究结果并不是某一种癌症风险增高，而是几乎所有癌症类型的风险，都随着身高增加而增高。这次研究一共比较了17种女性常见的癌症类型，其中有15种常见癌症发病率都增高了，其中风险增高最多的包括乳腺癌（增加17%）、结直肠癌（增加25%）、白血病（增加26%）、肾癌（增加29%）等。

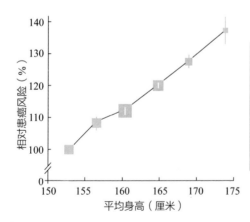

身高（厘米）	相对患癌风险
<155	100%
155	108%
160	112%
165	120%
170	128%
>175	137%

图 2-3 英国女性身高与患癌风险关系

数据来源：Height and cancer incidence in the Million Women Study: prospective cohort, and meta-analysis of prospective studies of height and total cancer risk. Lancet Oncol. 2011.

看到这个数据，有人提出了一个很重要的问题：有没有可能长得高的女性的生活方式和别人不同，才导致她们更容易得癌症呢？比如，会不会是因为个子高的女性更喜欢逛夜店，所以抽烟喝酒更多？或者个子高的人更不喜欢运动？或者个子高的人更容易超重？等等。

都不是！这项研究仔细排查了研究对象的各种因素，包括年龄、地域、经济情况、喝酒、体重、锻炼情况，甚至出生时的体重，发现它们都无法解释身高带来的患癌区别。不喝酒的人，身高每增加10厘米，患癌风险会增加16%；爱喝酒的人，身高每增加10厘米，患癌风险也增加16%。同样，锻炼的人与不锻炼的人，正常体重的人与超重的人，患癌风险随身高增加的幅度也一样。

所以，身高是女性一个独立的患癌风险因素。不只是女性，男性的身高也一样和患癌风险有关。只不过女性身高和癌症的关系，看起来比男性更加明显。

而且，这种关系不只存在于欧洲人身上，东亚人同样如此：2019年，对2 000多万韩国人的研究也得出类似结果：无论男女，身高越高，患癌风险越高。

不得癌症的侏儒

不仅个子高的人更容易得癌症，而且反过来也是对的：个子特别矮的人，似乎天然能防癌。

世界上最极端的案例，来自遥远的南美。在那山的那边，海的那边，有一群"小矮人"。他们生活在南美洲厄瓜多尔南部山区，其平均身高只有1.2米。他们不是什么动画片中的蓝精灵，而是拉伦侏儒症患者，这是一种由于生长激素受体基因突变导致的罕见病。封闭环境带来的近亲结婚，使得这里的人一代代都是侏儒。

站在科学角度来看，各种罕见病是研究人体基因功能的宝贵机会。所以科学家自从在1966年发现这群人后，就非常感兴趣，一直跟踪做了多年的科研。对于这群人的研究，最意外的发现之一，就是他们很少得癌症，也很少得糖尿病。事实上，现代社会的多种常见慢性病，在这里都很少见到——西方有句俗话说得好，"上帝在为你关上门的时候，总会打开一扇窗"。个子矮一些，看来并非一无是处。

从目前数据来看，个子高的人患癌风险更高，个子矮的风险更小是客观事实。但到底为什么身高和癌症风险有关系呢？最主流的猜想是"生长激素"理论：长得高的人，很多是因为体内生长激素分泌更旺盛，刺激细胞分裂和生长，一方面青春期发育快，长得更高，但另一方面，也带来了更大的患癌风险。这在生物学上是能解释得通的。有趣的是，厄瓜多尔的拉伦侏儒症患者，正是因为缺乏了一种叫IGF–1的生长激素，才个子矮小。或许这也正是他们不得癌症的秘密。

高个子不必绝望

癌症的发生，源自各种各样的风险因素，有的我们自己能控制，有的我们没法控制。年龄、遗传基因、身高，都属于目前基本不能控制的因素。我们决定不了自己的先天条件，也无法阻止自己越来越老。但高个子的人也大可不必就此绝望：虽然个子高看起来确实会增加一些风险，但相比日常生活中的其他风险，它并不算严重。

以女性乳腺癌为例，前面说了，身高每增加10厘米，会增加17%患病风险，但更危险的是酒和肥胖。女性每天喝一杯红酒（150毫升），就会增加20%的风险。如果重度肥胖，更是会增加40%的风险。

中国一半左右的癌症都是由可控因素导致的，尤其是各种不健康的生活习惯，包括抽烟、缺乏锻炼、体重超标等，这些都比"长得高一点儿"

危险得多。

无论个子高还是矮，戒烟、少酒、多锻炼、均衡饮食、多吃新鲜蔬果，都是对自己最好的保护。一个抽烟喝酒的武大郎，和一个健康生活的武松相比，更不容易得癌症的，当然是武松了。

吃肉吃素还要看基因?

健康饮食的争论

现在素食主义者越来越多,我经常开玩笑说,大熊猫以前吃耗子,现在都改吃竹子了。网上有个流行说法,说吃素是最健康的,会大大降低患癌风险,甚至有人说,吃一个鸡蛋就等于抽了5支烟。但吃素真的能防癌吗?目前为止是没有科学证据的。

网络上经常有吃肉好还是吃素好的争论。这种争论往往没有结果,因为大家都是嘴巴决定脑袋,喜欢吃肉的说吃肉好,喜欢吃素的说吃素好。从防癌的角度来讲,我的观点是做事不要走极端。除了个别情况,均衡饮食、荤素搭配才是最安全的选择。营养学家也是这样推荐的。要不要吃素,说白了是个人选择问题,只要注意营养均衡,其实都可以。

现代社会最重要的问题恐怕不是吃素还是吃肉，而是什么都吃得太多，卡路里摄入过量。肥胖是显著的致癌因素，欧美很多发达国家癌症患者特别多，和这有直接的关系。

除了个别情况，真正靠谱的健康饮食建议应该是：你基因怎么样，你就怎么吃。

世上没有绝对健康的食物组合，健康与否完全取决于先天基因。吃肉、吃素、吃水果、吃碳水化合物，都可以健康，也都可以不健康。看看各种动物就知道了：如果你是老虎，吃肉最健康，吃素不健康；如果你是兔子，吃素最健康，吃肉不健康。人吃新鲜水果健康，很大程度上是因为需要从中摄取必需的维生素，比如维生素C，不然就会得坏血病。但老鼠可以一点儿水果也不吃，也永远不会得坏血病，为什么？因为老鼠的基因能自己合成维生素C，根本不需要吃水果来补充。

不同的人，吃什么东西算"健康"，也是因人而异的。让我们看两个极端的例子，一个不能吃肉，一个不能吃水果。

有的人吃素是赶潮流，但对有OTC（鸟氨酸氨甲酰转移酶）基因突变的人而言，吃素是为了活下去。因为有这个突变的人对蛋白质不耐受，吃肉会"中毒"。

你可能不知道，吃肉是有风险的。蛋白质进入体内代谢会产生大量的氨，而氨是有神经毒性的。食肉动物都进化出了一套基因，能把有毒的氨迅速在肝脏转化为无毒的尿素，排出体外。这个过程叫作尿素循环，是人体最重要的解毒机制之一。所以，尿尿是真的在排毒。

OTC基因是尿素循环中的重要基因，如果它发生了突变，患者就无法完成从氨到尿素的"解毒过程"。他们一旦摄入大量蛋白质，血液中就会积累大量氨，造成神经损伤。比如，患儿吃高蛋白食物经常呕吐，通常还会举止怪异，出现尖叫甚至自残的行为，原因就是积累的血氨诱发了短暂的精神失常。特别严重的情况下，患者还会昏迷，甚至死亡。

*OTC*突变只是九牛一毛，还有很多别的基因突变，都会导致程度不同的蛋白质不耐受。比如一系列类似的尿素循环障碍（*CPS1*等基因突变）、赖氨酸尿性蛋白质不耐受（*SLC7A7*基因突变）、苯丙酮尿症（*PAH*基因突变），等等。

*OTC*基因突变的人不能吃肉，*ALDOB*基因突变的人则不能吃水果，吃了一不小心还会得癌症。

*ALDOB*的中文名字是"果糖二磷酸醛缩酶B"，是果糖代谢中的重要蛋白。果糖就是很多水果吃起来甜的原因。有*ALDOB*基因突变的人会得一种罕见病，叫作遗传性果糖不耐受。遗传性果糖不耐受的病人，身体无法彻底分解果糖。他们如果摄入大量果糖，会导致果糖分解到一半的半成品大量积累在肝脏，而这个半成品对肝脏有严重毒副作用，会造成肝细胞大量死亡，并可能诱导基因突变。长此以往，病人甚至可能会得肝癌。因此，携带*ALDOB*突变的人，不能吃果糖含量高的食物，不只不能吃各种水果，还包括甜豆、甜椒、洋葱等蔬菜。就这一个基因突变，就让水果从健康食品成了毒药。

所以，对每个人来说，"健康饮食"定义是不同的，无须跟风。偏爱吃肉和偏爱吃素都是正常的。

值得一提的是，很多时候，我们的饮食习惯其实都是在听从基因指示，只是我们自己不知道罢了。比如，对某些食物不耐受的人往往从小就"非常挑食"。果糖不耐受的小孩通常排斥水果，蛋白质不耐受的小孩常常排斥肉和蛋。所以，如果小孩长期排斥高蛋白食物，尤其吃完后会出现奇怪举止，那不一定是简单的挑食，家长不应该一味纠正或强迫孩子，而是应当考虑带孩子去医院检查，通过临床特征和基因检测来确诊或排除罕见病风险。

确诊十分重要，可能是生与死的区别。

遵循祖先的饮食习惯

虽然吃素并不是防癌秘方，但除了罕见病患者，我还是推荐大家多吃蔬菜水果，因为咱们的祖先是这么吃的。这个祖先不是说非洲原始人，而是几百年前生活在中国大地上的古人。

进化是很缓慢的，真正要出现大幅度的变化，其时间尺度通常都以万年为单位。整体来看，我们的基因和几百年前，甚至几千年前的祖先都没有本质区别，而这些基因是为了适应当时的环境和食物来源进化出来的。

想象一下，几百年前的人吃什么呢？我们的基因是为适应什么样的食物而进化出来的呢？北方游牧民族：喝鲜奶，烤羊排；南方鱼米之乡：吃米饭，蒸活鱼。

但是，无论在哪里，长期以来食物都是紧缺的。大范围肥胖这个现象是在最近几十年才出现的。祖先们基本就是有什么吃什么，不会挑剔，肉、菜、果、粮，能吃饱就行。因此，我们的祖先是真正的杂食，什么都吃一点儿，什么都不过量（根本没可能过量）。因此，祖先的基因匹配的就是这种饮食，而我们的基因也是一样。这就是和我们基因匹配的健康饮食！

看看营养学专家制定的《中国居民膳食指南》，核心的建议就是：食物多样，谷类为主；多吃蔬果、奶类、大豆；适量吃鱼、禽、蛋、瘦肉；少盐少油，控糖限酒……这不就是我们祖先的饮食特点吗？

现代社会中的很多健康问题，其实都是人们的生活方式改变过快，和基因不再匹配造成的。比如，很多中国人喝牛奶很容易拉肚子，其实就是因为咱们的祖先多数并不从事畜牧，不喝牛奶，因此体内缺失代谢牛奶的基因。不是牛奶不健康，而是这些人的基因和大量喝牛奶的生活方式不匹配。

现代糖尿病患者之所以越来越多，一个重要原因是现代人摄入了过量的碳水化合物，无论是米饭馒头，还是甜食奶茶。碳水化合物本身没错，是非常好的能量来源。但由于我们的祖先吃不到那么多米饭、蛋糕、冰激凌，因此我们的基因也就处理不了大量的碳水化合物。不是碳水化合物不健康，而是我们的基因和大量摄入碳水化合物的生活方式不匹配。

肉类和油脂也是一样。肉是好东西，但近代以前，肉和油对于大多数人来说都是奢侈品，因此人类基因消化油脂的能力并不突出，比老虎差远了。但现代很多人每天至少两顿肉，晚上再加一顿夜宵。基因和生活方式不匹配，各种健康问题自然层出不穷。

总之，无论是防癌，还是整体身体健康，一切听基因的，向祖先看齐总没坏处。对于绝大多数中国人来说，现在摄入的脂肪和碳水化合物都比祖先多，新鲜蔬菜水果却比祖先少，因此需要调整，重新平衡。

均衡饮食＋适当节食＋定期锻炼，就是最普适的防癌和长寿秘诀。

第三部分
"病从口入"，在癌症这里有几分道理？

哪些食物真的致癌?

致癌物列表

　　说起致癌物,大家最关心的,就是吃的东西了,网上关于致癌食物的谣言也是层出不穷。油炸食物、烧烤、咸鱼、腊肠、午餐肉致癌,到底哪些是真的,哪些是谣言呢?

　　对大众来讲,要了解哪些因素有致癌风险,最简单的办法是直接查阅《世界卫生组织国际癌症研究机构致癌物清单》(http://monographs.iarc.fr/ENG/Classification/)。国家食品药品监督管理总局特别体贴地帮大家整理和翻译了所有的清单,到网上去搜索"世界卫生组织国际癌症研究机构致癌物清单"应该就能找到了。

　　在世界卫生组织的清单中,根据证明其致癌能力的证据强弱,致癌物一共被分成了4大类：

　　1类：明确致癌物（120种）；

　　2A类：很可能致癌物（81种）；

　　2B类：可能致癌物（299种）；

　　3类：无证据的可疑致癌物（502种）。

　　从科学角度，我建议大家一定要学习1类致癌物，这里面物质的致癌性都是被广泛验证的，而且有充足的证据，科学界一致认可它们对人体有危害。2A类致癌物应该了解，被列为2A类的物质通常动物试验结论比较明确，但人体数据不足，因此对人的致癌性还存在争议。

　　至于2B类和3类致癌物，它们虽然被称为"可疑致癌物"，但相关证据不足，科学界没有定论，甚至争议很大，大家不用担心。但这些物质是营销文的最爱。网络上很多耸人听闻的文章，惯用套路就是夸大2B类或3类致癌物的危害，把非常有争议的东西说得板上钉钉，包括咖啡、茶、印刷墨、荧光照明灯，等等。但其实，并没有什么证据表明它们真的能增加人体患癌风险，甚至连动物试验都没有证实过。

1类致癌物

　　食物里真正的1类或2A类致癌物其实比大家想的要少，一个小表格（见表3–1）就列完了。

　　烟就不多说了，能引起十多种癌症，90%的肺癌都是吸烟引起的。而且二手烟，甚至三手烟（衣物上的残留）都会对周围的人，尤其是对孩童造成巨大的健康影响。戒烟真不仅仅是为了自己，也是为了家人健康。

　　酒精也是1类致癌物，因为酒精进入体内会被代谢为乙醛，而乙醛能引起DNA突变，因此会促进癌症发生。任何含酒精的饮料都致癌，无论白酒、红酒还是啤酒。酒的度数越高，致癌风险越大。

表 3-1　食物中的 1 类和 2A 类致癌物

致癌级别	致癌物名称	主要食物来源
1	乙醛	饮酒
1	含酒精饮料	
1	黄曲霉毒素	发霉的坚果、粮食（比如花生）
1	马兜铃酸	植物、中草药
1	二手烟雾	
1	吸烟	
1	槟榔	嚼槟榔
1	苯并 [a] 芘	烧烤
1	中式咸鱼	
1	镉及镉化合物	被污染的水或食物
1	砷和无机砷化合物	雄黄、被污染的水
1	华支睾吸虫	未煮熟的螺、虾等
1	加工过的肉类	午餐肉、香肠等
2A	红肉	
2A	油炸、高温油烟	
2A	传统腌菜	
2A	高于 65 摄氏度的饮品	咖啡、茶、汤

经常有人问：酒酿（醪糟）和料酒也含有酒精，自己特别爱吃酒酿圆子，或者做饭都会放料酒，那是不是也危险呢？这些我觉得风险很小，不用担心。因为致癌风险和酒精浓度有关，而酒酿也好，料酒也好，一来酒精含量本来就不高，二来在使用时会被稀释，比如加水做成酒酿汤圆，三来做饭过程中酒精被加热会挥发，所以最终留在食物里的酒精含量很低，应该是安全的。

所以，产妇吃点儿醪糟鸡蛋是可以的。但我反对用度数更高的"月子酒"做成食物来催奶，理由主要倒不是致癌风险，而是酒精会进入乳汁，可能会对宝宝发育不全的肝脏和大脑等器官造成损伤。传统文化未必一定好，很多所谓的老习惯其实是很不健康的。

再来说说槟榔。近年来，嚼槟榔的人越来越多。嚼槟榔之所以会让人上瘾，主要是因为槟榔内含有槟榔碱，能提神，让人兴奋，功效和咖啡差不多。但问题是，长期嚼槟榔会导致口腔黏膜受伤、逐渐纤维化乃至癌变。据我国台湾地区的研究，长期食用槟榔的人，发生口腔癌的风险是普通人的50多倍！

加工肉类也是1类致癌物。加工肉类指采用熏制、腌制、风干等方法处理的肉类，包括腊肉、香肠、午餐肉罐头、火腿等。每天吃超过一两加工肉类，会增加患结直肠癌风险。相对而言，新鲜红肉属于2A类致癌物，对人体的影响没有那么明确。由于红肉是非常好的营养和微量元素来源，我个人建议可以适度吃，但最好和白肉（鱼肉、鸡肉等）轮换着来。

黄曲霉毒素是已知的最强致癌物之一，主要来自被黄曲霉污染的粮食及其制品，如花生、花生油、玉米、玉米油等。除此之外，核桃、杏仁等干果，以及奶制品等也可能被污染。而且普通加热无法让这种毒素分解，因此它一旦污染了食物就很难去除。黄曲霉毒素和中国肝癌高发很有关系。如果粮食变色、变质，尤其是长有黄绿色霉菌，千万别吃。

看到这么些致癌物，很多人可能会想：难道什么都不能吃了？其实，除了抽烟害人害己，推荐彻底戒掉以外，其他很多食物，即使是1类致癌物，我通常的建议也只是避免长期大量食用，偶尔接触也不会导致癌症。前面提到过，即使像烟这种强大的致癌物，每天都抽，也需要20年左右才会得肺癌。

所以，如果你喜欢吃点儿午餐肉、撸点儿烤串、来盘泡菜、吃包炸薯条什么的，大可放宽心。朋友聚会稍微喝点儿红酒，也没什么问题。生活嘛，偶尔还是要有些乐趣。当然，如果你实在心中愧疚，放飞过后可以平衡一下，做一些能防癌的事情，比如锻炼一个小时，或者下一顿多吃点儿新鲜蔬菜水果。

满足口福没问题，只要别过度就可以了。

吸烟有害健康

20世纪之前，肺癌是一种极其罕见的疾病。但现在，肺癌已经是中国癌症中的第一杀手，目前无论发病率还是死亡率都高居第一。为什么？只有一个原因：吸烟！

90%以上的肺癌是吸烟（包括二手烟）引起的。大家平时担心的致癌因素，比如空气污染等，带来的癌症患者数量，比起吸烟，简直是小巫见大巫。

曾经有人转过一篇网上的神文给我看："我们都被骗了！日本专家冒死揭露，吸烟其实不致癌！"这样明显是谣言的文章居然也有10万+的阅读量，我实在受不了这些为了吸引眼球什么都说的无良媒体。事实上，中国每年有超过200万人死于吸烟或二手烟。"吸烟有害健康"绝对不仅仅是一句口号或者印在烟盒上的标语，而是被很多悲剧证明过的事实。

烟草的毒害为什么这么大？因为烟草中含有93种明确有毒的物质，其中78种是明确致癌物（见下表3–2）。

表 3–2　香烟中的有毒物质

香烟成分	毒性
乙醛	致癌物，呼吸系统毒性/成瘾性
乙酰胺	致癌物
丙酮	呼吸系统毒性
丙烯醛	呼吸系统毒性，心血管毒性
丙烯酰胺	致癌物
丙烯腈	致癌物，呼吸系统毒性
黄曲霉素B1	致癌物
4–苯基苯胺	致癌物
1–氨基萘	致癌物
2–氨基萘	致癌物
氨	呼吸系统毒性
新烟碱	成瘾性
邻–甲氨基苯胺	致癌物
砷	致癌物，心血管毒性，生殖发育毒性
A–a–C（2氨基–9H–吡啶［2,3–b］吲哚）	致癌物
苯并［a］蒽	致癌物，心血管毒性
苯并［j］醋蒽烯	致癌物
苯	致癌物，心血管毒性，生殖发育毒性
苯并荧蒽	致癌物，心血管毒性
苯并［k］荧蒽	致癌物，心血管毒性
苯并呋喃	致癌物
苯并［a］芘	致癌物
苯并［c］菲	致癌物
铍	致癌物
1,3–丁二烯	致癌物，心血管毒性，生殖发育毒性
镉	致癌物，心血管毒性，生殖发育毒性
二羟基桂皮酸（咖啡酸）CA	致癌物
一氧化碳	生殖发育毒性
儿茶酚（邻苯二酚）	致癌物
氯代二噁英/呋喃	致癌物，生殖发育毒性
铬	致癌物，呼吸系统毒性，生殖发育毒性
1,2苯并菲（屈）	致癌物，心血管毒性
钴	致癌物，心血管毒性
香豆素	食品中禁止使用
甲酚（邻–，间–，对–甲酚）	致癌物，呼吸系统毒性
丁烯醛（巴豆醛）	致癌物
环戊烯［c,d］芘	致癌物
二苯并［a,h］蒽	致癌物
二苯并［a,e］芘	致癌物
二苯并［a,h］芘	致癌物

（续表）

香烟成分	毒性
二苯并 [a, i] 芘	致癌物
二苯并 [a, 1] 芘	致癌物
2, 6-二甲基苯胺	致癌物
氨基甲酸乙酯（尿烷）	致癌物，生殖发育毒性
乙苯	致癌物
环氧乙烷	致癌物，呼吸系统毒性，生殖发育毒性
甲醛	致癌物，呼吸系统毒性
呋喃	致癌物
Glu-P-1（2-氨基-6-甲基二吡啶 [1, 2-a:3′, 2′-d] 咪唑盐酸盐）	致癌物
Glu-P-2（2-氨基二吡啶 [1, 2-a:3′, 2′-d] 咪唑盐酸盐）	致癌物
肼	致癌物，呼吸系统毒性
氰化氢	呼吸系统毒性，心血管毒性
茚并 [1, 2, 3-cd] 芘	致癌物
IQ（2-氨基-3-甲基咪唑并 [4, 5-f] 喹啉）	致癌物
异戊二烯	致癌物
铅	致癌物，心血管毒性，生殖发育毒性
（2-氨基-3-甲基）-9H-吡啶并 [2, 3-b] 吲哚	致癌物
汞	致癌物，生殖发育毒性
甲基乙基酮	呼吸系统毒性
5-甲基屈	致癌物
4-甲基亚硝胺-3-3-吡啶基-1-丁酮	致癌物
羟基萘（臭樟脑）	致癌物，呼吸系统毒性
镍	致癌物，呼吸系统毒性
烟碱（尼古丁）	生殖发育毒性，成瘾性
硝基苯	致癌物，呼吸系统毒性，生殖发育毒性
硝基甲烷	致癌物
2-硝基丙烷	致癌物
N-亚硝基二乙醇胺	致癌物
N-亚硝基二乙胺	致癌物
N-亚硝基二甲胺（NDMA）	致癌物
N-亚硝基甲基乙基胺	致癌物
N-亚硝基吗啉（NMOR）	致癌物
N-亚硝基降烟碱（NNN）	致癌物
N-亚硝基哌啶（NPIP）	致癌物
N-亚硝基吡咯烷（NPYR）	致癌物
N-亚硝基肌氨酸（NSAR）	致癌物
降烟碱	成瘾性
苯酚	呼吸系统毒性，心血管毒性
PhIP（2-氨基-1-甲基-6-苯基咪唑 [4, 5-b] 吡啶）	致癌物
钋-210	致癌物
丙醛	呼吸系统毒性，心血管毒性
氧化丙烯	致癌物，呼吸系统毒性
喹啉	致癌物
硒	呼吸系统毒性

数据来源：美国FDA

有时候看到一些叼着烟的人表示担心雾霾对身体不好，我就觉得很讽刺。如果不戒烟，雾霾对身体造成的影响真的不重要。

尼古丁虽然是烟草中主要的成瘾物，但并不是主要致癌物。于是，商家推出了各种含尼古丁的烟草替代品，比如电子烟，向烟民宣传。但需要注意的是，尼古丁除了有成瘾性，还会影响生殖和发育，可能对后代会有不良影响。因此，戒烟永远是最佳选择。

和别的致癌物相比，吸烟这种行为之所以令人厌恶，是因为它不但对吸烟者自己有很大危害，而且还会通过二手烟、三手烟危害身边无辜的人。

我们最近都很关注雾霾。空气污染有害是毋庸置疑的，但纯粹从杀伤力来说，雾霾绝对比二手烟差远了。中国是全世界二手烟问题最严重的国家，没有之一。我国有7亿人暴露在二手烟之下，它每年导致10万中国人死亡，其中很多是儿童。研究发现，大概70%的成年人每周都会暴露在某种二手烟环境中，包括办公室、公交地铁、餐饮娱乐场所等。

所以，公共场所全面禁烟势在必行。我以前每次回国，一下飞机，无论是在上海浦东机场还是北京首都机场，最大的感觉都是烟味非常重。即使住五星级酒店，也会闻到烟味。最近几年，一线城市控烟措施越来越严厉，情况已经明显好转。但在更偏远的广大地区，问题仍然很严重，在大街上抽烟的人到处都是。

由于小孩尚处于发育阶段，二手烟对他们的影响远超成人，因而家长要避免带小孩到任何烟雾缭绕的场所，不管是广东的KTV还是四川的麻将室。

戒烟越早越划算

科学证明，戒烟越早，效果越好。假设一个人从18岁开始吸烟，那么，如果：

- 25 到 34 岁之间戒烟,平均多活 10 年;
- 35 到 44 岁之间戒烟,平均多活 9 年;
- 45 到 54 岁之间戒烟,平均多活 6 年;
- 55 到 64 岁之间戒烟,平均多活 4 年。

我们爱说"生命是无价的",其实从医疗的角度,生命也可以说是有价的。比如,目前最新抗癌药物价格都非常贵,一个疗程的费用轻松超过 25 万元人民币,平均能延长高质量生命 2~10 个月。按照平均 6 个月来算,那么每年高质量生命的价值就超过 50 万元。普通人 25 岁到 34 岁之间戒烟,多活 10 年,相当于挣了 500 万元。有几个人一辈子能挣这么多钱?如果你非要吸烟,那我建议你长期持有开发抗癌新药的公司的股票。这就叫"风险对冲"。

对个人而言,戒烟的效果很快就会显现,身体状态的改善会很明显,而对于社会整体而言,禁烟防癌的效果显现是很慢的,通常要 25 年后才能看到。

前面在图 1-1 中,我们看到了美国吸烟量和肺癌死亡人数的历史曲线图。从这张图中,我们首先会发现,吸烟数量和肺癌死亡数量的曲线几乎一模一样,但后者在时间上有大约 25 年的滞后:吸烟人数增加,肺癌死亡人数会在 25 年后相应增加,而吸烟人数减少,肺癌死亡人数也会在 25 年后相应减少。这个滞后主要是因为肺癌发生是个非常缓慢的过程,从癌前变异,到早期癌症,再到晚期癌症,一般需要 20 年左右的时间。正是因为这个原因,无论是否吸烟,年轻人都极少得肺癌。

从图 3-1 可以看出,肺癌发病率在 35~44 岁以后才开始显著攀升,这个年龄段,一些 10 多岁就开始吸烟的人已经开始中招了。现在,青少年时期就开始抽烟的 70 后、80 后已经进入高危区,会越来越多地出现在肿瘤医院。

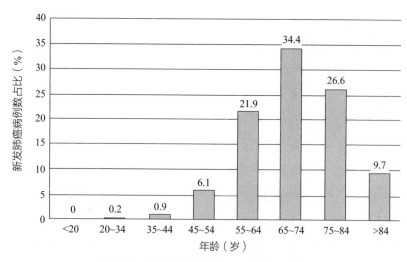

图 3-1　新发肺癌患者中不同年龄的占比

数据来源：https://seer.cancer.gov/statfacts/html/lungb.html

美国用了50年才禁烟成功，是商业阻挡科学的最典型例子。香烟在"一战"期间开始真正流行，很多士兵用它来调节情绪、缓解巨大的压力。战争结束后这个习惯被带回美国本土，烟草公司敏锐地嗅到了商机，立刻做了一件现在各种"中国神药"最爱干的事：广告轰炸。从各种杂志报纸，到后来的电视，媒体上形形色色的广告把吸烟和"酷""男子汉气概""幸运"等词语联系起来，于是吸烟量飙升。

香烟最初主要在男性中流行，但到了1920年左右，女权主义兴起，高呼："男人能干的事儿，女人也能干！"烟草公司敏锐地抓住热点，推出了新的广告："男人吸烟征服世界，女人吸烟征服男人！"很快，女性也沦陷了。

但随着时间流逝，美国科学家发现了大问题：各种肺部疾病、心血管疾病的发病率开始上升，肺癌患者的数量更是直线飙升。很多人怀疑香烟是始作俑者，但烟草公司坚决不同意这种观点，坚持认为这只是巧合。于是，关于烟草危害的漫长的斗争拉开了序幕。

在金钱和政治的干扰下,科学在美国用了超过50年才取得胜利。1970年后,美国人均吸烟量终于开始持续下降。又过了整整20年,20世纪90年代以后,死于肺癌的人数才开始下降。从1990年到现在,美国男性肺癌死亡率已经下降了超过43%。

而中国未来20年肺癌患者数量,肯定不会下降,因为中国吸烟人口总量还没有出现显著的下降趋势,目前稳居世界第一,遥遥领先,甚至超过了排在第2位到第30位的29个国家的吸烟人口的总和。

从图3-2还能看出,20世纪八九十年代,中国香烟销售量暴涨,一下子翻了几倍。20多年过去了,中国最近肺癌突然爆发,患者大幅增长。这难道是巧合吗?

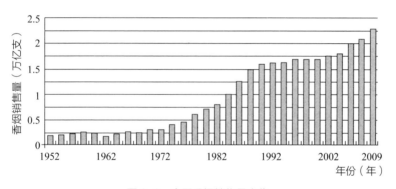

图3-2 中国香烟销售量变化

数据来源:《控烟与中国未来》
制图:Zhang Jiawei/chinadaily.com.cn

即使我们今天开始控烟并取得成功,根据其他国家的经验,也要到20年以后才能看到效果。这也就意味着,在未来25年,肺癌患者还会源源不绝,这是在"还债"。最近,专注于肺癌精准医疗的创业公司如雨后春笋般出现,我只能说这些创始人很有眼光。中国的广大烟民,给创业者们活活造出了一个"朝阳产业"。

　　禁烟运动注定是个漫长而复杂的过程，需要政府、社会和个人共同努力。就算戒烟对全社会的效果不能立竿见影，我们也不该坐视不理。因为什么时候吸烟的人开始减少，什么时候我们就能期待25年以后的世界可以更美好一些。

每年 80 万人因酒得癌

酒精是明确致癌因素。世界卫生组织早已经把酒精列为1类致癌物。研究表明,全世界5.5%的癌症发生和5.8%的癌症死亡是酒精引起的,也就是说每18例癌症里,就有一个是喝酒喝出来的。全球每年有近80万名癌症患者是喝酒导致的。

不难猜到,和酒精关系最密切的癌症类型,与酒能直接接触的组织有关:口腔癌、喉癌、食管癌等。2017年,来自美国的数据显示,有41%的口腔癌、21%的食管癌与饮酒有关。但酒精影响的器官组织远不止这些,饮酒和很多常见的癌症,包括乳腺癌、结直肠癌、肝癌、胃癌和胰腺癌等都有直接关系,见表3–3。

表 3-3　美国不同癌症中与饮酒有关的百分比

癌症类型	饮酒相关百分比
口腔癌	41%
喉癌	23%
肝癌	22%
食管癌	21%
乳腺癌（女）	16%
结直肠癌	13%

数据来源：Proportion andnumber of cancer cases and deaths attributable to potentially modifiable riskfactors in the United States. CA Cancer J Clin. 2017.

关于酒精和癌症的关系，还有几点特别值得强调：

1. 数据表明，酒精给女性带来的风险比男性更大，因此女性尤其不应该喝酒。美国有 16.4% 的女性乳腺癌是由饮酒引起的。

2. 无论饮用红酒、啤酒、白酒，只要含有酒精，就有致癌风险。当然，酒精摄入量越大，风险越大，所以等量情况下，高度酒肯定是更危险的。

3. 癌症患者更不应该喝酒。研究发现，过量饮酒的癌症患者，住院时间更长、手术次数更多、恢复更慢、医疗花费更高、死亡率更高。治疗过程中，酒精可能降低化疗药和靶向药的效果，也可能增加放疗的副作用。治疗结束后持续喝酒，还会导致出现二次癌症的风险更高。

4. 戒酒有用！戒酒 20 年以后，得口腔癌、咽喉癌、食管癌等癌症的风险就和从不喝酒的人相似。这一点和戒烟非常像。

5. 如果喝酒的同时抽烟，那患癌风险会叠加，发病率会进一步增加。

喝酒为什么会致癌呢？这个问题看起来简单，但其实知道答案的人不多。事实上，酒精本身并不是致癌物，不会引起基因突变。真正危险的是它在体内代谢的产物——乙醛。酒精（乙醇）进入体内后，被乙醇脱氢酶代谢为乙醛，然后再被乙醛脱氢酶代谢为乙酸，排出体外（见图3-3）。

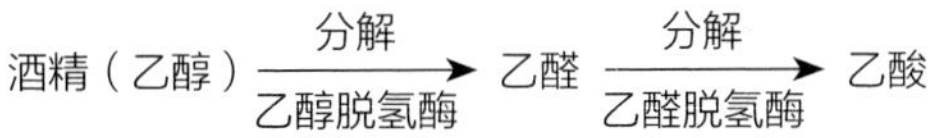

$$\text{酒精（乙醇）} \xrightarrow[\text{乙醇脱氢酶}]{\text{分解}} \text{乙醛} \xrightarrow[\text{乙醛脱氢酶}]{\text{分解}} \text{乙酸}$$

图 3-3 酒精在人体内的代谢过程

在这个过程中，一头一尾的乙醇和乙酸都相对安全，但中间的乙醛是明确致癌物，因为它能直接结合 DNA，诱发基因突变。世界卫生组织把乙醛列为 1 类致癌物。

安全饮酒量

经常有人说："我知道酗酒不好，但少喝点儿酒对身体好，能促进血液循环，还能养生。"但从防癌角度来讲，这是完全没道理的。研究发现，即使少量喝酒，患癌风险也会增高，对女性来说尤其如此。因此，专家推荐的最佳选择永远是滴酒不沾。如果你本来就没有喝酒的习惯，那就永远不要开始，千万不要为了"养生"去喝酒。

当然，我也不喜欢走极端。我理解有些人就喜欢喝点儿小酒，不然就心情不好，或者睡觉不香。对于这样的人，我个人并不反对他们偶尔喝点儿，就像我自己偶尔也会吃点儿烧烤或者油炸垃圾食品，给生活带来一些小乐趣也挺重要的。但前提是要清楚危害，切勿过量。最危险的是长期大量饮酒，因为酒精摄入量和致癌风险呈明显正相关，喝得越多，喝得越久，得癌症概率越大。

如果非要喝两口，到底喝多少酒才安全？美国官方建议的量是：女性每天不超过一份酒精，男性每天不超过两份。这里的"一份酒精"大概是 18 毫升（14 克），由于不同的酒的酒精含量不同，大概换算一下，一份酒精≈350 毫升啤酒≈150 毫升红酒≈35 毫升白酒（52 度）。

我们来单独讨论一下红酒，因为社会上有个·流传很广的说法：少量喝红酒不仅无害，还能软化血管，对身体有好处。但这个说法不太靠谱。

之所以说它不靠谱，一方面是相关研究结果存在矛盾。早期确实有报道说少量喝红酒和心血管疾病发病率降低有关，但最近，更大规模的实验并没有证实这个结论。反而有证据显示，完全不喝酒的人，冠心病、脑卒中等病的发病概率比少量喝酒的人更低。

另一方面，葡萄酒有益健康的理论，基本都建立在其含有白藜芦醇、花青素、单宁等抗氧化剂成分的基础上，但其实简单算算就知道，这些物质在葡萄酒里含量低得可怜，除非每天喝几桶红酒，不然根本不可能有任何的神奇效果。

所以，关于少量喝红酒对心血管到底有没有好处，是严重存疑的。但没有疑问的是，红酒喝多了也会致癌。最近欧美有项研究分析了超过1 200万名女性的数据后发现，即使每天只喝一杯红酒，女性患乳腺癌的概率也会显著增加。

在我看来，"少量喝酒有好处"这种说法之所以长期流行，无非是酒商营销的手段、群众喝酒的借口罢了。

我在后面会讲到，很多中国人普遍携带一种基因缺陷，导致喝酒患癌风险比白人更高，因此，即使喝酒对心血管可能有好处，也无法抵消增加患癌风险这个确定无疑的坏处。对于中国人，尤其是女性，最理想的选择，永远都是能不喝就不喝！

喝酒能直接导致干细胞基因不可逆突变？

刷屏的文章

2018年年初，顶尖科学杂志《自然》刊登的一篇最新论文在全球刷屏：剑桥大学科学家通过动物模型，发现酒精和其代谢产物乙醛会对造血干细胞造成显著影响。它之所以引起广泛关注，是因为它再次证明了一个重要结论：喝酒会致癌。而在这方面，中国人尤其危险。

前文说过，酒精致癌，是因为它在体内代谢的产物——乙醛。乙醛能直接结合DNA，诱发基因突变，所以世界卫生组织把乙醛列为1类致癌物。而2018年《自然》的这篇论文又有了些新发现。里面数据很多，但对于大众读者来说，有3个结论特别重要：

1. 论文再次证实乙醛能致癌，因为它会直接破坏细胞DNA结构、诱发基因突变，甚至引起严重的染色体重排。

2. 中国有大量携带乙醛脱氢酶（*ALDH2*）基因缺陷的人，这些人的一大特点是喝酒上脸。这些人，以及基因修复能力有缺陷的人，特别容易受到酒精和乙醛的伤害。实验中，携带 *ALDH2* 基因缺陷的老鼠在喝酒后，DNA 突变数量是普通老鼠的 4 倍！

3. 乙醛会诱导大量造血干细胞的突变，破坏其功能。

前面的两点其实就是我反复强调的：所有人都应该少喝酒，而且喝酒上脸的人尤其不应该喝酒，因为更容易诱发突变，患癌概率会更高。这里我想稍微展开聊聊第三点，为什么喝酒引起的造血干细胞突变很危险呢？

造血干细胞突变的危害

大量数据早已证明，长期酗酒的人造血能力和免疫力都有明显缺陷。比如，他们的红细胞更少，容易贫血；免疫细胞也有缺陷，因此容易被细菌感染；血小板也有问题，容易出血，中风概率更高，等等。但长期以来，大家并不完全清楚这个现象背后的原理，现在这篇论文提出了一种直接解释：乙醛能直接诱发造血干细胞中的基因突变，令其丧失正常功能。

造血干细胞失去功能会怎么样？造血干细胞就像蜂王一样，负责产生全身需要更新的血细胞。你可能不知道，由于各种血细胞都会不断衰老死亡，因此每个健康人身体每天都需要制造数以千亿乃至万亿个新的血细胞，包括红细胞、免疫细胞、血小板等。而它们全部来自造血干细胞。

所以，一旦造血干细胞出现基因突变，身体就会出现各种严重的问题：

1. 出现造血障碍，导致各种血细胞数量下降、功能缺失，出现前面提到的贫血、易感染、易中风等诸多问题。

2. 免疫细胞功能的缺失，导致身体清理全身癌变细胞的能力减弱，增大各种癌症的发生概率。

3. 突变的造血干细胞甚至可能直接癌变,导致各种血液肿瘤。

看到造血干细胞出现突变的后果如此严重,是不是对酒唯恐避之不及了?

这篇重磅论文的出现,除了以上要点外,还带来了更多的有待进一步研究的问题,包括:酒精浓度和干细胞突变是什么关系?有没有安全剂量?除了造血干细胞,喝酒会不会引起其他干细胞突变?除了*ALDH2*基因缺陷,还有没有别的基因缺陷会增加喝酒危害?偶尔暴饮和长期饮酒,哪个危害更大?等等。

但无论这些研究的结果是什么,对于大众而言,关于酒的健康生活的指导方针都不会变:

- 如果喜欢喝酒,尽量少喝,慢慢戒掉;
- 如果不爱喝酒,就坚持不要喝;
- 喝酒上脸的人,尽量不要喝;
- 女性,尽量不要饮酒。

所谓的"养生酒"都是商家的营销话术,毫无任何科学依据,请千万别信。

槟榔到底如何致癌?

令人上瘾的槟榔

嚼槟榔几乎是亚洲人独有的爱好。中国很多地区的人都有这个习惯,既包括产槟榔的海南、广西和台湾,也包括不产槟榔但槟榔消费能力惊人的湖南。据报道,湖南超过40%的中青年有嚼槟榔的习惯。

为什么很多人爱嚼槟榔?原因和爱抽烟非常像。

1. 能提神。槟榔里面的化合物有提神作用,在疲劳时,比如熬夜和加班的时候来点儿,效果立竿见影。

2. 令人上瘾。烟里有尼古丁,槟榔里含有生物碱,都会令人上瘾,欲罢不能。习惯嚼槟榔的人,一旦停止,浑身都不自在。

提神又上瘾,难怪槟榔是世界排名第四的成瘾性消费品,仅次于烟、酒和咖啡。

但从个人健康而言，嚼槟榔是很危险的。因为槟榔和烟、酒还有一个共同之处，那就是它们都是明确的致癌物。早在2004年，槟榔就已经被世界卫生组织定为1类致癌物。

槟榔和口腔癌的关系最为密切。口腔癌是全世界发病率排名第六的癌症，在亚洲尤其高发，这和亚洲人爱吃槟榔的习惯密不可分。印度是吃槟榔人口最多的国家，也是全世界口腔癌发病率最高的国家，在印度，高达35%以上的癌症是口腔癌；我国台湾地区的"槟榔西施"世界闻名，而那里高达85%的口腔癌和嚼槟榔有关。

"槟榔配烟，法力无边"，是一句流行在槟榔爱好者中的顺口溜。很多爱抽烟和爱喝酒的人，特别喜欢吃槟榔。对他们来说，槟榔配合烟或酒，两个成瘾性的东西加在一起，这种感觉简直不要太爽。但爽归爽，槟榔+烟这种组合，不仅会增加成瘾性，而且会极大提高患口腔癌的概率。

更糟糕的是，嚼槟榔不仅会导致口腔癌，而且统计显示，嚼槟榔导致的口腔癌患者，活的时间比其他口腔癌患者更短。

世界上有一群人被称为"割面人"。他们因为患口腔癌，为了保命，被迫用手术切掉了嘴里的一部分，有人是下颌，有人是牙床，有人甚至是舌头。可以想象，即使命保住了，这样的状态也是极其痛苦的。正因为如此，越来越多当年不明真相的患者开始站出来，用自己的案例现身说法，号召大家戒掉槟榔。

有人肯定会问，如果真的是这么坏的1类致癌物，那为什么槟榔还到处在卖呢？原因很简单，和烟、酒到处都是的原因是一样的：它虽然对大众健康不利，但对经济发展有利。槟榔是个价值千亿元的产业，背后是很多家庭的生计，是很多地方政府的税收，是很多城市的经济支柱。

客观地说，槟榔对健康的危害远低于烟草。它不仅导致的癌症少很多，而且不会带来"二手烟"这样对周围人的危害。因此，在经济与健康的复杂博弈中，要让政府下决心全面禁止是很难的。当然，也不能说政府什么都没做。近两年由于一部分人持续呼吁带来的压力，槟榔泛滥的情况还是有一些改变的，至少，以前电视上铺天盖地的槟榔广告没了。但我觉得做得还不够。比如，现在购买槟榔并没有年龄限制。由于它价格便宜，而且到处都有，甚至连小学生都可以随便在街边超市买到。现在某些地方嚼槟榔出现低龄化趋势，很多未成年人都在嚼，这是很危险的。

致癌的机理

为什么嚼槟榔致癌呢？有多个原因。是各种物理和化学作用，联合造成了口腔黏膜的持续损伤。

一方面，槟榔纤维粗糙，长期嚼槟榔会造成口腔黏膜和牙齿的损伤，这属于物理破坏；另一方面，槟榔中含有多种化合物，包括生物碱，能直接杀死细胞，同时导致炎症，造成口腔损伤，这属于化学破坏。物理破坏加化学破坏，双管齐下，可以想见，常年嚼槟榔对口腔是一种持续的摧残。

而持续损伤，是一个非常普遍的致癌风险。在这本书的后面，我还会反复提到这一点。多种癌症（包括肺癌、肝癌、食管癌等）的发生，都和相关器官的持续慢性损伤有关。

为什么持续损伤会致癌呢？因为它会造成更多的基因突变。简单来讲，如果一种物理或化学过程让细胞死亡，身体的修复能力通常会刺激细胞分裂，产生新的细胞来补位。每一次细胞分裂都需要DNA的复制，而每次复制都会随机产生一些DNA突变。所以细胞损伤越多，修复就越多，DNA复制就越多，突变就越多，癌变的概率就越大。正因为这个原因，会持续、反复破坏一个器官的生活习惯或环境因素，通常都是明确的致癌因素。比如，抽烟和雾霾都是肺癌风险因素，就是因为烟雾里的微小颗粒导致肺部细胞死亡，反复损伤肺部组织，肺癌就因此产生。常喝烫茶或吃烫食是食管癌风险因素，也是因为烫的东西会导致食管表皮细胞死亡，反复损伤食管表皮组织，就可能产生食管癌。

同样，长期咀嚼槟榔会造成口腔黏膜反复损伤。长此以往，很容易造成一种癌前病变——口腔黏膜下纤维性病变，其中约20%会最终转化成口腔癌。

多年研究发现，除了慢性损伤，槟榔致癌可能还有其他更复杂的生物学原理，主要是由其中所含的各种化合物成分导致的。槟榔里的化合物会有如下影响：增加细胞内活性氧的比例，活性氧能直接破坏DNA等细胞成分，还可能刺激细胞生长；引起复杂的炎症反应，可能会刺激突变细胞的繁殖和生长；引起局部缺氧反应，从而刺激血管增生，帮助癌细胞生长和转移；改变口腔内微生物组成，破坏其平衡，影响口腔健康。

嚼槟榔和抽烟非常类似：提神、上瘾、致癌。口腔癌和我们的生活方式密切相关，属于可以预防的癌症。除了槟榔以外，烟、酒、烫食也是其风险因素，只要大家都避开这几大风险因素，相信口腔癌会越来越少，早晚会变成罕见病。

希望大家都能早日戒掉槟榔，尤其是抽烟的人，请千万不能再碰。槟榔配烟，不会法力无边，但可能早日升天。

哪些食物含有雌激素？

雌激素的风险与豆制品

雌激素是女性的主要性激素，主要来自卵巢。由于雌激素能刺激女性某些细胞，尤其是乳腺上皮细胞的生长，因此过高的雌激素水平和女性肿瘤的发生有密切关系。

你可能听说过，月经初潮早或者绝经晚的女性，患乳腺癌等肿瘤的风险更大。这背后的原因，就是这些女性暴露在较高水平雌激素下的时间比较长，细胞受激素刺激，分裂生长比较旺盛，因此也更容易出错。

不只是成年人受影响，有一些青春期的女孩也会中招。最近我就看到一个新闻：浙江有个12岁的女孩，短短两个月间，右侧乳房就像吹了气的气球一样迅速变大，而且摸上去硬邦邦的，和另一侧形成了鲜明对比。家长以为这只是普通发育问题,谁知检查发现,其实是长了一个直径8厘米的乳腺纤维瘤!

幸运的是,青春期乳腺纤维瘤属于良性肿瘤,不会转移,也不会浸润周围组织,只要治疗得当,它并不会影响女孩未来的生活。

乳腺纤维瘤与青春期卵巢功能旺盛、体内雌激素分泌水平过高有关。这种纤维瘤往往发生在月经初潮前后,患者年龄一般在10~13岁。另外,这种病也和饮食因素有关。如果女孩子在青春期摄入过多雌激素含量高的食物,可能会增大发病概率。因此,要预防乳腺纤维瘤或者别的乳腺肿瘤,最好减少高雌激素水平食物的摄入。

那问题就来了,到底什么东西含有雌激素呢?

大家听到次数最多的"嫌疑人",是各种豆制品,包括豆浆。坊间有传言,说乳腺癌患者不能喝豆浆,因为大豆中含有一种物质叫异黄酮,它的化学结构和人体雌激素接近,因此被称为植物雌激素。那么,异黄酮摄入多了,是不是就可能起到人体激素的作用,刺激乳腺癌或者卵巢癌发生呢?这是个非常合理的科学问题。

幸运的是,豆制品作为食物在世界各地都被广泛食用,所以不只中国人关心,全世界各个地方的人都很关心。因此,在过去几十年,全世界有大量考察食用豆制品到底是否会增加患乳腺癌风险的研究数据。

首先,从动物试验来看,虽然植物雌激素(异黄酮)和动物雌激素比较类似,但它对动物造成影响的可能性很小。一方面,植物雌激素毕竟和动物激素化学结构不同,在动物体内的活性整体是很弱的,据估计,大概只有动物激素的1/100。另一方面,植物雌激素在动物体内的功能很复杂,有的研究发现它能刺激细胞生长,有的却发现它能抑制细胞生长。而且,我们吃的是豆制品,并不是纯的异黄酮,所以很难想象光靠吃豆制品就能影响体内的雌激素水平。

有人会问:这些只是理论,只是在动物身上做的试验,有人体的研究吗？

也有。我们当然不可能像动物试验一样，找其他所有生活习惯都一样的人，一组天天喝豆浆，一组完全不喝，但我们可以看大数据，对比世界上喜欢吃豆制品的人群，和不喜欢吃豆制品的人群，看他们患癌风险是否有差别。

对于这种研究，统计人数越多，数据量越大，结论就越可靠。最近就有几位研究者把横跨几大洲的几十个国家几十年里关于豆制品和乳腺癌的研究结论综合了一下，得出了一致的结论：目前没有证据表明大豆制品会导致乳腺癌。恰恰相反，经常食用大豆制品反而可能降低乳腺癌发病率，尤其对于东方人和更年期妇女而言。比如，日本人很喜欢吃豆制品。一项对日本人的研究中发现，常食用大豆制品（包括豆腐、豆浆等）的更年期妇女，乳腺癌的风险反而减少了30%。

已经得了乳腺癌的患者，治疗结束后喝豆浆，也是没有问题的。虽然中国有些医生会建议乳腺癌患者不要吃豆制品，但我在美国时从来没听说过这种说法，我也咨询了好几位国内顶尖三甲肿瘤医院的乳腺科医生，他们都表示喝豆浆没有问题。到目前为止，并没有任何证据显示喝豆浆会增大乳腺癌复发的概率，最近反而有研究发现，经常喝豆浆的乳腺癌患者，其整体死亡的风险似乎还降低了。这或许和豆制品里含有其他有益成分，包括优质的蛋白质有关。总之，爱吃豆腐、爱喝豆浆的各位女士可以松一口气了。

含雌激素的食品

既然豆制品没问题，那到底哪些食物里有雌激素呢？

首先要说明的是，除非你是食人族，不然直接吃到含人类雌激素的食物概率极低。现实世界中的情况是，我们吃的某些食物中，含有具有类似人体雌激素活性的物质。

中国人吃的普通食物里面，雌激素含量非常有限。相对来说，各种补品反而是最危险的。其实也并不奇怪，因为雌激素确实功能强大，比如可以使肤质变好，让女性更有所谓的女人味。很多号称能让人"永葆青春"的补品，都含有一些雌激素。在天然补品里面，目前科学家关注比较多的，是蜂王浆、高丽参、鹿茸这些，全是所谓的"高端补品"。看来穷还有防癌功能。

先说说蜂王浆。蜂王浆在我小的时候曾经流行一时，家长都喜欢买给孩子吃，作为营养补品。但是他们不知道，蜂王浆中含有不少具有雌激素活性的物质。比如，最近有研究发现，蜂王浆里的一些脂肪酸可以增加雌激素的功能。重要的是，蜂王浆里这些脂肪酸的含量还不低。没吃过蜂王浆的人可能以为它会像蜂蜜一样甜，吃过的人才知道味道是酸的。这酸味，就是来自蜂王浆里的大量脂肪酸。

说起蜂王浆，2013年重庆市出现过一则看上去不可思议的新闻，有一家肿瘤医院居然收诊了一名7岁的恶性乳腺癌患者，而且是男孩！据家长介绍，这名男孩从小因为身体不好，有长期服用蜂王浆等补品的历史。因此医生推测，他的这个病情可能和激素过量有关。

当然，这只是个例，单独的病例是很难确定真正原因的。但无论如何，我觉得真没必要顶着风险去跟蜜蜂抢这酸不拉叽的东西吃。顺便说一句，蜂蜜和蜂王浆不同，并没有那么多脂肪酸，也没有强雌激素活性，大家无须担心。

人参和雌激素的关系也很有意思。人参的主要活性成分是人参皂苷，本身并不是雌激素类的物质，但研究者却发现，有些人参确实带有雌激素活性。这是怎么回事呢？后来研究发现，人参带有的雌激素其实并不来自人参本身，而是来自附着在人参上的真菌污染。如果人参没有被清洗干净，就可能带上这些真菌产生的雌激素。

一些中草药中也有含有潜在的激素。比如，柴胡里含有一种化合物叫柴胡皂苷D，杜仲里也含有黄酮类的化合物。这些东西在体外试验和动物试验中都被测到具有一定的雌激素活性，从这一点上来看，柴胡、杜仲出现用来调节妇女月经的"益经汤"中，还真是有点儿道理的。

当然，补品和中草药中含有的雌激素类似物剂量有限，上面这些东西，也不会说偶尔吃一点儿就会致癌。我想说的是，即使高级补品，也可能有风险。如果你不需要补，就别乱吃，特别是别长期乱吃。

但尤其要注意的，是在朋友圈或各大网络平台贩卖的"三无保健品"。如果某种东西对女性有立竿见影的效果，比如使用几天就皮肤细嫩，大家要特别小心，因为这意味着里面很可能含有过量的雌激素。而服用这些东西，治标不治本，并不能真正地调养身体。

抑制雌激素的食物

刚才讲了有些食物可能增强雌激素活性，那反过来，有没有天然能抑制雌激素的食材呢？还真有，比如蘑菇。

芳香化酶，是体内合成雌激素的重要催化酶。如果食物含有的某种成分能抑制芳香化酶，它就可能降低体内雌激素水平，从而降低它的活性。事实上，在乳腺癌治疗中经常使用的来曲唑等抗雌激素药物，就是芳香化酶的抑制剂。

有趣的是，人们在很多蘑菇（香菇、双孢菇、褐菇、小褐菇等）里都发现了芳香化酶的抑制物质。而且蘑菇里的这些物质还有两个很好的特性：第一，耐热；第二，溶于水。这意味着它们能够经受住烹煮过程的考验，而且在烹煮过程中容易进入汤水。所以，大家如果拿蘑菇煮汤的话，最好把汤也喝了。

韩国曾有研究发现，如果饮食中有比较多的蘑菇，女性更年期前患乳腺癌的风险会显著降低，降低幅度达50%以上。 想想云南人真是幸福啊，蘑菇这种好吃、不贵又健康的食物在云南到处都是。

除了乳腺癌，卵巢癌也与雌激素有关，因此，适量食用某些蘑菇，对卵巢癌的预防应该也是有益的。

当然，什么东西都应该适量。蘑菇好是好，但也别天天当饭吃。防癌也好，养生也好，最好的饮食永远都是均衡的饮食。

纯天然的东西就健康吗?

纯天然物质的化学结构

我们都喜欢"纯天然",因为这三个字总让人觉得安全、放心。一想到"纯天然",大家脑海中首先浮现出的往往都是青山、绿水、树林、飞鸟,一幅非常健康的图景。所以对于吃的,我们都喜欢纯天然的。很多人吃食物喜欢吃野生的,吃药也喜欢吃纯天然的。大家心里的想法是纯天然的东西虽然效果不一定更好,但副作用肯定更小,所以各种草药、各种食疗很流行。

和老百姓相比,科学家看世界稍微有些不同,喜欢用化学结构来表示周围的东西。图3-4所描绘的,就是科学家眼里的某种"纯天然"物质。

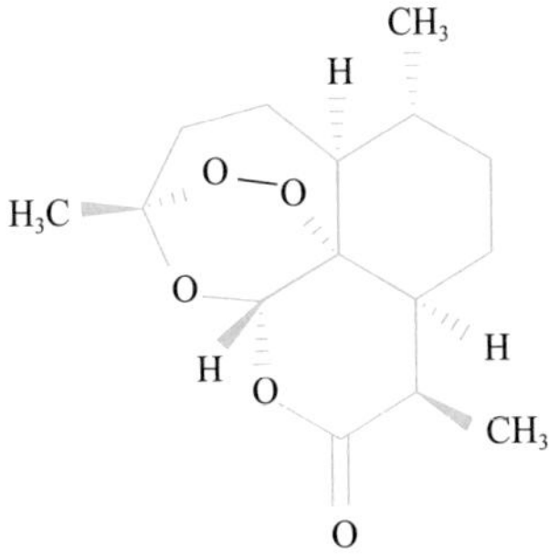

图 3-4

你可能懵了,这是什么鬼?这就是大名鼎鼎的青蒿素!

我们都知道,中国科学家发现并提纯了青蒿素,这是治疗疟疾的神药,至少拯救了全世界几百万人的生命。屠呦呦女士因此获得诺贝尔奖,举世瞩目,很多中国人都为之自豪。青蒿素,就是一个"中国制造"的纯天然好东西。

好东西不止这一个。图3-5中这3个东西,请你猜猜哪个是纯天然的?

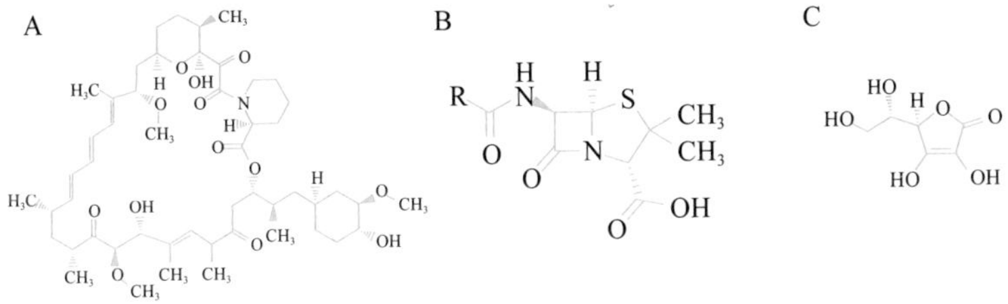

图 3-5

是像藏獒一样庞大的A,像哈士奇的B,还是像吉娃娃的C?

其实这三个都是如假包换的纯天然物质。A是从细菌中分离出来的抗癌药雷帕霉素,B是大家非常熟悉的青霉素,C则是我们每天都需要摄入的维生素C。

所以,我们喜欢纯天然的东西也很正常,因为里面确实有很多好东西。

那你再猜猜，图3-6中这三个纯天然物质——藏獒2号、哈士奇2号和吉娃娃2号，分别又是什么？

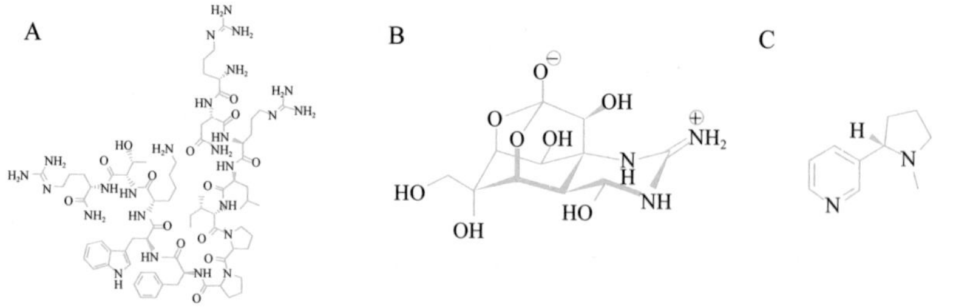

图 3-6

如果你还在想它们是什么好东西，那就走偏了。这三种物质都不能养生，也不能治病。A是眼镜蛇毒素，B是河豚毒素，C是尼古丁。都是能害人的东西！

所以，纯天然物质可能有益于我们的健康，却也可以是杀人于无形的剧毒物质。推崇纯天然的人一定忘记了，古代没有化工厂，所以所有的毒药都是纯天然的。像电视剧里面经常提到的砒霜、鹤顶红，都是如假包换的纯天然物质。谁要说纯天然的东西一定安全无毒，我相信武大郎会表示强烈反对。

被过度营销的绿色纯天然

如果要评选最不靠谱的迷信，"绿色纯天然，无毒无害"必须上榜。事实上，"绿色"不一定好，"纯天然"不一定好，"绿色纯天然"当然也不一定好。

由于中国几千年的传统膳食观念，我们对"纯天然"的东西有莫名的信任和好感。各种东西的广告都特别喜欢用"纯天然"来作为卖点，从食物到保健品，从口红到床垫，什么东西都能和这三个字挂上钩。在商家的疯狂洗脑下，很多人完全丧失了思考能力，哪怕他明明害怕"纯天然"的毒蛇，害怕"纯天然"的砒霜，也害怕"纯天然"的毒蘑菇。

只要看到宣传语里面有"绿色纯天然，无毒无害"，你就可以断定这是过度宣传，商家不科学、不靠谱。不仅保健品如此，护肤品和化妆品也一样。宽泛点儿说，硫酸还是纯天然物质呢，你敢往脸上抹吗？

不只是中国人喜欢纯天然，全世界人民都一样，这或许已经刻在我们的DNA里了。无论是在美国也好，欧洲国家也好，澳大利亚也好，只要是保健品，很多包装上都印着"来自大自然""非人工合成"等关键词，而且字号很大，就是为了招徕消费者。

再来猜猜图3-7中这两种物质是什么？

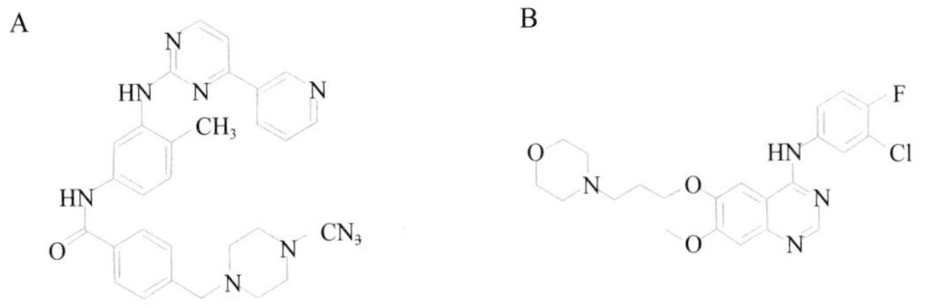

图 3-7

这两个都是人工合成的抗癌药，A是格列卫，B是易瑞沙。如果你顺着前面的思维，还在猜它们是什么天然产物，只能说明一点：你根本无法区分纯天然和人造。

这不是你的问题，因为纯天然和人造的东西，它们的化学本质是一样的，都是碳、氮、氢这些元素组成的特定结构。如果区别巨大，你肯定早就看出来了。

最后一个测试，图3-8中三个里只有一个是纯天然物质，请问是哪个？

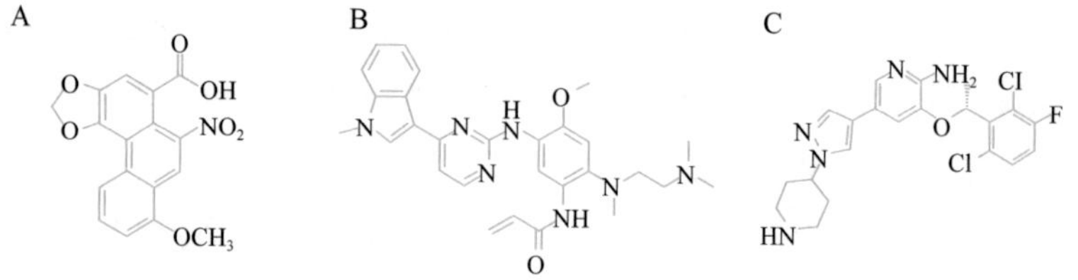

图 3-8

我估计，33%的人会答对，因为3选1嘛，随机猜就是这个概率。

正确答案是A。这是马兜铃酸，目前已知的最强致癌物之一。它是如假包换的纯天然物质，一些天然植物包括中草药里都含有马兜铃酸。虽然这些中草药已经被使用了上千年，但最近，科学研究发现马兜铃酸有毒，能引起肾衰竭和多种癌症，所以它已经被全世界多数国家禁用。我们在后面，还会再具体聊到这个一波三折的故事。

顺便公布一下，上面的另外两个都是最新合成的抗癌药，B是靶向药奥希替尼，C是靶向药克唑替尼，都是药效非常好的药品。

由于我写过某些讲中草药可能有毒的文章，所以很多人说我是"中医黑"。其实，在我的眼里，从来没有中医和西医之分，也没有纯天然和人工合成的差别。对我来讲，只有靠谱的药和不靠谱的药，不管它的来源如何。

对于任何药物，我们不仅要验证它的疗效，更重要的，是弄清它的毒性。我在药厂工作的时候，经常要筛选上百万，甚至上千万个药物，才能找到一个有希望的，能到人体上测试的。在现代药物开发过程中，很多药物被抛弃，不是因为无效，而是因为毒性太强。

无论是中药还是西药，我们对待药物的态度都是一样的，也很简单，那就是用科学的研究方法，取其精华，去其糟粕。

急性肾衰竭

在前一节我提到了马兜铃酸，它是一种天然植物中存在的强致癌物。它的毒性被发现的过程及后续的科学研究是个非常值得一讲的故事。

马兜铃酸的故事，要从欧洲说起。20世纪90年代初，比利时发生了一件非常奇怪的事情。一批本来很健康的女性得了急性肾炎，而且病情迅速进展为肾衰竭。这些年龄、地域和生活习惯都差距很大的女性，病情却异常相似。医生们都百思不得其解，到底发生了什么？难道是严重的传染病吗？

经过仔细调查，医生们最终发现了这些女性的共同点：她们都在减肥，而且都在使用一种号称来自中国的"传统秘方"减肥。这个所谓的秘方中含有很多草药，经过大量排查，科学家最后把目光聚焦到了她们用的一味药——广防己身上。

广防己是一味很常见的中药材，传统上被用于镇痛、利尿、降血压等。不知道从何时开始，人们开始拿它来帮助减肥。不知道是真的有效果，还是有人脑洞大开，觉得排尿多就能瘦，总之，这个减肥秘方中不仅使用了广防己，而且量还特别大，结果用出了问题。

那么，大量的广防己为什么会引起肾衰竭呢？又经过了很多的科学研究，科学家才发现，真正的罪魁祸首是广防己里富含的马兜铃酸。由于广防己和马兜铃酸的故事，世界上从此出现了一个全新的医学名词：中草药肾病。

超强致癌物

发现了马兜铃酸的肾毒性后，科学家对这种天然物质的兴趣越来越大，开始刨根问底。恐怖的是，后续研究揭示了一个惊人的事实：马兜铃酸不仅会导致肾衰竭，还是超强致癌物，因为它能直接诱导 DNA 突变。和马兜铃酸关系最密切的癌症，是肝癌和尿道癌。

实验证明，马兜铃酸之所以致病，是因为它能紧密结合在 DNA 上，导致细胞复制的时候容易把 T 变成 A，A 变成 T（DNA 用 T、C、G、A 四个碱基编码生命）。这样的变化，使得整个生命对遗传物质的解读彻底错误。这就像是你给女神写了一封信，内容是 "Wo Ai Ni"（我爱你）。结果打印机结合了马兜铃酸，打印出来 A 变成 T，成了 "Wo Ti Ni"（我踢你）。如果你把这封信寄了出去，那就别想和女神一起看流星了。

马兜铃酸致癌能力有多强呢？台湾科学家经过研究，发现由马兜铃酸引起的尿道癌中，平均每 100 万个 DNA 碱基对中就有 150 个突变。这是怎样的概念？每一个细胞有 30 亿个 DNA 碱基对，就像一本由 30 亿个字母组成的"生命天书"。每 100 万个 DNA 碱基对有 150 个突变，意味着马兜铃酸能改变其中45万个字母，把A变成T，T变成A。可想而知，生命的天书会被改得多么糟糕，细胞会变得多么混乱。吸烟引起的肺癌，平均每100万DNA碱基对有8个突变。这已经很糟糕了，但比起马兜铃酸的150，简直是小巫见大巫。

事实上，马兜铃酸是已知的最强致癌物之一，而且这是个100%纯天然的毒药。所以，请千万别迷信"纯天然无害"这种鬼话。

由于马兜铃酸引起的突变很独特，我们现在可以通过对肿瘤样品进行基因检测的方法，来验证一位癌症患者到底有没有吃过含马兜铃酸的东西。

结果令人触目惊心。据统计，中国大量的肝癌患者都吃过含有马兜铃酸的东西，他们的肿瘤细胞都携带马兜铃酸导致的特定基因突变。这个比例在大陆地区是47%，而在台湾地区居然高达78%。相比之下，欧美的肝癌患者只有5%吃过含有马兜铃酸的东西，而且其中绝大多数人都是亚裔。

毒害他们的马兜铃酸，就是来自中草药。这些人里很多是肝炎病毒携带者，所以长期喝一些中草药来保肝。没想到，某些草药里面会含有马兜铃酸，结果反而加速了基因突变和对肝脏的毒性。实话实说，马兜铃酸的致癌性是最近几年才被发现的，所以给他们开药方子的人，肯定也并不知道这东西有害。这真是一个悲伤的故事。

中国台湾地区素有服用中草药养生和治病的传统，结果成了全世界肾病、尿道癌和肝癌发病率最高的地方之一。这些都是血泪的教训。

取其精华，去其糟粕

我并不是"中医黑"，吃不吃中药是个人选择，我也管不着。在我眼里，没有中药和西药，只有靠谱的药和不靠谱的药、利大于弊的药和弊大于利的药。对于科学已经证明有毒害的药物，无论是中药还是西药，我都是坚决反对大家使用的。

　　那到底哪些中草药含有马兜铃酸呢？不止广防己，还有很多。举一些例子：

　　大叶青木香、滇南马兜铃、南木香、管南香、三筒管、苞叶马兜铃、朱砂莲、马兜铃、天仙藤、青木香、葫芦叶马兜铃、通城虎、海南马兜铃、汉中防己、藤香、南粤马兜铃、凹脉马兜铃、淮通、背蛇生、管南香、关木通、寻骨风、革叶马兜铃、假大薯、蝴蝶暗消、白朱砂莲、逼血雷、白金果榄、小南木香、土细辛、大细辛、杂细辛、杜衡、细辛、金耳环、土金耳环、乌金草、花脸细辛、台东细辛，等等。

　　随着证据越来越多，绝大多数含马兜铃酸的中草药已经被国家严令禁止使用了，大家去正规中药店应该是买不到它们的。但风险依然存在。

　　即使广防己这样的"明星毒药"，即使它已经被全世界几乎所有国家拉入黑名单，我随手到一个在线购物平台一搜，结果依然是乌泱泱的。这些已经被证明有毒的中草药，依然在被商家包装成纯天然无害的好东西，堂而皇之地继续欺骗群众。真的是太悲哀了。

　　希望我们政府的监管能更加严格，全面禁止这些有毒药物的销售，为普通百姓确保一个安全的用药环境。

高发的食管癌

中国是全球食管癌最高发的国家之一，发病率远超过欧美发达国家。根据《中国癌症统计》，仅2015年，中国就有48万人被新诊断为食管癌，38万人因此而去世。

肿瘤整体上是"老年病"，绝大多数肿瘤都是在发达国家的发病率更高。但只有5种常见肿瘤例外，它们在发展中国家，尤其是中国更高发。这就是著名的"五小强"：肝癌、胃癌、食管癌、宫颈癌和鼻咽癌。研究发现，这5种肿瘤在中国高发，主要是后天因素引起的，包括生活方式和环境。食管癌也不例外。

不难想象，食管作为每个人吃喝的必经管道，患癌肯定和饮食习惯密切相关。其中有一个习惯，就是"趁热喝"。

这绝对是一个应该被淘汰的陋习。我记得从很小的时候起，就经常有人端一碗很烫的汤给我，叫我"趁热喝"。我一直以为这是四川特色，后来在全国到处办讲座才发现，原来大家都这样！

越来越多的研究发现，喝太烫的东西会增加患食管癌的风险。2019年年初发表在《国际癌症杂志》上的一篇论文再次证明了烫食与食管癌的相关性。很多人不知道，伊朗东北部也是食管癌高发地区。当地很多人有个习惯，就是喝很烫的茶。研究者调研了5万多名伊朗东北部地区的中老年人，发现喜欢喝烫茶的人得食管癌的概率比不喝烫茶的人高90%！

正是由于类似的这些研究，2016年，世界卫生组织第一次把65℃以上的饮品定义为2A类致癌物。我有时候开玩笑说：不管是咖啡、茶，还是妈妈煲的汤，只要太烫，都是致癌物，因为真正可能致癌的其实是里面太烫的水！

烫食的风险

所以，为什么长期喝太烫的东西可能致癌？因为它会造成食管的损伤和修复。

就像开水洒到手上会烫伤手一样，喝太烫的东西会破坏食管黏膜和上皮细胞，导致组织损伤。组织一旦损伤，就需要修复，这个过程需要细胞的分裂和生长。而每一次细胞分裂，都需要DNA全部复制一遍，这个过程不是100%准确的，肯定会带来新的突变。这类突变是随机的，绝大多数时候并不致癌，只有很小的概率会造成重要致癌基因突变。但如果长期吃烫的东西，导致食管上皮细胞反复被伤害、反复修复，这样细胞分裂次数就多了，突变也就多了，那导致细胞癌变的概率就会大大提高了。

除了基因突变，反复损伤还可能造成局部慢性炎症。最近有很多研究发现,慢性炎症也会增加患癌风险,比如慢性肠炎会增加结直肠癌风险、慢性胃溃疡会增加胃癌风险等。有临床试验还发现,健康人群从50岁开始长期吃阿司匹林这类消炎药,或许可以降低结直肠癌风险,而这背后的原因就很可能和降低炎症有关。

食管每天要接触各种我们吃进去的东西,真的挺不容易的。事实上,几乎所有人的食管都饱经摧残。最近一项研究收集了正常人的食管细胞,然后去做基因检测。结果意外发现,即使没有得食管癌的人,食管里也充满了携带基因突变的细胞。这应该就是由几十年来"损伤—修复—突变"的漫长过程带来的。

少喝烫的东西,当然不能完全杜绝患癌的可能,但应该可以降低风险。

更大的风险因素

虽然前面说了半天烫食的风险,但在中国,它只是导致食管癌的一个次要因素。中国食管癌高发的"锅"不能完全丢给烫食。真正排在中国食管癌发病第一和第二位的风险,是另外两种能进入食管的东西:烟和酒。

中国食管癌一直是科研热点,因为它的发病规律很奇怪:男人多,女人少;农村多,城市少。每年近50万新增食管癌患者中,约70%是男性。为什么会这样?很大程度上,就是因为这个人群抽烟、喝酒、喝烫茶比例高。

2019年《柳叶刀·全球健康》上发表的研究显示,中国的男性食管癌病例中19.2%的致癌因素是饮酒,18.6%是吸烟。想想自己身边得食管癌的人,是不是喜欢抽烟或者喝酒的男性居多?

北京大学对超过45万名中国人进行了平均9.2年的跟踪研究,发现每天抽烟、喝酒和喝烫茶的行为都和食管癌密切相关。抽烟或者喝酒都会显著增加食管癌风险，如果加上喝烫茶会让情况更糟糕，抽烟且喝酒且喝烫茶的人尤其危险，见表3-4。

表3-4　抽烟、喝酒、喝烫茶与否的相对食管癌风险

人群	患食管癌风险
不抽烟，不喝酒，不喝烫茶	1.00
不抽烟，不喝酒，喝烫茶	1.05
抽烟，不喝酒，喝烫茶	1.56
不抽烟，喝酒，喝烫茶	2.27
抽烟，喝酒，不喝烫茶	2.47
抽烟，喝酒，喝烫茶	5.01

数据来源：Effect of hot tea consumption and its interaction with alcohol and tobacoo use on the risk for esophageal cancer: a population-based cohort study. Ann Intern Med. 2018.

我们把不抽烟、不喝酒也不喝烫茶的人患食管癌的风险设定为基准1.00，从表中可以看到，抽烟+喝烫茶，风险增加了56%；喝酒+喝烫茶，风险增加127%；抽烟+喝酒+喝烫茶，风险暴涨至501%！看起来，喝烫茶像是一种催化剂，单独导致食管癌的风险很小，但它会进一步增加别的致癌因素（比如抽烟或喝酒）的风险。研究还发现，对既抽烟又喝酒的人来说，喝的茶越烫，得食管癌风险越高。

所以，要想预防食管癌，戒烟、戒酒、戒烫茶是最安全的选择。但很不幸的一点是，抽烟、喝酒、喝烫茶三个风险因素经常在同一个人身上出现。看看身边的人，就会发现喜欢抽烟和喝酒的人，通常也喜欢喝茶。统计数据也发现，越爱抽烟和喝酒的人，越喜欢喝烫茶。很多人一边抽烟、喝酒，一边喝茶养生，可以说是非常尴尬了。

中国癌症统计显示，西南地区是我国食管癌整体发病率较高的地区。想想也不奇怪，云南产烟、四川和贵州产酒、重庆最受欢迎的是火锅，大

家都爱坐茶馆。

　　食管癌在欧美国家发病率低,说明它最大的风险并不是寿命,而是外在因素,尤其是饮食习惯。如果大家都能注意健康生活,包括戒烟少酒、控制烫食等,中国食管癌发病率肯定会大幅度下降。

　　顺便也说一下,如果不幸中招,也不要恐慌。要相信科学、跟踪前沿信息,找到最适合自己的疗法。科学进步很快,最新的免疫疗法已经获批上市治疗食管癌。相信随着更多研究、更多综合疗法出现,越来越多食管癌患者能实现长期生存,甚至临床治愈。

　　请你告诉每位身边的人:喝茶虽好,但不要太烫哦!

咖啡有致癌风险吗？

2018年的时候，突然有一天，好几个公众号都同时推送了"咖啡致癌"的文章，迅速刷屏，标题相当"抢眼"：

星巴克最大丑闻曝光，全球媒体刷屏！我们喝进嘴里的咖啡，竟然都是这种东西……

这些文章提到，美国加利福尼亚州一位法官裁定，星巴克等出售咖啡的企业如果在加州销售咖啡，就必须在产品上标注警告：咖啡含有可能致癌的物质。有几篇文章里还附上了股市K线图（反映股市走势的折线图），说致癌新闻导致星巴克股票大跌，管理层愁容满面，无数投资人血本无归。

所以很多人都跑来问我："菠萝，喝咖啡真的有风险吗？"仔细读完这些文章后，我很肯定地告诉他们："不用担心，你们又被营销号忽悠了！"

股市大跌的新闻最搞笑。事实上，在"咖啡可能致癌"的新闻爆出以后，星巴克一天的股价从 57.90 美元"暴跌"到 57.89 美元，怒跌 1 美分！

营销号精心挑选了 3 月 29 日中间星巴克股票价格的一小段波动，然后隐藏了纵轴，并故意遮挡了前面的数据，造成"暴跌"的假象。但只要往前拉一天，就能看到股价在 26 日跌得更厉害（见图 3-9），再往前，21 日到 23 日跌得更惨。这又怎么解释？

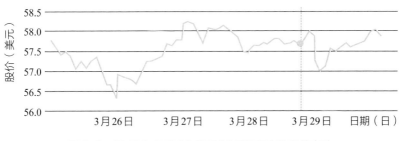

图 3-9　2018 年 3 月 26 日至 29 日星巴克的股价变动

这就叫移花接木。

我建议，除非是科普工作者找负面素材，这些垃圾营销号的文章还是别看了，更不要转发给亲朋好友或者分享到朋友圈。不然，你就是被骗了还帮人数钱。

致癌物丙烯酰胺

所以咖啡致癌到底是怎么回事？

确实，加州有位法官裁定，星巴克等出售咖啡的企业，如果在加州销售，必须在产品上标注警告：咖啡含有可能致癌的物质（丙烯酰胺）。

一切的根源都在30多年前，加州通过了一条法律叫65号提案，里面列出了上百种可能致癌的物质，并要求商家如果出售任何含有这些化合物的产品，就必须标识致癌风险。丙烯酰胺就是其中的一种。

咖啡豆本身并不含丙烯酰胺，丙烯酰胺也不是星巴克添加的，而是在烘焙过程中自然出现的。而且它也不是咖啡特有的物质，薯片、黑糖、饼干、油条、生煎包、羊肉串，统统都有。其实，只要高温煎炸或烘烤食物，都会产生一定量的丙烯酰胺。所以，除非你每天吃白水煮白菜，不然很难避免。

那咖啡里面的丙烯酰胺，到底有多危险？它现在被世界卫生组织列为2A类致癌物。1类致癌物，是对人体有明确的致癌风险的物质。而2A类致癌物，通常是有比较充分的证据显示对动物可能致癌，但对人体的影响还需要进一步验证。

我专门查阅了不少文献，分析后认为咖啡的致癌风险并不用特别担心，主要原因有三个：

1. 虽然大量丙烯酰胺在动物试验中显示有致癌风险，但目前，食物中的丙烯酰胺对人体的致癌风险还是有争议的。试验结论不明确，科学界并没有达成一致。

2. 虽然动物试验显示丙烯酰胺会促使癌症发生，但这些试验中使用的丙烯酰胺剂量是很高的，而且要持续使用。咖啡里丙烯酰胺含量并不多，真要达到这个量，得持续每天都喝几十杯高浓度咖啡，普通人绝不可能达到。

3. 咖啡是一种混合物，里面不仅有丙烯酰胺，还有成百上千种其他化合物，考察咖啡的风险，要整体来看。有研究发现，每天喝咖啡的人，得某些肿瘤的风险反而更低。所以，我认为，无论说咖啡致癌，还是咖啡防癌，都为时尚早。我们把它当作普通的饮料来喝就好了，就跟茶一样。只要你喝了睡得着觉，就不用担心。对了，要注意，也别喝太烫的咖啡。

过度谨慎

如果你去加州旅游，会发现一个奇葩现象，就是很多餐馆门口都贴了一张告示：本店出售的食品可能致癌。连迪士尼乐园都不例外。

这都是因为加州独有的65号提案。虽然我支持大众有知情权，但加州强行在各种食物外包装上标识致癌警告这事，我觉得真的太过头了。

最大的问题还是在于，这份30年前制定的致癌物清单，里面的各种化合物的致癌风险高低不齐，完全不是一个级别的。把烧烤、油炸的食物和烟酒当作同样的致癌物来警告，是不合理的。不加区分地做出警告，一来会造成不必要的恐慌，二来反而让人们无法识别真正的强致癌物。久而久之，大家就对此视而不见了。

总结一下吧：

咖啡能喝吗？当然可以。星巴克咖啡能喝吗？当然可以。咖啡怎么喝比较健康？少糖，少奶油，不要烫。如果担心丙烯酰胺，应该怎么办？首先，少吃油炸、烧烤食品，所有油炸烧烤食品都有风险。更重要的是，一定要远离香烟，它里面的丙烯酰胺含量可比咖啡、薯片高多了！

第四部分
我们的日常活动中有哪些患癌风险?

为何肥胖会增加肿瘤风险?

肥胖的危害

吃得太好,已经成为全球最大的健康问题,每年死于肥胖的人,已经远远超过饿死的人。世界卫生组织估计,全球有1/3的成年人超重或肥胖。中国是世界上肥胖人口增长速度最快的国家之一,从1985年开始,儿童和成人肥胖比例几乎是直线上升。

肥胖会带来各种健康问题,包括癌症。超重和肥胖是非常明确的患癌风险因素,也是最广谱的致癌风险因素之一。至少有十多种癌症与之相关,包括乳腺癌、肾癌、肝癌、胰腺癌、胃癌等。目前45岁以下年轻人的结直肠癌患病率飙升,愈发严重的肥胖被认为是最重要的因素之一。

坊间流传说吃甜食会增加癌症风险,这句话并不是很严谨。摄入适量的糖本身并没有风险，但吃太多甜食确实会增加风险，其中一个重要原因就是它可能让人长胖。

欧美肥胖问题出现更早、更严重，因此他们围绕肥胖和健康的关系做了大量研究。他们的数据显示，和普通人相比，超重或肥胖的人很多肿瘤的发病概率都显著提高了。比如，得肝癌的概率提高了200%（两倍），肾癌概率提高了200%，食管癌概率提高了200%，胃癌概率提高了200%，胰腺癌概率提高了150%，结直肠癌概率提高了130%，等等。

中国也类似。据研究，中国肝癌患者中10%的男性患者和13%的女性患者都是由超重导致的。城市越发达，肥胖导致的癌症比例越高。比如北京女性中，25%的乳腺癌、19%的肾癌、11%的甲状腺癌病例都和超重有关。

那么问题来了，肥胖为什么会增加人患癌的风险呢？

答案并不简单，经过很多年的研究，科学家们提出了几个潜在的生物学机理。其中最被广泛接受的一个理论，是"慢性炎症理论"：肥胖的人，容易出现各种各样的慢性炎症。

发炎本身是正常生理现象，是组织受伤以后修复的必要过程。受伤的细胞通过释放细胞因子等化学信号，吸引免疫细胞过来。免疫细胞来到后，一方面清理破损细胞，另一方面刺激细胞分裂生长，以填补空缺。正常情况下，组织一旦修复完，炎症过程就结束了。但有些时候，明明没有组织受伤，炎症却一直存在，这就是慢性炎症。它背后的可能原因很多，有时候是持续的细菌、病毒感染，有时候是免疫细胞攻击正常组织，有时候是肥胖带来的系统失衡。

很多研究都证明，慢性炎症会显著增加患癌风险。一方面，这个过程中，组织被反复破坏，同时不断有细胞被刺激分裂生长，这会大大增加DNA突变的概率。另一方面，有些免疫细胞还会直接刺激癌细胞生长。有慢性肠炎的人，更容易得结直肠癌；有慢性肝炎的人，更容易得肝癌；有慢性胃炎的人，更容易得胃癌；等等。反过来，如果控制了慢性炎症，就有可能降低癌症发病率。

在一些人群中，消炎药阿司匹林被证明能降低结直肠癌风险，尤其是对携带风险遗传基因的人而言。在著名的代号为CAPP2的临床试验中，林奇综合征患者（其错配修复基因发生了突变）如果坚持服用高剂量阿司匹林两年，患结直肠癌的相对风险会下降60%以上。而这背后的机理之一，可能就是降低慢性炎症。

不过，"慢性炎症理论"只是一方面，肥胖导致癌症还有别的原因，比如过量的雌激素。脂肪组织能够产生雌激素，因此肥胖的人体内雌激素含量是比较高的。这有可能增加患乳腺癌、卵巢癌等妇科肿瘤的风险。

又比如过量的胰岛素和相关生长因子。肥胖可能导致胰岛素控制血糖的效果减弱，出现"胰岛素抵抗"。为了维持正常的血糖水平，人体的自我调节机制会导致体内分泌出几倍甚至十几倍的胰岛素和相关激素，包括促生长因子（IGF-1）。很多癌细胞表面都有胰岛素受体，如果结合胰岛素或促生长因子，可能刺激癌细胞生长。

除了以上这些原因，脂肪组织还直接影响其他很多激素的分泌和平衡，比如瘦素、脂联素等，而这些激素和细胞生长都有着千丝万缕的联系，如果长期失衡便都可能影响肿瘤发生。

肥胖会影响治疗效果

肥胖不仅会增加患癌风险，还会影响癌症治疗效果，并影响治疗后的生活质量。对于女性来说，超重会增加乳腺癌康复者出现淋巴水肿的风险。而对于男性来说，超重会增加前列腺癌手术后失禁的风险。

肥胖还可能增加肿瘤复发的风险。比如，有大型临床研究显示，对于2期或3期的直肠癌患者来说，超重的患者——尤其是男性患者，在手术后局部复发风险更高。

肥胖可能增加因癌症去世的风险。比如,在多发性骨髓瘤患者中,相对正常体重的患者而言,严重肥胖的一组死亡风险增加了50%!

总而言之,超重和肥胖是明确的广谱患癌风险因素,也是影响癌症治疗效果的重要因素之一。由于人越胖风险越高,大家一定要控制高热量食物的摄入量,至少不要持续增重。

除了少吃,还能怎么办呢? 动起来!

锻炼是明确的广谱防癌手段,能显著降低十多种癌症的风险,比任何保健品都有用,也比任何抗癌食物都有用。

怎样运动才能预防癌症?

运动的效果

前面我们聊了很多会增加癌症风险的因素，但其实可能每个人更想知道的是，有没有什么东西能降低患癌风险，冬虫夏草、人参、鹿茸行不行?

其实，这些高级保健品到底有什么用，谁也说不清楚。没有任何靠谱的临床研究证明它们能防癌。我个人觉得它们最大的作用，恐怕是安慰剂效应，也就是让人感觉比较好。心情好，或许也有一点儿防癌作用。

真正被大量研究证明的有效的防癌方法，其实并不需要消耗多少金钱。有的甚至基本是免费的，比如锻炼身体（健身房会员费不算）。2016年6月，美国癌症中心研究人员就在《美国医学会杂志·内科》上发表论文，通过对美国和欧洲144万人的数据分析，发现锻炼能显著降低13种癌症的发病率。

以前也有不少研究探讨了锻炼和癌症发病率的关系，但这是到目前为止规模最大、最全面的研究。它调研了欧美144万人自我报告的每日运动量，然后比较了运动量最大的10%和运动量最小的10%两个人群。运动研究的数据收集自1987年到2004年，跨越了18年，而癌症发病率的数据跟踪时间更长。健康大数据，真的能为我们带来很多以前看不到的结果。

那么，什么样的运动能防癌？能降低多少风险？还有哪些没有解决的问题？下面我们来好好聊聊。

首先，什么运动能防癌？

防癌并不需要你剧烈运动，比如跑马拉松或者身体对抗很强的运动。通常在防癌研究中提到的运动，是休闲时间的运动，包括走路、跑步、游泳、健身等，也就是我们所谓的锻炼。与平时工作性质相关的运动，比如重体力劳动者、专业运动员等的运动，不算在运动量里面。研究发现，要想防癌，运动量很重要，但采取什么锻炼方式不那么重要。

无论你喜欢跑步、打球、太极拳，还是广场舞，都可以，保持每天平均半个小时，每周有3个小时的运动量就好。我曾经遇到过一个四川人，他问我打麻将算不算锻炼，我只能说，这还有待研究。

那运动能降低人们患上哪些癌症的风险？论文研究了26种癌症，发现锻炼能显著降低其中13种的发病率，分别为：食管腺癌（降低42%）、肝癌（27%）、肺癌（26%）、肾癌（23%）、胃贲门癌（22%）、子宫内膜癌（21%）、骨髓性白血病（20%）、骨髓瘤（17%）、结肠癌（16%）、头颈癌（15%）、直肠癌（13%）、膀胱癌（13%）与乳腺癌（10%），见图4–1。

中国发病率排前十的癌症，有8种都可以通过运动降低风险，其中食管腺癌发病率降低42%，肝癌27%，肺癌26%。中国人还不赶快动起来？

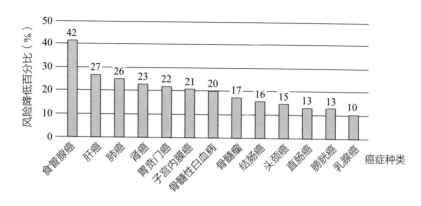

图 4-1　锻炼降低各类癌症风险百分比

数据来源：Association of Leisure-Time Physical Activity With Risk of 26 Types of Cancer in 1.44 Million Adults. JAMA Intern Med. 2016.

有趣的是，有一种癌症与众不同，它的发病率居然随着运动量的提高而提高了**27%**，那就是黑色素瘤。这个并不奇怪，黑色素瘤是一种恶性皮肤癌，发病最大的原因就是过度晒太阳。太阳光里的紫外线会引起**DNA**突变，长期可能会致癌。

比起宅男宅女，喜欢锻炼的人晒太阳机会显然更多，因此发病率高很正常。但我觉得绝大多数中国人无须为此担心：第一，中国女性一般喜欢美白，一出太阳就打伞，并没有有意晒太阳的习惯；第二，我国的雾霾问题还比较严重，在雾霾严重的地区，人们被太阳直晒的机会并不多。

运动防癌的原因

锻炼为什么能防癌呢？有人觉得是因为锻炼能减肥。这肯定是一个原因，但情况不完全是这样。肥胖确实是已知致癌因素，如果通过锻炼能减肥，自然能降低患癌风险。但是最近的研究发现没有这么简单：即使不胖的人，锻炼也是有防癌效果的。

　　首先，锻炼防癌，对肥胖（BMI>25）和非肥胖（BMI<25）的人群的整体效果是相似的。也就是说，即使不肥胖的人，锻炼也能显著降低多种癌症发病率。其次，研究者把体重因素纳入考虑并重新计算后，发现锻炼对10种癌症仍然有显著预防效果，这说明预防这些癌症的机理不仅是减肥，还包括对身体其他方面的调整。因此，无论胖瘦，锻炼身体防癌都是靠谱的，请不要再为自己找借口了。

　　那除了减肥带来的效果以外，锻炼为什么还能帮助防癌呢？目前原因并不是完全清楚，有几个主流的猜想：

　　1. 锻炼能调节免疫系统。一方面，锻炼能让抗癌的免疫细胞，也就是身体内的"警察"活性更强，更有力地扫清癌细胞；另一方面，锻炼能减轻慢性炎症，减少对身体的损伤，也能降低患癌风险。

　　2. 锻炼能调节内分泌系统。很多激素和癌症发生都密切相关，比如雌激素等。锻炼能把激素水平调整到比较平衡的状态。

　　3. 锻炼能调节消化系统。运动可以加速胃肠道蠕动，避免食物和有害成分长期积压在消化道，或许能减少对细胞的伤害。

　　除此之外，也有人认为锻炼和神经系统、肠道菌群等方面有关，各种研究正在如火如荼地展开。

　　不管什么原因，反正大家先动起来就对了。其他的事儿，等科学家慢慢研究去吧。

　　不只是体重不影响锻炼效果，其他因素也不太影响。为了研究有没有别的因素能影响锻炼的防癌效果，科学家把人群按照地理位置、性别、种族、是否进行激素治疗、数据跟踪时间长短等各种条件进行细分，结果发现它们都对结果没有影响。因此，不管你身在何方、是男是女、是老是少、喜欢吃拉面还是火锅，都没有借口再不锻炼了，赶快动起来吧。

我个人觉得关于锻炼最有趣的一点在于，吸烟的人通过锻炼也能有效预防肺癌。这篇论文发现，对于正在吸烟或者曾经吸烟的人，锻炼能降低超过30%的肺癌发病率，但对于不吸烟的人，锻炼对预防肺癌却没有效果。这或许说明吸烟者和不吸烟者的肺癌发病机理是不一样的。看到这个结论，我就想建议非要吸烟的人，最好到户外找个没人的地方，边跑边吸。这就叫"风险对冲"！

网上经常有各种神奇的防癌食物排行榜，不知道为什么，红薯总是排在第一。所以总是有人问我，红薯到底防不防癌？以前我不知道怎么回答，现在我知道了：如果你每次都需要走很远的路才能买到红薯，那红薯真可以防癌。只要动起来，买啥都防癌！

慢性损伤和炎症

癌症的风险因素之一，是慢性损伤和炎症。组织反复损伤为什么会导致癌症？机理很复杂，但有一个原因比较清楚：受损组织需要修复，就需要细胞分裂。反复损伤会增加细胞分裂次数，细胞分裂越多，基因突变致癌的概率就越大。

有些致癌因素，就和它们会导致组织的反复损伤有密切关系。比如：长期吃烫食/喝烫茶会增加食管癌风险，因为烫食可能"烫掉一层皮"，导致食管表皮损伤；持续的空气污染会增加肺癌风险，因为里面的 PM 2.5 等微小颗粒，会被吸入肺部微小的支气管，导致损伤；长期嚼槟榔会增加口腔癌风险，既因为槟榔含有致癌物，也因为槟榔纤维粗糙，会造成口腔黏膜和牙龈的损伤。

说到这里，我的公众号的后台收到过一个很有趣的问题：

> 突然有一个很后怕的想法，健身爱好者日常撸铁+蛋白质补充导
> 致肌纤维（肌肉细胞）反复破坏与合成，会不会……

答案很简单：放心锻炼，无须担心。最重要的证据，是成人的肌肉组织几乎从来不长肿瘤。不管锻炼还是不锻炼，都是如此。我们都听说过肺癌、肠癌、乳腺癌，但你什么时候听过肌肉瘤或者肌肉癌？不是我们孤陋寡闻，而是因为肌肉组织的肿瘤确实非常非常少。

当然，肌肉组织并不是完全没有肿瘤，比如，横纹肌肉瘤就是一种具有肌肉组织特性的肿瘤。但它和运动没有一点儿关系。横纹肌肉瘤是一种常见的儿童肿瘤，最高发的年龄段是在5岁之前，目前认为主要是先天或早期发育中的基因突变导致的。成年人得横纹肌肉瘤的非常少，中国成人的横纹肌肉瘤每年新增病例应该不到100例，30岁以上的患者更是极为罕见。横纹肌肉瘤还有一个特点，就是它虽然是肌肉的肿瘤，但最常见的发生部位却不是四肢，而是头颈部。成年人罕见、长在头颈部，这些特点都说明，横纹肌肉瘤的发生和肌肉受伤没有关系。

自带防癌功能的肌肉

那问题就来了，长期锻炼会导致肌肉经常生长和受伤，但为什么不会带来肌肉部位的癌症呢？这主要是得益于骨骼肌细胞独一无二的生物学特点。很大程度上，骨骼肌自带防癌功能。

组成骨骼肌（见图4-2）的单个细胞，叫肌纤维（见图4-3）。一根肌纤维就是一个细胞。除了很细长以外，它还有两个最大的特点：第一，通

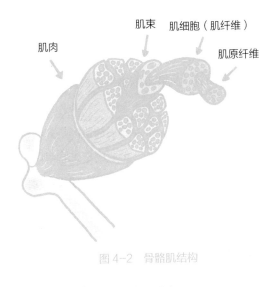

图4-2　骨骼肌结构

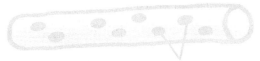

图4-3　多核的肌纤维细胞

常来讲，一个细胞只有一个细胞核，但肌纤维细胞属于多核细胞，也就是一个细胞有很多个细胞核。第二，多核的肌细胞，本身不分裂，也不增生。也就是说，不会发生一根肌纤维直接变成两根肌纤维的事情。

　　如果肌纤维细胞不会分裂，那锻炼让肌肉增加，让人变壮是怎么回事呢？有两种主要方式，第一种是细胞变大，第二种是融合更多细胞。

　　其实，很多时候锻炼让肌肉变粗，并不是肌纤维细胞变多了，而是每一个细胞变大了。在锻炼的刺激下，肌纤维细胞可以利用体内资源合成更多的蛋白质，从而令细胞变大。而这个过程并不需要细胞增生。

　　类似，很多人长胖，并不是因为脂肪细胞变多了，而是因为单个脂肪细胞的个头变大了。区别在于，两种细胞变大的原因不太一样。肌纤维细胞是因为受到锻炼刺激，合成了更多蛋白质而变大，脂肪细胞则是因为细胞"吃得太好"，储存了更多脂类而变大。

另一种肌肉生长方式，需要细胞增生，尤其是过度运动导致肌肉受伤的情况。

如果肌纤维细胞不能生长，那受伤后的肌肉是如何修复的呢？靠肌肉干细胞。肌纤维细胞不能分裂生长，但肌肉干细胞可以。肌肉干细胞平时趴在肌纤维表面，并不生长。而到了生长发育期或者受伤修复期，干细胞就会被激活，开始分裂增生，产生很多细胞。

干细胞分裂产生的细胞主要有两个去处：绝大多数变为成肌细胞，然后融合已有的肌纤维细胞，从而修复受伤的肌纤维，为之"添砖加瓦"；很小一部分保持肌肉干细胞的特性，继续趴在肌纤维表面，等待未来再发挥作用。图4-4更直观地展示了肌肉受伤后修复的全过程。

看完你应该就明白了，之所以一个肌纤维细胞有这么多细胞核，是因为每个肌纤维细胞，其实都是由很多成肌细胞融合产生的。

既然锻炼导致肌肉损伤后会有肌肉干细胞的分裂和生长，那为什么没有增加患癌风险？一个主要原因，是肌肉干细胞分裂生长后，绝大多数都会融合到肌纤维中。肌纤维就像一个大泥潭，细胞一旦融合进去，就深陷其中，失去了进一步分裂和生长的能力。这非常重要，因为分裂的细胞最容易发生基因突变。细胞失去分裂能力，就意味着失去了进一步积累突变的机会。

每一次肌肉干细胞的分裂，确实可能会引起致癌突变。但一次突变并不足以把细胞变为癌细胞。成人细胞癌变一般都需要积累多个突变，而且常常还需要特定的突变顺序和突变类型。比如很多结直肠癌，就是按照*APC*基因突变—*KRAS*基因突变—*TP53*基因突变这样的顺序逐渐积累产生的，整个过程平均长达15~30年。

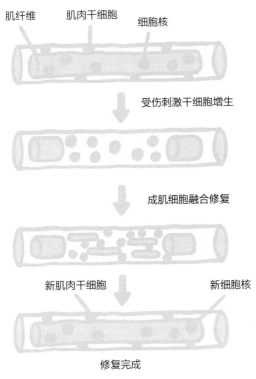

肌纤维　　肌肉干细胞　　细胞核

受伤刺激干细胞增生

成肌细胞融合修复

新肌肉干细胞　　　　　　　　　新细胞核

修复完成

图 4-4　肌肉受伤后修复的全过程

　　假设肌肉细胞发生癌变需要 A、B、C 三个基因突变。现在有一个肌肉干细胞分裂后，运气不好，出现了致癌 A 突变，但由于它很快融合到了肌纤维中，即使下次锻炼再受伤，也不会再生长。这种情况下，它很难再积累后面的 B 和 C 突变，也就很难真正癌变。这就是骨骼肌的生物学特点自带的防癌功能。所以，骨骼肌几乎从不长肿瘤。

　　当然，过度运动不好，可能给身体带来伤害，我们推崇的是适量运动。但可以放心的是，即使你在锻炼时不小心拉伤了肌肉，也并不会致癌。

氡温泉养生还是致癌?

被营销的氡温泉

在这个人人都养生的年代,伪科学的营销文满大街都是,吃的、喝的、用的,令人眼花缭乱。但有一些伪科学的奇葩程度,还是让我大跌眼镜。"氡温泉",就是一个完全超越了我想象力的营销噱头。

用氡来作为保健的噱头,需要超越一般伪科学的勇气。因为氡气,是大自然中最有名的致癌物之一,世界卫生组织早就把它定为1类致癌物。

为什么氡气致癌呢? 因为它是放射性气体,长期暴露于它产生的电离辐射,能直接导致DNA突变和细胞的癌变。长期吸入氡气,会显著增加肺癌风险。美国肺癌高发,第一大因素是吸烟,第二大因素就是氡气。美国死于氡气的人,比死于酒驾的还多,每年有多达2万人因为放射性的氡气而得肺癌。吸烟的人如果遇到氡气，肺癌风险会进一步增加。

　　其实，商家在自己的推广文里，都明确指出氡是一种放射性气体，只是很多读者没有警觉。而且氡气不是弱放射性气体，而是很强的放射性气体。以下就是推广文中的一段文字：

　　　　氡温泉，顾名思义，温泉中含有氡元素。氡是自然界非常稀有的无色、无臭的气体元素，是镭在蜕变过程中产生的一种弱放射气体。氡本身是一种惰性气体，不与其他元素结合，质量比空气重，易溶于水、油、脂肪中，更易溶于空气。

　　关于"养生"，有很多观念是互相矛盾的。一方面，很多人一听到辐射就怕得要死，怕微波炉、怕无线网络信号，怕高压电线（后文会讲到，这些其实都并不致癌），还专门为孕妇推出了防辐射服。但另一方面，却又有人跑去泡会产生辐射的氡温泉养生。

　　孕妇如果去泡氡含量超标的温泉，是真的可能对胎儿造成影响的。

1 类致癌物

　　"氡温泉"这样的概念能在中国流行，可能是因为绝大多数中国人没听说过氡气，不知道它的危险。氡气是一种自然界广泛存在的放射性气体，在土壤、岩石、空气中都有，任何人都不可能完全避开。正常情况下氡气的浓度非常低，不会致病，但如果它在局部富集，就可能造成危害。有些地区的矿工得肺癌概率比普通人高，除了粉尘等空气污染造成的伤害之外，矿井通风不好、放射性氡气含量高，是重要原因。

　　欧美发达国家的人受氡气危害较多，主要因为他们别墅比较多。土壤中的氡，可以通过地面和墙的裂缝进入室内，所以通常地下室和一楼的氡含量最高。别墅的地下室如果通风不好，特别容易造成氡气富集，氡被人吸入体内，就可能造成肺部细胞基因突变，从而导致肺癌。据检测，美国每15幢别墅，就有1幢氡气超标。因此，搬进新房，尤其是有地下室的别墅时，一定要做好通风。除了做甲醛检测，氡气检测也是有必要的。如果放射性活度超过4 pCi/L（皮居里每升），就要采取措施了。

在中国，大家主要住楼房，住别墅的少，有地下室的更少，因此氡气整体不是什么大问题，政府也没有将其作为防癌的宣传重点。但谁也没想到，氡气居然被商家先利用，包装成了一种保健温泉，颇有些无知者无畏的意思。

温泉水经过含氡气比较多的地下土壤和岩层，确实可能将氡气富集起来，成为所谓的氡温泉。氡温泉的危险程度，要看具体浓度。我直觉判断很多所谓的氡温泉其实就是噱头，氡含量并不高，只是普通的温泉。这种情况属于单纯的虚假宣传而已，泡一泡放松一下倒也无所谓。但我有次看到一家温泉号称氡含量居全国温泉之冠，对于这种地方，我建议，还是别去冒险了。

关于辐射的谣言

　　说起致癌风险，很多人最怕的就是辐射。1986年的切尔诺贝利核电站事故、2011年的福岛核电站事故，更是进一步加深了大家对辐射的恐惧。

　　很多人认为微波炉是有致癌风险的，所以家里坚决不用。另外，很多人觉得无线网络信号、手机信号也可能致癌，所以每天都过得心惊胆战、如履薄冰。最近5G网络兴起，听说信号更强、速度更快，好多人又开始担心了，还找到了证据。但事实上，微波炉致癌、高压电塔致癌、无线网络信号致癌等这些流传很广的说法，统统都是没有科学依据的。这些谣言之所以会出现，都得益于那些"全职传播伪科学"的商人。他们为了自身利益炮制了大量伪科学的营销文章，流毒甚广。

最喜欢传播各种伪科学谣言的有两类商人：

第一类，是靠伪科学文章的流量挣广告费的。对他们而言，文章最重要的是要耸人听闻，让大家产生恐惧，因为这样就会让大家转到各个群里去，生怕身边的人不知道这些"能救命的信息"。看看长辈经常往家族群里转的文章，是不是标题大多带着下面这些"恐吓式"词语？

央视曝光，震惊国人，惊天秘密，曾是如今，看后惊呆，千万别吃，还敢喝嘛，

癌症前兆，赶快扔了，能害死你，多活十年，被害惨了，治病防癌，毒素最多，

神奇功效，惊悚一幕，价值千万，绝密隐私，差点丧命，看后崩溃，尺度不小，

令人发指，身份曝光，灭绝人性，北京震怒，高层揭秘，强硬反击，全民炸锅，

彻底玩完，摊大麻烦，绝世良机，全球沉默，大惊失色，沦为炮灰，诡异一幕，

难得机遇，绝不再忍，胆战心惊，国人哽咽，西方胆寒，美国慌了，安倍慌了，

美国沉默，幕后黑手，彻底闭嘴，惨被打脸，下场凄凉，人心惶惶，直冒冷汗，

北京发飙，世界哗然，果断出手，现场惨烈，突然翻脸，西方崩溃，最后警告……

第二类，是卖各种"防辐射"产品的商家。人们对辐射越恐惧，就越有可能买他们的产品。在电商网站的搜索栏输入"防辐射"三个字，你就会发现各种所谓的防辐射商品：防辐射帽子、防辐射衣服、防辐射窗

帘……简直应有尽有。就防辐射盆栽一类，也是各式各样、争奇斗艳，而且销量惊人。我始终无法理解仙人球防辐射的道理，是因为身上的刺长得像避雷针吗？

当然，卖得最好的，还要数防辐射孕妇服，这是近年来最成功的营销噱头之一。即使包括央视在内的媒体多次声明，目前没有证据表明日常接触到的辐射会导致孕妇流产或者胎儿畸形，但还是有很多人抱着"不怕一万，就怕万一"的思想，买来保护孕妇和胎儿，积极缴纳智商税。

关于辐射的恐惧和谣言并不是最近才出现的，也不是只有中国才有。事实上，早在20世纪80年代，随着电视和电脑的普及，美国很多人就开始担心屏幕的辐射会导致妇女流产。直到1991年，《新英格兰医学杂志》的一项大型研究才让人放下心来。

科学家对2 400多名女性进行了长达4年的跟踪，这些女性中一半长期在显示器前工作，一半不在。通过比较两组数据，研究发现：第一，长期与显示器接触的女性确实受到了更多低频辐射；第二，没有任何证据显示这种辐射对身体造成了影响，不管女性每周在显示器前工作多少小时。甚至怀孕妇女在孕期也坚持工作的情况下，她们的流产率都没有差别。

电离辐射和非电离辐射

辐射听起来很恐怖，但其实是大自然中广泛存在的现象。冬天，太阳照在我们身上暖洋洋的，也是辐射的功劳。

你可能不知道，理论上，任何有温度的物体都是辐射源。每个人都会发出辐射，你家的猫狗也会发出辐射——只不过这么弱的辐射，根本对世界没有任何影响。绝大多数辐射其实并不伤害人体。真正有致癌风险的，是一类特别的辐射，叫电离辐射。

根据所含能量的高低，辐射可以分为两大类：电离辐射和非电离辐射。电离辐射能量较高，可以直接破坏DNA，造成基因突变，因此有致癌风险。非电离辐射能量低，不足以破坏DNA，因此理论上没有致癌风险。而手机、微波炉、高压电、无线网络发出的辐射，都是非电离辐射。

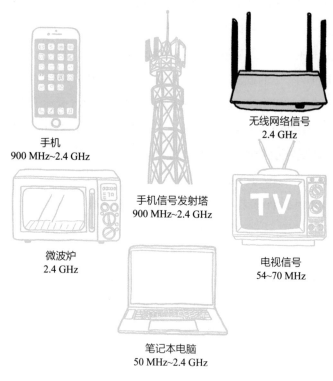

图 4-5　常见非电离辐射

非电离辐射能量都不高，无法对细胞和DNA造成直接影响，理论上不会致癌。而且科学家已经做了很多研究，结论都很明确：接触这些辐射，并不会增加患癌概率。

比如，为了研究手机信号发射塔是否致癌，科学家比较了搭建和维修发射塔的工人和普通人群的癌症发病率，结论是：除了前者的工作比较危险，两者的患癌风险没有区别。又比如，为了研究微波炉是否致癌，科学家在小鼠笼子边上放了台微波炉，而且让微波炉持续工作，结论是：微波炉边上的小鼠好像有点儿热，但患癌风险与普通小鼠没有区别。

总而言之，到目前为止，还没有人发现严格的科学证据，证明生活中常见的非电离辐射能够致癌。

能致癌的辐射

说了半天不致癌的辐射，那到底哪些辐射是电离辐射，真正可能致癌呢？

首先，核辐射肯定是危险的。"二战"时日本的核弹爆炸、切尔诺贝利核电站泄漏，都直接产生了大批癌症患者。但核弹或者核废料这些东西，我们平时应该接触不到。真正生活中容易遇到的电离辐射包含下面几类：

一是阳光中的紫外线。皮肤癌是欧美最常见的肿瘤类型之一，仅仅美国，每年就有超过 300 万人确诊为各种皮肤癌。最重要的原因，就是他们有一个文化陋习——日光浴。紫外线属于电离辐射，长期暴晒会显著增加人患皮肤癌的风险。如果你常去阳光强烈的海边或高原，一定要注意防晒。

二是天然放射性元素。大自然中存在很多天然放射性元素，比如镭-226、钍-232、氡气等，它们广泛存在于石头、土壤和空气中。如果你家装修使用了天然石料，一定要看一下检测报告。前文介绍过，氡气无色无味但具有放射性，特别容易在密闭地下室富集。它是美国肺癌发病第二大原因，仅次于吸烟。因此，房间通风很重要。在中国，房子多为高层，所以氡气富集相对较少，但住别墅的读者们记得检测一下。

三是医用辐射。X 光、CT、PET（正电子发射断层成像）、放疗等，都会产生电离辐射。当然，每一次的辐射量是不高的，所以在生病需要检查或治疗的时候，该用还得用，因为利大于弊。但健康人体检的时候，做这类检查就要谨慎了。最近有些机构在推广 PET-CT（正电子发射计算机断层成像）体检项目，而事实上，PET–CT不仅昂贵，而且辐射剂量较大，主要是给癌症患者确诊和监控用的，用于健康人的体检就弊大于利了，非常不推荐。顺便说一下，核磁共振和B超的原理与CT不同，都不属于电离辐射。

总而言之，我们身边充满了辐射，绝大多数是无害的非电离辐射。只要了解并规避真正有风险的电离辐射，比如涂好防晒霜、注意室内通风、避免接受有放射性的不必要的体检项目等，就没什么好特别担心的，也不用花冤枉钱。

对了，5G网络也属于非电离辐射，不会致癌。

有人问，为什么2019年10月我国装上5G网络后，树叶纷纷变黄，掉下来了？我有个大胆的猜想：可能是因为秋天到了吧。

美国的建议

　　说起辐射，手机值得单独说一下，因为现在大家的生活越来越离不开手机了。早上第一眼，晚上最后一眼，不再是身边的伴侣，而是手机。大家对手机是又爱又恨：喜欢它越来越强大的功能，但也越来越害怕它的辐射。

　　手机的辐射到底致癌吗？最近美国就出了件"大事"。加州的公共健康部颁布了一项最新指南：《如何有效降低手机辐射》，包括下面几条：

- 打电话的时候不要把手机放在耳边，用耳机或免提。
- 少打电话，尽量发信息。

- 如果用手机看视频或传送文件，尽量离身体远一些。
- 不要把手机放在衣裤兜里，而是放在手包或背包里。
- 电池不足或信号不好的时候少用手机，因为辐射会增强。
- 睡觉的时候手机放在远离头部的位置。
- 不要给手机装"防辐射保护套"，因为可能迫使手机释放更多辐射和能量。

美国舆论一下子炸开了锅，各大网站纷纷报道，群众非常恐慌：政府部门给出这样的建议，难道是因为专家已经确认手机辐射的确有害吗？

请先不要恐慌。

关于手机辐射的危害，不只老百姓关注，科学界也有很多研究。毫无疑问，现在使用手机的人越来越多。目前95%的美国人拥有手机，中国也高达80%。因此，手机辐射的潜在危害一直是个研究热点。

在大量研究以后，目前科学界的共识很清楚：

1. 没有明确科学证据显示手机辐射有害，包括致癌。

2. 鼓励大家继续研究。

那美国加州为什么突然颁布这个指南呢？因为加州政府一向比较特立独行，加州的很多法律规定都很美国其他州不同，连汽油标准都不一样。这次的指南也是如此，和国际其他官方组织态度截然不同。在我看来，目前发布这样的指南是错误的，弊大于利。

转基因食物和手机辐射情况非常类似，科学界的主流态度都是"目前没有科学证据显示会影响人体健康，大家不用恐慌，但鼓励科学家继续研究"。大家可以想象，如果现在政府突然出台"如何有效避免转基因食物指南"，会引起多大的恐慌？有些时候，政府的举措，政治因素大于科学因素，这份指南就是这样。

手机信号是"可能致癌物"

有人说，不只是加州，国际癌症研究机构也说手机信号是致癌物啊，你怎么说不用担心呢？

确实，2011 年国际癌症研究机构（IARC）把手机信号归到了"可能致癌物"一类，引起了很多人的担心。借着这个新闻，网上不少文章都说，长期用手机通话可能会引发脑瘤。

真相到底是什么呢？还是一样，不用恐慌。

首先，"可能致癌物"并不代表它致癌，这五个字的准确意思是"有人说它可能致癌，但目前还证明不了，值得继续关注"。国际癌症研究机构的"可能致癌物"清单可谓包罗万象，甚至还有许多人喜爱的咖啡。基本上，只要有一点点相关讨论，这个东西就进入了"可能致癌物"的行列。

那么，手机是怎么落入"可能致癌物"的名单里的呢？主要源自瑞典的一项研究：有个研究小组说，如果每天用手机通话超过半小时，坚持 10 年以上，那这个人得神经胶质瘤（脑瘤的一个亚种）的概率比不用手机的人稍高一点点（从 0.005% 增高到 0.016%）。

科学界其实对这个研究有很多争议，主要是因为它的实验设计不严谨。比如，它的数据来源并非客观记录，而是靠每个人自己填表汇报。但问题是，大家真能准确记得自己过去 10 年里每天用多久手机吗？

虽然有很多科学家不买账，但数据毕竟放在那里，国际癌症研究机构为了保险，就给手机安了个"可能致癌物"的头衔，意思就是"信则有，不信则无，等以后有了更多数据再说吧"。

我个人不相信手机能显著增加患脑瘤风险。因为理论上，手机的辐射也是属于非电离辐射，不能直接造成 DNA 突变。另外，我有一个重要数据支持，那就是从 1985 年到 2010 年，短短 25 年间，美国手机持有数量从

24万暴涨到3亿，翻了近1 000倍，但是美国脑瘤患者人数却一直没有什么变化。

如果手机辐射真的致癌，难道不应该看到脑瘤患病率逐年增加吗？不只是美国，看世界上其他发达国家，也是如此的结论。因此，从理论到现实，都没有什么科学证据支持使用手机会致癌，大家不用过度紧张。

手机确实有致命风险

虽然手机辐射不会致癌，但每年美国确实有几千人因为手机而死亡，中国的这个数字没有详细统计，但肯定也不会低。什么原因？不是癌症，而是因为有人开车玩手机。让司机开车时分心，这才是手机带来的最大风险，也是真正亟须解决的社会问题。

据统计，全国小型交通事故中，有接近一半都是分心驾驶导致的，而打电话玩手机，就是分心驾驶的第一大风险。开车的时候，不管是拿着手机打电话，还是发短信、看微信，都会让人精力分散、反应变慢。看一眼手机大概等于盲开3秒钟，假如时速是60千米的话，3秒钟就意味着盲开出50米，这是非常危险的行为。别说3秒，零点几秒的闪失，可能就会让人付出生命的代价。

2019年2月，陕西有一位小客车司机低头看手机，在与朋友共享位置时将车辆驶到路边，与正在转弯的摩托车相撞，造成1人死亡、1人受伤及两车受损。2019年3月，贵州，一位小客车司机在开车过程中使用微信语音聊天，结果撞到行人王某，造成行人王某当场死亡及车辆受损。2019年11月，广东，一辆旅游大巴的司机驾驶过程中多次使用手机拨打电话，结果与一辆因故障停在高速路上的货车发生追尾，大巴司机当场死亡，多名乘客受伤。

悲剧几乎随时随地都在发生。《中华人民共和国道路交通安全法实施条例》第62条明确规定，驾驶机动车时不得有拨打接听手持电话、观看电视等妨碍安全驾驶的行为。

　　总之，目前的科学证据显示，手机的辐射不用特别担心。当然，如果你特别谨慎，参照美国加州的指南来做也没有任何问题。但有一点所有人都应该做到：一旦坐上司机的位置，就请放下手机。对自己负责，也对周围的人负责。这一条原则，真的能救命！

熬夜太多会得癌症吗？

生物节律与肿瘤的发生

2017年诺贝尔生理学或医学奖颁给了三位美国科学家，表彰他们发现了控制昼夜节律的分子机制，也就是生物钟的本质。

包括人类在内的生命体都有一个内部的生物钟，以适应地球自转和昼夜变换。植物的光合作用、动物的吃喝拉撒睡，无一不受到生物钟的调控。如果你半夜起来给小孩换过尿布，或者经常出国需要倒时差，那相信你一定充分理解有个稳定的生物钟是多么重要。

人的生物钟被打乱后，不仅短期内身体会不舒服，而且长此以往，还可能会患上各种疾病。大量研究发现，长期生物钟紊乱和很多慢性病都有关系，包括肥胖、糖尿病、高血压、癌症，等等。所以，长期熬夜、不规律作息确实是致癌因素。

关于这个话题，我刚好真有些一手的研究经验。

生物钟有两个层面的含义，一个是生物体层面，比如人体有一个生物钟，控制我们什么时候睡觉，什么时候起床。另一个是细胞层面，每一个细胞都有一个信号通路控制着细胞的节律。这两个生物钟是相互关联的。

我在美国的时候曾与斯克里普斯研究所的卡蒂娅·拉米亚（Katja Lamia）教授合作，进行了一项关于肿瘤发生和生物钟节律信号通路关系的研究。在最终发表的论文里，我们的团队证明了控制细胞生物钟的一个叫 *CRY2* 的重要基因，同时也在细胞生长和癌变过程中起到关键作用。

拉米亚教授本身是研究生物钟相关基因的专家。几年前，她的团队把正常细胞里的 *CRY2* 基因去掉后，意外发现不仅细胞生物钟发生了紊乱，而且细胞越长越快，久而久之，居然变成癌细胞了！

但她不是做癌症研究的，于是她找到了我。经过近两年的工作，我们最终发现：

1. 生物是一个有机整体。控制细胞生物钟的基因，也协调着细胞生长。

2. 和正常细胞相比，癌细胞的生物钟通常是紊乱的。

无独有偶，麻省理工学院的科学家几乎同时发现，无论是通过人为控制光照让小鼠不断"倒时差"，还是直接破坏小鼠的生物钟基因，都会显著加快肺癌进展。

证据远不止如此。在这两项研究之前，已经有几十项动物实验证明，破坏昼夜节律，会加速癌症发生。所以，在动物身上，"破坏生物钟规律会致癌"这个结论是毫无争议的。

2A类致癌因素

动物生物钟紊乱会致癌，那对于人来说，作息不规律、经常熬夜会增大患癌概率吗？

也很有可能。2019年，国际癌症研究机构（IARC）就把"倒班/上夜班"定为2A类致癌因素，也就是"很可能有致癌风险"。这和大家熟悉的红肉、滚烫的饮品、某些化疗药等因素的风险是同等级别的。

有多项关于生物钟和患癌概率的大规模研究都发现，不规律作息会增加患癌风险。其中影响最明显、数据最多的是女性乳腺癌。比如，有两项大规模的独立研究都发现，需要经常值夜班的护士得乳腺癌的概率比普通人群更高。另一项研究发现，需要经常倒时差的空姐，得乳腺癌概率也有所上升。研究结果表明，熬夜的时间越长，频率越高，风险就越高，而且年轻女性的风险高于老年女性。统计上看，经常需要日夜颠倒的年轻女性，风险最高。

除了乳腺癌，经常熬夜与前列腺癌和结直肠癌风险的关系也比较密切。另外，对肺癌、胰腺癌、肝癌、白血病、淋巴瘤、卵巢癌、头颈癌等，也都有一些与熬夜的相关性研究，几乎涵盖了所有癌症类型。

熬夜不只是会增加癌症风险，还有可能影响肿瘤的恶性程度。有研究发现，生物钟紊乱不仅会增加患癌概率，还可能使得出现的癌症更恶性、耐药性更强，患者寿命更短。

有人可能会问，既然有数据证明熬夜和癌症有关，那为什么它是2A类致癌因素，就是说"很可能致癌"，而不是和烟酒一样，是板上钉钉的1类致癌因素呢？

因为上述的流行病学统计研究数据还不够强，虽然它们能证明熬夜和癌症有相关性，但离直接证明因果性还差一些。要严格证明因果性，需要用基因编辑的办法改变一些人的生物钟基因，看看他们到底会不会得癌症，或者强行把一个人装上飞机，每天都在中美之间往返，连续倒时差，看会不会得癌症……而这显然是不可能做到的。因此，熬夜目前只能是2A类致癌因素，而很难被升级成为1类。

但我个人认为，大量的动物实验，加上多年来对人类社会的流行病学研究，已经足以说明：生物钟紊乱有害健康。网络上流传的段子说，古人云："日出而作，日落而息；关灯不要玩手机。"这确实是有一定道理的。

规律作息不等于早睡早起

需要指出的是，能坚持早睡早起固然很好，但规律作息并不等于早睡早起，也不等于每天睡够8小时。规律作息这句话，对于每个人的含义是不同的。

不同人的生物钟节律受到先天基因和后天环境影响，会有很大区别。最近不少研究都显示，喜欢早睡还是晚睡、睡多久才能精神，一定程度上是基因决定的。习惯晚睡晚起，或者每天只睡5~6个小时，可能都是正常的。只要生活规律、睡眠质量高、每天精力充沛，就不用担心。这就是你的生物钟。至于网上流行的"各个器官在不同时间排毒"的说法，纯粹是瞎扯的伪科学。

关于作息，我印象特别深的一个人是我在美国读书时的导师。他是一名医生，精力旺盛、工作努力，还长着一张娃娃脸，虽然当了系主任，别人还经常以为他才30多岁。既然保养得这么好，你肯定以为他睡觉很多吧？错！我后来才知道，他从学生时代开始就每天只睡4小时左右。他典型的一天作息节奏是：晚上12点睡，凌晨2点起，工作到4点，回去睡到早上6点，然后起床，上班。这样的作息，看起来简直太不科学了。

直到后来，我见到更多只需要睡5~6个小时，但精力无比旺盛的人，我终于接受了世界上有人因为基因不同，每天都能节约两小时这个事实。

作为早上经常睡不醒的人，我只能说，羡慕嫉妒恨。

总而言之，晚睡晚起本身不是问题。我们要避免的，是频繁改变生活和睡眠节奏而导致生物钟紊乱。

那如果工作需要偶尔熬夜，或者经常要越洋飞行倒时差，岂不是一定得癌症了？

当然不是。癌症发生永远是个概率问题。如果某个方面提高了一些风险，也不用恐慌，你需要做的，就是在其他方面多做一些能降低风险的事。

从统计上看，生物钟紊乱增加的癌症风险并不是很大，显著低于绝大多数我们前面提到的那些因素，比如抽烟、喝酒、二手烟、肥胖等。所以，如果你确实需要熬夜，第一，请熬得规律一些；第二，请戒烟、控酒、坚持运动、均衡饮食，这样可以抵消掉熬夜带来的很多负面影响。然而很不幸，我们看到更多的是熬夜的人，在夜宵摊抽烟、喝酒、吃烤串，谈笑风生。熬夜+抽烟+喝酒+烧烤+空气污染……长期这样生活，神仙也救不了。

今天就写到这里，我先睡觉去了。

第五部分

关于癌症，我们还必须警惕感染的风险

为什么中国的癌症生存率低？

落后的癌症生存率

虽然中国的癌症发病率不算最高，但死亡率却排在全球前十。无论男性还是女性，中国都是全世界癌症死亡率最高的国家之一。比起欧美发达国家，或者日本韩国等近邻，我们的情况看起来更加严峻。

为什么中国的癌症死亡率比发达国家高这么多？通常，大家会想到整体医疗水平不高、医生水平参差不齐、医院设备落后、新药比较少等原因。这些都有关系，但事实远没有这么简单。我个人总结，至少有5个重要原因。除了客观医疗水平、患者自身原因不可忽略，还有中国的特殊国情因素。

原因 1：整体医疗水平落后

这是绝大多数人想到的第一个原因。虽然中国一线城市的三甲医院在很多方面已经能和欧美接轨，甚至在个别领域居于领先水平，但中国的问题是资源太不均衡，二、三、四线城市的医疗机构，无论硬件还是软件，都和一线城市差距太大。这就是为什么会有无数人背井离乡，蜂拥至一线城市求医。而这又导致了一线医院人满为患，每名患者能获得的资源太少，影响治疗效果。

原因 2：新药和新疗法滞后

绝大多数抗癌新药都出现在欧美，中国制药业虽然在大幅追赶，但仍然落后。由于监管等因素，欧美新药进入中国市场平均依然滞后几年。即使进入中国，新药往往费用很高，在进入医保之前很多患者依然用不起。因此，中国患者经常望药兴叹，被迫吃原料药，或者冒着买到假药的风险去印度、孟加拉国等地购买便宜的仿制药。前几年热映影片《我不是药神》讲的就是白血病患者去印度买靶向药的故事。

上面两个原因，大家可能都能想到。但其实还有几个原因，被很多人忽视了。

至关重要的患者依从性

原因 3：患者依从性不好

中国很多患者的心理是非常矛盾的，他们非常依赖医生，但又不完全相信医生。一方面，他们有任何小事都想听医生建议，有人早中晚能挂三个号，跑三趟医院；但另一方面，他们又觉得医生可能会为了私利过度治疗。因此，一旦治疗不是特别顺利，病情出现一点点反复，他们的信心就会动摇。有的患者擅自在治疗过程中加入各种偏方，更有甚者，干脆放弃正规治疗，投入"民间神医"的怀抱。

由于这些原因，中国很多患者其实并没有完成整个治疗流程，因此效果自然要打折扣。"用人不疑，疑人不用"，这样的摇摆态度，给医生和患者都会带来损失。

说起偏方，我个人非常理解大家寻求偏方的心情，毕竟现有手段对很多晚期癌症确实有局限，而某些偏方可能对某些患者确实有帮助。但要注意的是，很多偏方是会影响正规治疗效果的，比如很多草药或者中成药，会抑制化疗或者靶向药物效果。所以偏方绝不能盲目乱试，必须先和主治医生商量。至于找"民间神医"，人财两空的例子在新闻里十分常见，不用多说。

患者依从性差影响治疗效果的例子很多，最常见的，就是手术后辅助化疗。大量证据表明，一些癌症类型，比如3期结直肠癌，手术后进行化疗，能有效防止复发，提高生存率。但在中国，很多患者和家属非常惧怕化疗，他们听信"隔壁老王"的谣言，认为化疗会加快癌细胞转移，弊大于利，因此选择放弃辅助化疗，而这导致了更高的复发率，非常可惜。

相比之下，美国在这方面要好很多。患者对医生专业性的信任，不仅减少了医患矛盾，也让治疗完成度更高，整体效果更好。

可能有人会说中国不像美国，很多医生不靠谱，信不过。但我不认可这种说法。首先，害群之马一定是少数，很多人是由于媒体的夸张报道而形成了偏见，绝大多数人遇到的医生是好的。他们或许因为每天太忙，不总是面带微笑，但内心是负责的，工作是努力的。其次，正因为有少数不靠谱的医生，才更说明患者自我学习靠谱知识的重要性。抱怨他人、抱怨政府、抱怨社会很容易，在网上骂人也很有快感。但唯有做一个"行动派"，先想想自己哪里还能做得更好，积极寻求并且实施解决方案，才能真正掌握甚至改变自己的命运。

癌症和癌症是有区别的

中国和欧美的癌症是不一样的，主要表现在两点，一是晚期患者多，二是肿瘤类型不同。这就说到了中国癌症发病率高的第4个原因：筛查意识欠缺，晚期患者多。

欧美癌症发病率高，但其中很多是在筛查中发现的，早期患者比较多，因此生存率要高很多。乳腺癌、结直肠癌尤其明显，它们如果发现得早，治愈率都在95%以上！而在中国，绝大多数人没有定期体检、筛查的意识，等真正出现症状的时候才去医院，结果一发现就是晚期。

更有人无比迷信，甚至听到"癌症"两字都觉得晦气，避之不及。我的书《癌症·真相》和《癌症·新知》由于封面有"癌症"两个大字，不知道因此少卖了多少本。可惜癌症不是靠迷信就能避免的，如果我们平时一点儿知识储备都没有，一旦被诊断患癌，往往彻底蒙圈，走很多弯路，耽误治疗。

第5个原因：癌症类型不同。这点极为重要，但被绝大多数人忽略了。

比如，美国男性患癌人数前5位的癌症种类是：前列腺癌、肺癌、结直肠癌、膀胱癌和黑色素瘤。而中国男性患癌人数前5位的癌症种类是：肺癌、胃癌、肝癌、结直肠癌和食管癌（见表5–1）。可以看出，肺癌和结直肠癌是共同的，但剩下三个不同。

表 5–1　中国患癌人数占世界患癌总人数比例

癌种	发病数（%）	死亡数（%）
食管癌	53.7	55.7
胃癌	44.1	49.9
肝癌	46.7	47.2
鼻咽癌	46.9	43.0

（续表）

癌种	发病数（%）	死亡数（%）
肺癌	37.0	39.2
结直肠癌	28.2	27.9
胰腺癌	25.3	25.5
肾癌	17.5	24.8
白血病	18.9	21.2
甲状腺癌	34.2	21.0
非霍奇金淋巴瘤	17.3	19.4
膀胱癌	15.0	19.1
乳腺癌	17.6	15.6
宫颈癌	18.7	15.3
前列腺癌	18.7	15.3
合计	23.7	30.0

* 中国人口约占全球人口的20%

数据来源：https://gco.iarc.fr/

食管癌、胃癌、肝癌、鼻咽癌和肺癌，这些癌症在中国都很高发，占全球患病总人数比例都远远超过了中国人口占全球人口的比例（20%）。尤其是食管癌、胃癌和肝癌，这三种癌症也被称为"穷人癌"，因为它们在发展中国家（比如中国）高发，而在发达国家（比如美国）比较少。全世界接近一半的食管癌、胃癌和肝癌患者都在中国！

关键问题是，这三种"穷人癌"，碰巧也是所有癌症中平均存活率非常低的三种。即使在美国这个发达国家，2012年的5年存活率，胃癌也只有25%，食管癌10%，肝癌12%。相反，美国男性高发的癌症，平均存活率要高很多。同样是2012年，美国男性发病率第一的前列腺癌5年存活率高达96.9%，膀胱癌是68.8%，黑色素瘤是59.9%。事实上，美国的前列腺癌，不仅5年存活率接近97%，患者平均寿命甚至超过社会平均值。这哪里是大家想象中的癌症！

一来一去，中国男性和美国男性患者平均存活率就出现了显著差异。

所以，不是简单因为中国医生不行，而是因为中美癌症不一样。如果美国癌症类型和中国一模一样，平均生存率也会大幅下降的。

那么，为什么"穷人癌"死亡率高？至少有两个主要原因。

一来是因为这些癌症本身的特性（比如肿瘤生物学特性）复杂，发现时就是晚期的情况较多，很多癌症对化疗不敏感，没有适合靶向药物的突变基因，等等。二来是因为发达国家在这方面研究不够。由于欧美患"穷人癌"的病人少，样品不容易收集，而且不容易赚钱，所以长期以来药厂兴趣有限，研发新药少。加快对"穷人癌"的研究，中国政府和科学家义不容辞。

另一个很重要的问题是，凭什么中国高发"穷人癌"，而美国没有？

最重要的因素之一，就是感染：有的是细菌感染（比如幽门螺杆菌和胃癌），也有的是病毒感染（比如HBV和肝癌）。

在本部分，我们将详细地讲解与中国高发肿瘤相关的各种感染因素，帮大家理解背后的原理。

中国高发癌症很多和感染有关，这听起来很糟糕，但其实暗藏了一个好消息：既然欧美"穷人癌"少，说明它们不是随着年龄增长就一定会出现，而是很大程度上可以避免的。我们了解了患者的发病原因后，根据自己和家人情况，尽量调整生活习惯，及早预防，就能大大降低风险。

总而言之，中国癌症死亡率比欧美高，有复杂的社会和科学因素，绝不是简单的"医生水平不行，新药太少"。我总结的5个原因很可能并不全面，但希望能抛砖引玉。

无论患者、医生、科学家还是政府官员，如果都能做"乐观的行动派"，认识到我们的局限，再优先从自己力所能及的方面努力，通力配合，我们就有希望在中国把癌症变成慢性病。

一个肝癌发病率是中国的 5 倍的国家

肝癌高发国家

绝大多数癌症在发达国家高发，但肝癌例外，发展中国家更多。中国是肝癌负担最重的国家之一，发病率高加上人口众多，导致全球高达50%的肝癌患者在中国。

但要说肝癌发病率最高的国家，其实不是中国，而是我们的邻国：蒙古国。

据统计，中国每10万人中，肝癌患者有18个，而蒙古国高达94个！他们发病率居然是中国的5倍，甚至也遥遥领先于排名第二埃及的32个。蒙古国肝癌的异常高发，引起了世界卫生组织的密切关注。大家都急于知道一个答案：到底为什么？

肝炎病毒

研究发现，蒙古国肝癌高发有两个主要原因。

第一，是肝炎病毒肆虐。慢性肝炎，是全球肝癌的最大风险因素，75%以上的肝癌与之有关。而导致慢性肝炎的元凶，主要是两大类病毒：乙肝病毒（HBV）和丙肝病毒（HCV）。中国的肝癌主要和乙肝病毒有关，而欧美则主要和丙肝病毒有关。

肝癌之所以在发展中国家更多，最大的原因就是无论是乙肝病毒还是丙肝病毒，感染者主要都在发展中国家。需要说明的是，一个人有可能同时感染乙肝病毒和丙肝病毒，而这会产生叠加效果，进一步增加风险。蒙古国，就是世界上罕见的乙肝病毒和丙肝病毒感染都非常严重的国家。蒙古国超过25%的人口是肝炎病毒携带者，有不少人都是同时患有慢性乙肝和慢性丙肝。要知道，几乎100%的肝癌患者都是肝炎病毒的携带者。

最可怕的是，蒙古国的基础卫生医疗和健康教育系统都非常差，绝大多数人根本就不知道自己得了慢性肝炎，更别提预防了。这导致蒙古国的肝炎和肝癌问题愈演愈烈。

酒精泛滥

第二个原因，是蒙古人喝酒非常猛。

任何的酒，无论白酒、红酒、黄酒还是啤酒，都是1类致癌物。因为酒精进入体内后，会被代谢为乙醛。而乙醛能直接引起细胞的DNA突变，长期饮酒，就可能诱发癌症。

肝癌和饮酒关系尤为密切。由于肝是解酒的主要器官，因此喝酒后，乙醛在肝脏聚集得最多，伤害最大。慢性肝炎患者更是不应当喝酒，因为两个主要的肝癌风险因素加在一起，会使得风险陡增。但很遗憾，蒙古国就是这种慢性肝炎患者也喜欢喝酒的国家。2006年世界卫生组织的一项调查发现，蒙古国高达20%左右的男性有不同程度的酒精成瘾。

为什么蒙古国的饮酒问题这么严重？一是文化原因，二是经济原因。

去过内蒙古的人，都知道蒙古族人喝酒非常猛。他们饮酒的习惯是深入骨髓的，成了文化中不可分割的一部分。自己喝，和家人喝，和朋友喝；高兴喝，难过喝，没事儿也喝。我有一位蒙古族的好朋友，有一次聚餐，我随口问他喝不喝酒，他感觉被侮辱了，非常不高兴，说："不喝酒，还好意思叫蒙古人？"

除了文化，经济因素是蒙古国酒精泛滥另一个巨大的推动力。蒙古国盛产酒，而且主要产烈酒，仅仅伏特加就有好多名牌产品，出口不少，属于民族骄傲。酒产业是蒙古国的支柱产业之一，也是最大的单一税收来源，据估计，蒙古国政府有20%左右的税收都和酒业有关。更不用说这个产业还解决了大量就业问题。酒厂赚了钱，也会拿出很多钱来做推广，并影响政客和政策。

世界卫生组织曾经给蒙古国政府做了一个全面分析，列出了居民健康面临的最大的15个问题，其中排在前面的就是酒精泛滥。在后来的政府报告里，其中14个问题都被列入"亟须解决"的重大问题，酒精泛滥却因为"种种原因"被遗漏了。

这就和烟草业的情况差不多。全世界所有国家政府都知道烟草对健康非常不好，但由于和经济联系太紧密，没有任何政府愿意全面取缔烟草业。

总结一下，为什么蒙古国全世界肝癌发病率第一？

乙肝流行+丙肝流行，蒙古国成了肝炎失控的国家。

文化因素+经济因素，蒙古国成了酒精失控的国家。

肝炎失控+酒精失控，蒙古国成了肝癌失控的国家。

对于同样肝癌高发的中国来说，这些教训具有非常重要的借鉴意义。做好健康宣传，包括大力推行新生儿乙肝疫苗、扩大丙肝药物可及性、宣传控烟控酒知识等，都是我们必须坚持做下去的。

希望肝癌在中国早日成为罕见病！

乙肝大国

中国是肝癌第一大国。我国的人口只占世界的20%，但全世界一半的肝癌患者在中国。为什么？最大的原因，是乙肝病毒感染。中国每年新确诊30多万肝癌患者，其中80%是乙肝病毒感染者。

中国是乙肝病毒的重灾区。全球有2.5亿乙肝病毒感染者，其中近1亿在中国。我们经常说的"大三阳""小三阳"，都属于乙肝病毒感染的情况。

乙肝病毒最危险的地方，就是被感染的人可能转成慢性乙肝，导致肝部损伤，最终导致肝硬化，甚至肝癌。全球每年有65万人因为乙肝病毒导致的疾病而去世，很大一部分就是由于肝硬化和肝癌。

所以，我们必须要重视乙肝病毒。对于慢性乙肝患者来说，首先需要做的，就是规避任何明确能伤肝的生活习惯。包括：

- 不要喝酒。任何酒，无论白酒、红酒还是啤酒，统统都是1类致癌物，会显著增加肝癌风险。
- 不要吃发霉的食物。尤其是淀粉含量高的食物，比如花生、玉米等，发霉后可能含黄曲霉毒素，这是1类致癌物，和肝癌密切相关。
- 不要乱吃草药。中国是药物性肝损伤的重灾区。不少肝炎患者为了保肝，长期服用各种偏方，包括草药。但很不幸，纯天然的东西并不一定安全，有些草药其实是慢性伤肝的，如果药材中含有马兜铃酸，甚至能直接导致肝癌。

当然，乙肝病毒携带者也不用过于恐慌，胡乱找偏方。只要进行科学的管理和治疗，最终多数人不会得肝癌。

慢性乙肝病毒感染者怎么治疗呢？

首先，并不是所有感染者都需要治疗。如果病毒处于潜伏状态，检测发现病毒量在可控范围内，而且肝功能正常的话，可以选择不治疗，密切观察。相反，如果病毒出现爆发性增长，或者出现肝功能损伤等情况，就需要积极治疗了。

目前治疗乙肝的药物主要分为两大类：核苷酸类似物和干扰素。它们各有优缺点。核苷酸类似物是口服药，使用方便，也是世界卫生组织推荐的一线用药。但它需要长期服用，也很难治愈乙肝。干扰素无须长期用药，有5%左右的临床治愈可能，但副作用较大，需要去医院注射使用。

虽然目前的治疗手段还不完美，但合理使用这两类药的话，就能有效控制乙肝病毒进展，降低肝硬化和肝癌发生的概率。希望携带者相信科学，积极配合治疗。

慢性乙肝病毒致癌的原理

乙肝病毒的名字大家可能都知道，但关于它的特点很多人其实并不熟悉。比如，乙肝病毒到底是怎么导致肝炎的呢？是乙肝病毒破坏肝细胞导致的吗？

并不是。其实，导致肝炎的不是乙肝病毒本身，而是我们自己的免疫系统。乙肝病毒属于"非细胞病变型"病毒，也就是说它感染肝细胞后，其实并不会直接破坏肝细胞。这就是为什么人被感染后，最开始并没有任何症状，有所谓的潜伏期，短则几周，长则数年。

真正肝炎的发生，是人体免疫系统识别乙肝病毒后，开始尝试清除病毒和被感染的肝细胞，这才导致了肝部的炎症。

如果免疫系统的反应十分激烈，大量被感染的肝细胞被破坏清理，就会发生急性乙肝，出现转氨酶升高、黄疸之类的症状。对于成年人来说，急性乙肝并没有那么可怕，如果及时治疗，大部分急性乙肝患者都可以痊愈，并终生具有免疫力。

真正有危险的，是急性乙肝转成慢性乙肝。和急性乙肝相比，慢性乙肝患者体内的免疫反应发生了本质的变化，参与的免疫细胞和分泌的细胞因子都不同。这一类免疫反应不能彻底清除病毒，却会导致炎症绵绵不绝，久而久之，肝脏受到了不可逆的损伤，就出现肝硬化，甚至肝癌。

绝大多数慢性乙肝患者，都是在很小的时候被感染的，因为不同年龄的人被乙肝病毒感染后，变成慢性肝炎的风险是截然不同的：

不到1岁的新生儿，约90%会变成慢性肝炎。

1~5岁儿童，约50%会变成慢性肝炎。

超过19岁的成年人，约5%会变成慢性肝炎。

年龄越小，风险越高，新生儿最危险。所以，预防乙肝病毒感染，最关键的就是孩子。这就是为什么现在婴儿一出生，就要强制接种乙肝疫苗。

由于乙肝疫苗的推广，中国年轻一代中病毒携带者数量已经开始显著下降，也就意味着未来中国肝癌患者数量肯定会下降。

从预防癌症有效性和获益人数的角度来看，乙肝疫苗是最重要的发明，没有之一。

乙肝病毒的特性

大家可能知道，丙肝已经可以被治愈了，那为什么乙肝就这么难治愈呢？这主要是乙肝病毒的特性导致的。

乙肝病毒和丙肝病毒截然不同。它是世界上感染动物的最小病毒之一，但也许"浓缩的都是精华"，这个病毒经过漫长的进化，获得了一些特性，使得它一旦进入慢性感染期，就很难被彻底清除。

核心原因，就是乙肝病毒极其擅长"躲猫猫"。比如，它可以丢掉病毒外壳，只留下一个叫cccDNA（共价闭合环状DNA）的东西，潜伏在细胞内部。cccDNA很难被免疫系统识别，而且生命周期很长，需要新病毒的时候，靠cccDNA就能满血复活。而且乙肝病毒还可以把自己的一部分DNA直接整合到被感染细胞的DNA里面，成为肝细胞的一部分。

清除病毒是免疫细胞的神圣职责。但乙肝病毒是躲避免疫细胞的高手，人体内的两大免疫系统——先天免疫系统和后天（获得性）免疫系统，面对乙肝病毒都很头痛。

先天免疫系统根本不认识乙肝病毒，对它可以说是毫无反应。而后天免疫系统，包括T细胞和B细胞等，倒是能识别病毒，但也经常无能为力。为什么？原因很多、很复杂，但其中一个重要原因，是很多免疫细胞被乙肝病毒的替身"累死"了。

乙肝病毒感染细胞后，会向血液中释放很多叫作乙肝抗原的蛋白。这些蛋白就像乙肝病毒释放出去的替身，在血液循环中源源不断地在免疫细胞面前经过，勾引免疫细胞攻击它们。但由于这些替身实在太多了，久而久之，针对乙肝病毒的免疫细胞就累得不想动了，失去了攻击能力，进入一种叫作"免疫耗竭"的状态。就像孙悟空拔下毫毛变出无数只猴子，敌人打完这些猴子，已经没有力气去打真正的孙悟空了。

躲避先天免疫细胞，累死后天免疫细胞，乙肝病毒双管齐下，顺利逃脱。

那难道就没有办法了吗？治愈乙肝的希望在哪里呢？

前沿新药

由于乙肝病毒携带者数量巨大，带来的肝部危害又特别严重，因此乙肝科研一直是研究的热点之一，科学家从未放弃过治愈乙肝的梦想。有很多针对乙肝的研究，包括临床试验正在进行。对抗乙肝的药物，主要分为两大类，一类是直接抑制病毒，一类是激活抗病毒免疫。

对于直接抑制病毒的治疗，有几个大的方向：

1. 阻止病毒进入细胞；

2. 降解乙肝病毒生长所必需的成分，比如核酸；

3. 抑制病毒组装；

4. 抑制病毒抗原分泌；

表5-2中就列出了一些正在临床试验中的新药。

除了直接抑制乙肝病毒，重新激活抗病毒的免疫反应也是一个热门的方向。有一些慢性乙肝患者，因为患了白血病做了骨髓移植。碰巧的是，捐献骨髓的人正好有抗乙肝病毒的免疫力，因此移植骨髓的时候，就顺便带来了特异抗乙肝病毒的免疫细胞（主要是B细胞和T细胞）。结果接受移植以后，患者不仅白血病治好了，乙肝病毒也检测不到了，实现了临床治愈。

表 5-2 部分临床试验中的乙肝新药（抗病毒药物）

药物名称	作用机制	临床阶段	公司名
Myrcludex B	阻止病毒进入细胞	2期	MYR
JNJ–3989	降解病毒核酸	2期	Janssen/Arrowhead
ARB–1467	降解病毒核酸	2期	Arbutus
IONIS–HBV–LRx	降解病毒核酸	2期	GSK/Ionis
ABI–H0731	抑制病毒组装	2期	Assembly
JNJ–6379	抑制病毒组装	2期	Janssen
RO7049389	抑制病毒组装	2期	Roche
REP 2139/2165	抑制病毒抗原分泌	2期	Replicor

　　这样的案例毫无争议地说明，如果能成功重塑抗病毒免疫，就有可能治愈乙肝。表5-3中就是一些临床试验中的免疫类药物。

表 5-3 部分临床试验中的乙肝新药（免疫治疗）

药物名称	作用机制	临床阶段	公司名
Inarigivir	先天免疫增强剂	2期	Springbank
GS–9620	先天免疫增强剂	2期	Gilead
RO7020531	先天免疫增强剂	1期	Roche
TG–1050	疫苗	1期	Transgene/Talsy
HepTcell	疫苗	1期	Altimmune

　　我个人判断，未来的乙肝治疗会像治疗肿瘤一样，强调组合疗法。抗病毒药物和免疫激活药物的强强组合，将是成功治愈乙肝的希望所在。
　　随着科学的进步，丙肝已经被攻克了，希望乙肝也早日成为能被治愈的疾病。

东亚高发

大多数癌症是"富贵病"，欧美发达国家的发病率显著高于中国，包括前列腺癌、乳腺癌、结直肠癌等。但有几种例外，其中之一就是胃癌。胃癌是全球高发肿瘤，但在中国尤其多。中国人口占世界20%，但胃癌的发病数占全球的44%，死亡数更是占到50%。相比之下，在欧美发达国家，胃癌要少得多。

每年有100多万名新诊断胃癌的患者，其中居然50万左右在中国。这到底是为什么呢？

你可能会猜测，会不会跟人种有关系？似乎有可能，因为不仅中国胃癌多，我们的邻国胃癌发病率也奇高。尤其是日本和韩国，虽然是发达国家，但发病率远远高于欧美。事实上，韩国是全球胃癌发病率排名第一的国家，比中国还要高一倍。

全球胃癌发病率排名前四的国家依次是韩国、蒙古国、日本、中国。四个东亚国家，居然垄断了前4名，可以说是难兄难弟了。难道是东亚人基因不给力，天生更容易患胃癌吗？科学家经过研究，发现人种因素虽然和胃癌有一些联系，但肯定不是主要原因。最好的反例，就是中国人移民到美国后，其后代的胃癌发病率就大幅下降了。而生活在夏威夷的日本人，胃癌、肝癌、食管癌的发病率，都显著低于生活在日本的同胞。

那到底为什么胃癌在东亚这么高发呢？最重要的两个原因，一是感染，二是饮食习惯。

胃癌的风险因素

胃癌的风险，分为内因和外因，目前已知的因素主要包括下面几个。

- 遗传因素：携带特定的基因突变，比如CDH1；
- 感染因素：携带幽门螺杆菌；
- 饮食因素：大量吃高盐食物或烟熏食物，缺乏蔬菜和水果；
- 习惯因素：抽烟、喝酒、缺乏运动。

第一个属于内因，后三个属于外因。

胃癌和遗传有一定关系。比如，胃癌中有一类叫遗传性弥漫性胃癌。它是由CDH1突变引起的，携带这种突变的人，一生中得胃癌的概率超过70%，有可能很年轻就生病。

整体来看，胃癌患者的一级亲属得胃癌的概率比普通人高。因此，如果家里有人得胃癌，你就要注意自己的生活习惯，同时做好相关筛查，其中最有效的筛查手段是胃镜。

　　但遗传因素导致的患者所占比例很低。胃癌在中国高发，主要还是外因导致的，包括生活习惯和外部环境。

　　第一大外因是感染因素，主要是幽门螺杆菌。幽门螺杆菌感染是最明确的胃癌风险因素之一。被感染的人患上胃癌的风险显著大于没有被感染的人，而据估计，中国有50%以上的人都是幽门螺杆菌携带者，总数超过7亿。长期的幽门螺杆菌感染，可能导致慢性胃炎，刺激细胞变异和生长。长此以往，就会增加患癌风险。幸运的是，幽门螺杆菌是可以用抗生素组合疗法治愈的。如果你是携带者，推荐到医院进行咨询和治疗。

　　除了感染，胃癌这类消化道的肿瘤也和生活习惯密切相关。

　　很多人知道抽烟会引起肺癌，过度饮酒带来肝癌，但其实它们也都会显著增加患胃癌的概率。除此之外，饮食习惯也非常重要。高盐和腌制食物尤其是一个重大风险。长期食用高盐的食物，会破坏胃黏膜，增加炎症和患癌风险。另外，腌制食物有可能亚硝酸盐超标，而亚硝酸盐进入人体内后，会代谢成为强致癌物亚硝胺。胃癌高发的中国、日本和韩国，都有长期吃高盐食物和腌制食物的传统，这并不是巧合。日本拉面、韩国泡菜、中国咸鱼，都是含盐量很高的食物。

　　由于日本人长寿，所以推崇日本饮食的人很多。日本人饮食习惯里确实有很多好的方面，比如大量吃鱼，但也有拉面、咸鱼、油炸而成的天妇罗等不那么健康的东西。韩国的泡菜就更有名了。每次去吃韩餐，我们都会看到餐前配着各种泡菜。韩国人的胃癌发病率排名世界第一，和他们对泡菜的狂热是密不可分的。中国很多地区都爱吃腌制食品。沿海地区做咸鱼、鱼露等，都要加大量的盐，这些食物好吃归好吃，但不健康。在世界卫生组织的1类致癌物名单中，中国咸鱼赫然在列。福建、浙江、江苏、山东、辽宁很多沿海地区都属于胃癌高发区。中国农村胃癌发病率高于城市，也跟饮食习惯、食物储存方式有关。

　　所以，要尽量吃新鲜食物，腌制食品不是一点儿都不能吃，但一定要少吃。

伟大的发明

说起预防胃癌，还有一个有趣的故事。

虽然现在欧美胃癌很少，但它曾经是欧美癌症中的第一杀手，发病率非常高。神奇的是，从1950年到1980年，短短30年间，西方的胃癌死亡人数大幅下降了50%。你猜最主要的原因是什么？

A. 抗癌新药出现

B. 筛查手段推广

C. 幽门螺杆菌杀灭

D. 冰箱普及

答案是D，冰箱普及。

正是由于家庭冰箱的出现和普及，人们可以更多地储存和食用新鲜食物，从而降低了对各种高盐腌制品的依赖。于是胃癌发病率就开始下降了。事实上，最近20年，排除年龄因素后，中国胃癌的发病率也已经开始缓慢但持续地下降了（见图5-1），在城市下降得更快。这和中国城镇家庭里冰

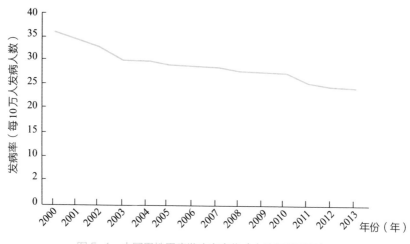

图 5-1　中国男性胃癌发病率变化（去除年龄因素）

数据来源：Cancer statistics in China, 2015. CA Cancer J Clin. 2016.

箱的普及应该是有关的。

　　这再次证明，传统的习惯，并不一定健康。古代的人没有冰箱，想出用盐来保存食物，是很聪明的做法，他们也没得选。但现在，大家都追求健康、追求长寿，有些传统，该丢就丢了吧。

根除幽门螺杆菌，能降低胃癌发病率吗？

最新研究成果

我们一直说，幽门螺杆菌是明确的致癌因素，推荐胃癌高危人群尽量根治。但根治后，到底能降低多少胃癌风险呢？2020年，《新英格兰医学杂志》上发表了一篇来自韩国的重磅研究：有胃癌家族史，且携带幽门螺杆菌的人，如果根治感染，得胃癌的风险最高能下降73%！据我所知，这是目前为止，支持这类胃癌高危人群根治幽门螺杆菌的最强证据。

胃癌的两大风险因素，分别是幽门螺杆菌感染和家族史。

世界卫生组织早就把幽门螺杆菌定为1类致癌物，因为大量研究显示，感染者得胃癌的概率是普通人群的3~6倍。长期的幽门螺杆菌感染，可能导致慢性胃炎，从而刺激细胞变异和生长。长此以往，就会增加患癌风险。

据估计，中国有一半的成人是幽门螺杆菌携带者。相比之下，欧美发达国家感染者要少得多，胃癌患者也要少得多。

家族史风险则是说，如果一个人家里有直系亲属（父母、兄弟、子女）得胃癌，那他/她得胃癌的风险，是普通人的2~3倍。之所以有家族史的人更容易得胃癌，是因为同一家人有一些共同的风险因素，包括内因和外因。内因主要是遗传因素，比如这家人可能带有更容易得胃癌的基因。而外因主要是环境和生活因素，包括不健康的饮食习惯，也包括幽门螺杆菌的感染。

胃癌高危人群

需要说明的是，虽然幽门螺杆菌是1类致癌物，但是否每一位感染者都需要杀灭细菌，依然有一定争议。尤其对于没有症状的普通人群，有专家会推荐不着急根除，先观察，然后做好筛查就可以。究其原因，是因为这些人得胃癌的风险本来就不高，因此根除细菌获益有限，而有些研究发现，使用大剂量抗生素来根除幽门螺杆菌，有可能给本来健康的人群带来其他风险，最终弊大于利。

但对于胃癌高危人群，几乎所有官方组织都推荐根除幽门螺杆菌，因为利大于弊。高危人群包括下面这四大类：

- 有胃癌家族史
- 患消化性溃疡
- 有慢性胃炎
- 得过胃部相关肿瘤

那根治后效果到底如何，获益到底有多少呢？为了回答这些问题，韩国研究者设计了一个严格的双盲试验。这是比较罕见的大规模癌症预防双

盲试验，一共有1 676名有胃癌家族史，同时感染了幽门螺杆菌的中年人
（40~65岁）加入试验，其中800多名接受抗生素根治，800多名接受安慰
剂。随后，研究者对这群人进行了平均长达9年以上的观察，每两年就检
查一下是否有胃癌发生。结果，9.2年后，接受治疗的800多人里，有10个
人得了胃癌，比例是1.2%；而使用安慰剂的人里，有23个得胃癌，比例是
2.3%。也就是说，治疗幽门螺杆菌，整体让胃癌发病率降低了55%。

下降55%看起来已经很不错，但研究者很快发现：这个数据依然被
低估了。原因是后续检查发现，药物治疗根除幽门螺杆菌的成功率并不是
100%。在接受了治疗，但依然得了胃癌的10个人里面，有5个其实并没有
根治成功，他们依然是幽门螺杆菌阳性。整体来看，接受治疗的800多人
里面，只有600个左右是真正根治成功的。9.2年后，其中有5位得胃癌，
所以发病率只有0.8%。按照这个数据来计算，成功根治幽门螺杆菌以后，
这些人的胃癌风险实际上降低了不止55%，而是高达73%，可见这种预防
效果是非常明显的（见图5–2）。

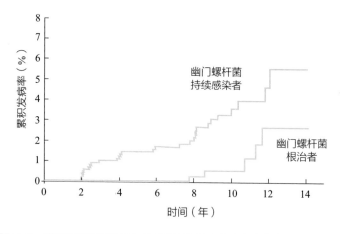

图5-2 幽门螺杆菌感染者与接受了根治治疗的人胃癌发病率随时间变化

数据来源：Family History of Gastric Cancer and Helicobacter pylori Treatment. .N. Engl.
J. Med., 2020.

虽然使用抗生素治疗会带来一些短期的副作用，但这次试验没有发现根除幽门螺杆菌会带来额外的致命风险。因此，对于有家族史的高危人群，根除治疗显然利大于弊。

如果说对于普通人群，是否要根治幽门螺杆菌还有所争议的话，这次的数据证明，对于有胃癌家族史且感染幽门螺杆菌的人而言，没有什么好犹豫的，应该立即根除。

抗生素根除疗法

根除幽门螺杆菌其实并不难，是以抗生素为主的三联或者四联疗法，通常需要7~14天。三联疗法是用两种抗生素（比如阿莫西林+克拉霉素）+质子泵抑制剂。而改进版的四联疗法加入了另一种药：铋剂，用于保护胃黏膜，同时对幽门螺杆菌也有一定抑制作用。无论三联还是四联，治疗效果都不错。四联疗法的根治率比三联疗法更高一些，能达到90%以上。

但前面也说了，无论如何根治成功率都达不到100%，所以治疗结束后一个月，应该去复查是否根治成功。根治不彻底的患者可以选择调整药物，比如选其他抗生素进行治疗。另外，治疗过程中由于抗生素用得比较猛，很可能会出现肠道菌群失衡等副作用，有时候医生会建议配合使用一些益生菌，缓解腹泻等症状。

如果我属于高危人群，而幽门螺杆菌一直都根除不了，是不是就死定了呢？

当然不是。这篇文章中还有一个数据相当值得关注：整个试验中，虽然有33个人被查出胃癌，但没有任何一个人因为胃癌而去世，即使没有接受幽门螺杆菌治疗的也是如此。为什么？因为查出的都是早期（1~2期）的胃癌，没有一个晚期。为什么都是早期呢？因此试验设计要求所有参与试验的人每两年就做一次胃镜检查。这再次证明，对于胃癌高危人群而言，除了根治幽门螺杆菌，定期做胃镜筛查也是很有价值、很有必要的。

　　胃癌的预防可以分为两级，根治幽门螺杆菌是一级预防，而胃镜筛查则是二级预防。即使幽门螺杆菌没有被清除，也无须恐慌，确保自己做好胃癌筛查，尤其是胃镜检查就好。只要不拖到晚期，胃癌的治疗效果还是很好的，并不等于绝症。日本胃癌发病率很高，但死亡率比中国低得多，很重要的一点就在于，他们的一级预防和二级预防都做得比较好。相信随着经济、医疗和教育水平提高，中国的情况也会慢慢好转。在不久的将来，胃癌也能成为一种可防可控的罕见病。

预防癌症的疫苗

无论从治疗效果还是省钱角度，癌症预防的重要性都大于治疗。所以，癌症疫苗一直是科学家梦寐以求的"圣杯"。目前真正能通过疫苗预防的癌症很少，主要就是两种和病毒感染密切相关的肿瘤：与人乳头瘤病毒（HPV）感染有关的宫颈癌和与乙肝病毒（HBV）感染有关的肝癌。

几乎100%的宫颈癌和HPV的持续感染有关，因此HPV疫苗的出现，对女性而言是巨大的福音，让我们看到了消灭宫颈癌的希望。可以说，宫颈癌是目前唯一可预防的癌症，如果所有适龄的人都接种疫苗并定期筛查，宫颈癌将从世界上消失。

但非常遗憾的是，虽然多个HPV疫苗已经在中国上市，适龄人群接种的比例却一直不高。这导致对于宫颈癌这样一个"穷人癌",中国发病率高居世界第二。

在这个注重养生,随便一个"抗癌"保健品都能卖几个亿的国家,HPV疫苗如此有效的东西,为何大家反而会视而不见,甚至排斥呢? 主要的原因还是对HPV疫苗的误解。

果壳网的科普团队曾经做过一项专门的调研,发现了没有接种HPV疫苗的人面临的一些主要问题,包括预约不方便、对疫苗不了解、担心副作用等(见图5–3)。

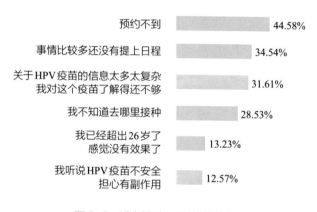

预约不到 44.58%
事情比较多还没有提上日程 34.54%
关于HPV疫苗的信息太多太复杂 我对这个疫苗了解得还不够 31.61%
我不知道去哪里接种 28.53%
我已经超出26岁了 感觉没有效果了 13.23%
我听说HPV疫苗不安全 担心有副作用 12.57%

图5–3 没有接种HPV疫苗的原因

数据来源:果壳网

核心科学问题

HPV疫苗到底有没有用? 不同的HPV疫苗有什么区别? 26岁以上的人还值得打吗? 既然大家有这么多的疑惑,这里我们就来回答其中最核心的10大问题:

问题1:HPV和癌症是什么关系?

HPV是"人乳头瘤病毒"英文名字的缩写。HPV不是一种病毒，而是一个病毒家族，有100多个亚型。其中有一小部分和恶性肿瘤关系密切，被称为高危型HPV，和宫颈癌关系最密切的是HPV 16和HPV 18。有性生活的妇女，一生中感染过一种HPV的可能性高达40%~80%。

问题2：是不是感染HPV就一定会得宫颈癌？

不一定。一方面，只有某一些HPV病毒亚型和癌症有关；另一方面，超过80%的人感染HPV后，免疫系统会在8个月内自然清除病毒。通常持续感染高危型HPV两年以上才有可能致癌。这里有两个关键词：高危型HPV、持续感染。在持续感染的人中，只有少数人会发展成宫颈癌前病变，后者中又只有极少数人会发展成为癌。所以，对大多数人而言，感染了HPV病毒就像是"宫颈得了一场感冒"，不用过于紧张害怕。

问题3：接种HPV疫苗，会不会感染病毒？

HPV疫苗是全球第一个用于预防肿瘤的疫苗，是人类首次尝试通过疫苗消灭一种癌症。这种疫苗是利用病毒外壳上特殊的蛋白，来引发人体产生针对外壳上有这种蛋白的病毒（也就是HPV）的免疫力。所以疫苗本身不是病毒，只是一个替身，它没有病毒的功能，不会造成病毒感染。我们可以把它理解为一个病毒的空壳模型，就像商店里的手机模型，长得像手机，但没功能。

问题4：二价、四价、九价HPV疫苗有什么区别？如何选择？

目前全球上市的HPV疫苗有二价、四价、九价三种，"价"代表了疫苗可预防的病毒亚型数量。二价疫苗，可以预防HPV 16和HPV 18两种高危型病毒感染。四价疫苗，在二价的基础上，又增加了HPV 6和HPV 11两种亚型。尽管HPV 6和HPV 11不属于宫颈癌高危型HPV病毒，但它们可以引起外阴尖锐湿疣。国内的研究显示，我国超过84.5%的宫颈癌由HPV 16和HPV 18型病毒感染导致。所以二价疫苗和四价疫苗，理论上能够降低84.5%的宫颈癌风险。

九价疫苗在四价基础上，能预防的病毒又增加了5种和宫颈癌相关的HPV亚型，分别是HPV 31、33、45、52、58。国际研究数据显示，九价疫苗能预防90%的宫颈癌。除此之外，它还能预防外阴癌、阴道癌、肛门癌、生殖器疣、癌前病变或其他不典型病变。

中国高达84.5%的宫颈癌病例与HPV 16和18这两个高危型病毒有关。在预防HPV 16和HPV 18相关宫颈癌的效果方面，三种疫苗无显著差别，都可以预防大多数的癌症。站在预防宫颈癌的角度来说，二价或四价疫苗就已经很好，如果九价长期断货，没有必要一定等着。及时打疫苗才是最为重要的。

另外，在国内，不同疫苗适宜的人群年龄也不同。目前，二价疫苗覆盖最广，获批用于9~45岁的女性，四价适用于20~45岁的女性，而九价则针对16~26岁的女性。公众可以根据自身年龄和经济状况，选择接种不同价型的HPV疫苗。

问题5：我已经有性行为了，还值得接种吗？

HPV是性传播疾病，所以最佳接种时期是在确定没有感染的时候，也就是有性行为之前。这时的接种效果是最好的，但这并不代表有性行为后接种疫苗就完全没有用了。

目前已知HPV共有200多种，根据致癌性不同，被分为高危型和低危型。发生性行为之后，女性虽然可能已经感染某些亚型的HPV病毒，但并不一定感染了可能导致宫颈癌的高危HPV病毒。因此，这些女性接种HPV疫苗，依然可以预防高危型HPV的持续感染，还是很有价值的。研究数据也证明，接种疫苗，对有过性行为的人群整体也能起到好的保护作用。

问题6：已经超过26岁了，还能接种吗？

当然可以。

世界卫生组织推荐的最佳接种年龄是9~14岁，因为孩子这时候正常情况下还没有被感染，同时免疫系统强，保护效果好。但这并不意味着岁数大的人接种就没用。

事实上，目前在我国获准的二价和四价HPV疫苗，覆盖的年龄范围都很广。二价疫苗覆盖9~45岁女性，而四价疫苗覆盖20~45岁女性。中国的九价疫苗覆盖到26岁，但在国外，九价苗也覆盖到了45岁。

从科学上看，是否应该接种，并不是简单由年龄决定的，而是和性行为历史和现状、身体包括免疫系统的状态、HPV感染历史等都有关系。26岁以上女性具体接种哪一种HPV疫苗，建议咨询相关医生。

问题7：网上很多视频和文章说HPV疫苗副作用很严重，是真的吗？

这是彻底的阴谋论和谣言，最初来源是国外一些反疫苗组织。他们不仅反对HPV疫苗，还反对其他一切疫苗。在他们的"不懈努力"下，一些本来已经绝迹的传染病，比如麻疹，居然又开始在美国和加拿大流行，还造成了孩童死亡。

疫苗的副作用在世界任何国家都是受到严格监控的，目前仅仅美国就已经有几千万名女性接种HPV疫苗，统计上并没有发现有显著副作用。除了个别免疫系统本来就有缺陷的人，接种HPV疫苗都利大于弊。如果真的有严重问题，药厂早就被政府和律师收拾了。阴谋论吸引眼球，但并不是真相。

问题8：哪些人不适合接种？

HPV疫苗对绝大多数人都是安全的，但对少数人群来说也存在特定风险，应该延缓或避免接种。这些人群往往存在免疫方面的问题，比如正在发烧的人，或者免疫系统有缺陷（比如对蛋白质和酵母过敏，有某些自身免疫性疾病）的人，特定时期的妇女（比如孕妇、哺乳期妇女）。

问题9：到底去哪里接种？需要去香港吗？

目前HPV疫苗已经在中国内地上市，去香港已经没有什么必要。其实，现在中国内地接种疫苗真的非常便捷，大家可以直接去社区卫生服务中心或医院接种。在淘宝、京东等电商平台搜索"HPV疫苗"，也能找到大量接种信息。

问题10：接种疫苗后还需要筛查吗？

需要！很多人以为接种HPV疫苗以后就一劳永逸，什么都不用管，但这是个误区。即使九价疫苗，也只能预防90%多的高危HPV亚型，还有些罕见的HPV病毒没有被覆盖。所以，真正要消灭宫颈癌，需要的是接种疫苗加上定期筛查。

接种疫苗是一级预防，定期筛查是二级预防，两种手段结合起来，才是最有效的自我保护。关于宫颈癌的筛查，我会在后面章节展开讲解。

世界上能通过防癌疫苗来有效预防的癌症不多，但宫颈癌是一个例外。遗憾的是，中国的HPV疫苗接种率并不高。其中一个重要原因，是中国大众对HPV疫苗和宫颈癌筛查还缺乏正确认识。网络上有很多营销文为了流量，长期制造大量谣言来妖魔化疫苗，夸大其副作用，导致很多人不敢接种。事实上，全球已经上亿人次接种过这个疫苗，它的安全性是非常好的。

因为谣言而活活错失这个有效的预防手段，非常可惜。在我看来，目前HPV疫苗真正的缺陷，是还有些贵，在中国不发达的地区很难推广。目前全球已有70多个国家将HPV疫苗纳入了国家免疫规划，相信中国早晚也会加入这个行列。

相信早晚有一天，宫颈癌能成为一种罕见病。

鼻咽癌的风险因素

癌症整体最大风险因素是年龄，绝大多数癌症在欧美发达国家的发病率都高于中国。但是有5种癌症例外，那就是肝癌、胃癌、食管癌、鼻咽癌、宫颈癌。其中鼻咽癌最为特别，80%左右集中在中国的华南地区和东南亚地区。中国广东地区发病率高居全球第一，因此这种癌症也被称为"广东癌"。这里人群患鼻咽癌的概率是其他低危地区的20倍!

几十年来，笼罩在中国华南地区上空的这一魔咒困扰着一代又一代的科学家。鼻咽癌到底为何在这里高发，成为极其热门的研究话题。

2019年，中山大学的科学家在《自然·遗传学》上发表的一篇突破性论文，为这个问题提供了一个可能的答案：一种叫EB病毒（爱泼斯坦-巴尔病毒）的病毒在亚洲发生了突变，成为一种能导致鼻咽癌的高危亚型，而这种高危亚型病毒在广东人群中广泛传播。

由于鼻咽癌特殊的分布特点，很显然它最主要的风险因素不是年龄。目前主流观点认为，鼻咽癌在华南地区高发，是由遗传、环境和EB病毒感染等多重因素相结合导致的。

遗传因素和鼻咽癌有关。2002年和2010年，曾益新院士的研究团队在《自然·遗传学》上先后发表两项研究成果，他们发现了鼻咽癌患者人群的基因易感位点，显示鼻咽癌确实具有一定的遗传性，有些人先天风险更高一些。

广东地区的饮食习惯也和鼻咽癌的发病有关系。百越部落遗留下来的风俗和饮食习惯，尤其是两广地区的居民喜欢吃腌制的咸鱼等食物，会增加鼻咽癌的患病风险。

但是，这些遗传因素和环境因素加在一起，只会让鼻咽癌的发病风险增加几倍，并不能完全解释广东地区超过低危地区20倍的发病率。还有什么因素呢？

第三大因素是EB病毒。除了和肝癌相关的肝炎病毒、和宫颈癌相关的HPV病毒外，EB病毒是另一个和肿瘤发生有直接关系的病毒。

EB病毒被发现于1964年，属于γ疱疹病毒亚科，是最早被鉴定的与人类肿瘤有关的病毒。除了鼻咽癌外，它和儿童的伯基特淋巴瘤也有密切关系。研究发现，几乎100%的鼻咽癌患者都是EB病毒感染阳性。加上一些别的研究，业内专家很早就达成共识：EB病毒是导致鼻咽癌的重要因素之一。

但有人不信，因为有个奇怪的现象无法解释：除了广东人，全世界其他地区绝大多数人也被EB病毒感染过，但他们并不得鼻咽癌。据统计，我国3~5岁儿童被EB病毒感染过的比例高达90%以上。

如果EB病毒是致病元凶，为什么偏偏只有广东人感染了得癌症？这成了鼻咽癌领域的一个谜题，科学家提出了各种猜想，但一直缺乏有力的证据。直到2019年，中国和新加坡科学家团队把一种新的理论和证据摆在我们面前：原来EB病毒有不同的亚型，广东人感染的是特异的高危亚型。

新突变的高危EB病毒

科学家最初是从HPV和宫颈癌的关系中得到了灵感。前面提到，99%的宫颈癌和HPV感染有关，而HPV有几十种亚型，风险各有不同，最高危的是16和18两种亚型，它们导致了一大半的宫颈癌。被这两种病毒感染的人患癌风险比感染其他低危亚型的要高很多倍。正因为如此，最早的HPV疫苗，就是针对HPV 16和HPV 18这两种亚型的，被称为二价疫苗。

受到这一现象的启发，科学家有了新的猜想：EB病毒会不会也像HPV一样，存在高危亚型？会不会广东地区流行特殊的EB病毒高危亚型，从而导致了鼻咽癌发生呢？

事实表明，真的是这样。为了证明猜想，科学家检测了269例鼻咽癌患者体内的EB病毒全基因组序列，作为对照，他们也检测了不少健康人体内的EB病毒基因。通过对比两组人群的EB病毒基因，科学家惊奇地发现，鼻咽癌患者感染的EB病毒和健康人群感染的EB病毒是不同的。

广东地区80%的鼻咽癌患者体内存在一种独特的高危病毒亚型，被称为BALF2_CCT亚型。研究发现，如果一个人感染了这种高危亚型，他鼻咽癌的发病风险将比感染低危亚型的人增加11倍。

那问题来了：这个高危的EB病毒是哪里来的呢？为什么广东被感染的人特别多呢？要搞明白这个问题，需要研究病毒的进化史。

通过比较广东地区、中国北方以及世界其他地区的EB病毒基因组，科学家发现了这个病毒的传播过程：先从非洲发源，然后迁徙到了欧洲，最后到达亚洲。在这个过程中，病毒不断发生变异，某个时候，病毒在亚洲进化出了一个高危亚型，就是上文提到的BALF2_CCT亚型。

更糟糕的是，由于目前未知的因素，这个病毒在华南地区快速扩散，而且其分布的特异性很强：非洲和欧洲极少有感染这个高危亚型的人，中国北方人群的感染比例也低于5%，但在华南地区，感染这个高危病毒的人群比例高达40%。

原来EB病毒和鼻咽癌的关系，与HPV和宫颈癌的关系真的很类似。患癌的风险高低，取决于感染的病毒是什么亚型。高危病毒亚型，才是需要我们特别警惕的。

应对措施

这篇论文令人兴奋，因为它不仅有重要理论价值，而且对鼻咽癌的预防、筛查、治疗都可能有直接帮助。

预防方面：锁定高危EB病毒亚型，可能有助于开发鼻咽癌疫苗。就像针对高危HPV病毒亚型的宫颈癌疫苗一样，我们如果能开发出针对高危EB病毒亚型的鼻咽癌疫苗，就有可能预防目前占80%左右的由高危EB病毒感染导致的鼻咽癌。这将从根本上大大降低发病率，让"广东癌"成为历史。

筛查方面：锁定高危EB病毒亚型，还有助于确定高危人群。早期鼻咽癌疗效非常好，5年生存率高达90%以上，早诊早治意义重大。通过检测是否携带EB病毒高危亚型，再结合家族史、遗传基因和生活习惯等综合因素，就能很好地锁定鼻咽癌高危人群。对这些人进行定期鼻咽癌筛查，包括血液中EB病毒抗体、鼻咽纤维镜和头颈部核磁检查等，将大幅提高鼻咽癌早诊率和治愈率。

治疗方面：这项新研究，或许还可以带来全新的免疫治疗方法。目前不少公司正在开发新型的免疫细胞疗法，来治疗携带特定基因突变，或携带特定病毒的肿瘤，包括被高危HPV感染的宫颈癌。无论肿瘤细胞是自己产生了基因突变，还是携带了外来的病毒，都不正常，理论上都可能被免疫细胞识别并清理。如果我们能改造免疫细胞，让它们专门攻击携带高危EB病毒的肿瘤细胞，那就有望给患者带来一种副作用很小，且疗效可持续的全新治疗方法。

其中，筛查的进展最快。中国已经有体检中心推出了检测高危EB病毒亚型的服务，有家族史或者易感风险的读者可以去咨询，或许能更好地评估风险。而预防用的疫苗，或者治疗用的免疫疗法，还需要持续的科研投入，需要多学科专家包括制药界通力合作。

鼻咽癌是我国科学家牵头解决中国人健康问题的典范，上面的这篇文章只是最新的一个例子。事实上，几乎和这篇论文同一时间，中山大学肿瘤防治中心的马骏教授团队在顶尖的《新英格兰医学杂志》上也发表了论文，证明在鼻咽癌的标准治疗的基础上加入诱导化疗方案，能显著降低复发率，延长患者的生存期。

把鼻咽癌变成可防、可筛、可治的疾病，最终从"中国特色癌症列表"中消失，是我们的终极目标。随着越来越多高质量的原创科研瞄准鼻咽癌，相信这个目标一定会实现。

第六部分

实操指南：如何通过体检筛查癌症？

防癌体检为什么有那么多虚惊一场？

种类繁多的癌症筛查

我经常说癌症是早发现，早治疗，早治愈。越早期的癌症越好治，这是毫无疑问的。于是，各种防癌体检项目抓住大家这个心理，在祖国的大地上如雨后春笋一般冒了出来。癌症标记物、基因测序、PET–CT，一个比一个高大上；黄金套餐、白金套餐、土豪套餐，一个比一个贵。

那么这些防癌体检到底有没有用？体检套餐，是不是越贵越好？

要回答这个问题，先要了解体检的意义是什么。体检是为了提早发现疾病征兆，从而提高治疗成功率。它的根本目的有三个，那就是：延长生存时间、提高生活质量和减少长期医疗费用。

一个体检是否有用，就是要看能否达到以上三条标准，防癌体检也不例外。在这个标准下，有些防癌体检是有效的，所以受到了卫生机构官方的推荐，比如下面这些：

针对大众：

女性乳腺癌：乳房X光（钼靶），有些需要配合B超。

女性宫颈癌：宫颈细胞学检查或HPV筛查。

结直肠癌：大便隐血检查、肠镜检查。

仅针对特定高危人群：

肝癌：甲胎蛋白（AFP）和腹部超声检查。

胃癌：胃镜检查。

肺癌：低剂量螺旋CT扫描。

可以看出，目前每一种癌症的有效筛查方式都是不同的，而且只有这些癌症有推荐的筛查方式。广告里大肆宣传的很多筛查方式，包括一些昂贵的体检项目，其实并不是卫生机构官方推荐的。此外，很多癌症目前没有很好的筛查方式，包括致死率很高的脑瘤、胰腺癌等。

虽然很多公司都在努力开发能广谱筛查癌症的技术（靠影像学、血液检测等手段），但现在还没有一种筛查手段被临床证明能有效地在普通大众身上检查多种癌症。如果有人宣传通过一种简单方法就能筛查出很多种不同癌症，不能说肯定是骗子，但100%是夸大宣传。

每个人都应该多了解不同癌症的筛查方式，以及推荐开始筛查的年龄（并不是越早越好）。一般来说，高危人群筛查的价值最高，而且需要提早筛查。如果是某类癌症的高危人群，比如吸烟者（肺癌）、乙肝病毒携带者（肝癌）、BRCA1基因突变者（乳腺癌），筛查的时间通常推荐比普通人更早。

假阴性和假阳性

你可能会问，针对肝癌、胃癌、肺癌的筛查，为什么只针对高危人群，而并不推荐普通大众去做？

因为普通大众做这些体检很可能是无用功，徒增烦恼。要想理解是否推荐做某种筛查背后的逻辑，先要了解两个概念：假阴性和假阳性。假阴性是指有病但没查出来，而假阳性则反过来，是本来没病但却查出异常。

医学上，没有任何检测是100%准确的，医院做的各种测试，无论是血糖检测还是新冠病毒检测，都有一定的假阴性和假阳性概率，只是这个概率非常低，通常远低于1%。相比而言，药店柜台卖的产品，比如早孕试纸，假阴性和假阳性率比较高，所以常导致意外的"惊喜"或者"惊吓"。

很多防癌体检对普通人无效，没法推广，主要是因为假阳性率太高。每个人身边应该都有这样的故事：体检被查出"肿瘤标记物异常"或者"胸片发现结节"，吓了个半死，直到花钱做更多检查以后，才被证明是虚惊一场。

前段时间，我有一位30来岁、不抽烟不喝酒的年轻朋友跑去做了个CT肺癌筛查，结果居然发现了阴影，被吓惨了。后来他又做了一系列检查，包括过了几个月又做了个CT，才确定了阴影不是癌症，是虚惊一场。这就是一个典型的被防癌检测假阳性坑害的案例。

为什么肺癌筛查只推荐给"吸烟者或者戒烟还没超过15年者"的高危人群，而不是普通大众？因为对于不吸烟、没有家族遗传史的30多岁年轻人，即使体检被查出是阳性，99%以上可能是误诊。对于他来说，本来可以不做癌症体检，无忧无虑地生活着。但由于选择做了体检，他付出的代价是花了几千块钱，做了两次CT（CT本身有辐射，应该尽量少做），还让自己和家人担忧了好几个月。这不是自己给自己找事儿吗？而且，不只是低剂量螺旋CT，很多癌症筛查手段，如果不加筛选地用在普通大众身上，误诊率都非常高。

那么，为什么非高危人群的普通年轻人查出阳性后，会有高达99%的概率是假阳性，是误诊呢？这和癌症在人群中的发病率有密切关系。为了把这个问题说清楚，让我们一起做个简单的数学题。

误诊背后的数学

我们假设有一种癌症，在年轻人中的发病率是1/10 000。现在有一种筛查手段，特异性是90%（没有癌症的人，90%检查是阴性），敏感性也是90%（有癌症的人，90%能被成功检查出来，检查是阳性）。90%的特异性和敏感性，看起来是不错的筛查方法吧。但如果用在年轻人身上，体检结果会怎么样呢？

被筛查出问题的人，高达99.91%是误诊！图6–1就直观展示了这个结果。

假设一个城市有10万人接受这种筛查，由于发病率是1/10 000，所以其中会有10位真正的癌症患者，筛查的目的就是为了找出他们。

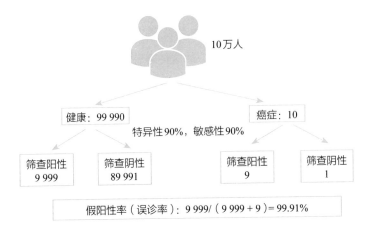

图6–1　对于发病率1/10 000的癌症，特异性、敏感性均为90%的筛查，假阳性率高达99.91%

在这种情况下，有癌症且被查出来的是 $10 \times 90\% = 9$ 位，而没有癌症的人（99 990 位）里面会有10%被错误诊断出有癌症，那就是 9 999 人。所以所有人体检下来，会有 9 999 + 9 = 10 008 人被诊断有癌症，其中 9 999 人是被误诊的，阳性误诊率高达99.91%！

也就是说，被防癌体检检出阳性的人当中，99.91%其实都没事。而那 9 个真正有癌症的人也会被混在 9 999 人里面，无法分辨。因此所有的人都需要做第二次检测、第三次检测，才有可能真正确认出患者。

把这个结果整理成表格，看起来可谓触目惊心。为了找到9位有癌症的人，我们使得 10 000 人被误诊，不仅花了钱，还担惊受怕。站在整个社会的角度，这种做法的性价比太低了。

表 6-1　特异性、敏感性均为 90% 的筛查，对于发病率 1/10 000 的癌症的检出情况

	事实有癌症	事实没癌症
体检结果有癌症	9	9 999（误诊）
体检结果没癌症	1（误诊）	89 991（不需要体检）

一个特异性和敏感性高达90%的检测项目何以最后误诊率会高达99.9%？其根本原因就是我们假想的这种癌症发病率在年轻人群中很低，真正有病的人很少，因此即使看似很低的假阳性概率，也会导致大量没有病的人被误诊。

即使把特异性和敏感性都提高到99%（事实上是不可能的），那误诊率依然会高达99%。看图6-2的计算过程就清楚了。

目前市面上癌症筛查的假阳性率和假阴性率都远高于1%，所以很多人去做防癌体检，结果几乎注定是虚惊一场，浪费大量金钱，造成巨大心理压力，同时还可能受到不必要的辐射或其他损伤。

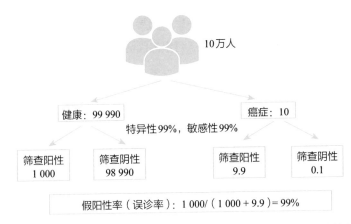

图 6-2　对于发病率 1/10 000 的癌症，特异性、敏感性高达 99% 的筛查，假阳性率也高达 99%

　　但我和很多专家一样，推荐癌症高危人群（比如55岁以上长期吸烟者、有某些癌症家族史、有已知致癌基因突变等）定期去做靠谱的癌症筛查，主要原因在于，这些人中有早期癌症的概率远大于普通人群。如果在高危人群中，癌症发病率是1/100，而不是1/10 000，那情况就完全不一样了，见图6-3。

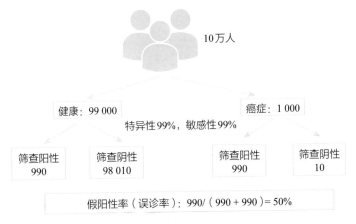

图 6-3　对于发病率 1/10 000 的癌症，特异性、敏感性为 99% 的筛查，假阳性率为 50%

可以看出，由于高危人群中癌症发病率显著提高，假阳性率就降低了。这个时候，筛出 1 个阳性患者，付出的代价只是 1 个假阳性。这种情况下，做癌症筛查就很有价值了。

癌症的筛查是个非常专业的工作，普通体检通常并不能有效筛查出癌症。中国人一方面有效筛查做得少，另一方面又经常做一些过度的无效筛查。在附录里，我会详细介绍一些癌种筛查的方式和推荐人群，希望大家根据自己的情况，尤其是高危风险来选择合适的方式，做到早发现、早治疗、早治愈。

高大上的筛查套餐

如今，国内有各种防癌体检套餐，一个比一个拉风，一个比一个贵。尤其是近几年被誉为"防癌体检神器"的全身PET–CT，价格近万元，却丝毫没有阻止大家的热情。有钱就去做个PET–CT！爱她就送她去做PET–CT！我一个哥们儿公司的年终大奖，就是奖励优秀员工去日本做PET–CT体检的机会。

那么问题来了，体检是不是越贵越好？ PET–CT这样高大上的防癌体检有用吗？

我可以负责地告诉大家，据我在美国的13年见闻，没有人拿PET–CT作为防癌体检。我没有做过，我老板没有做过，我周围的人都没做过。原因很简单：保险公司拒绝报销任何费用。为什么不报销？因为没有证据证明这种体检有用。

你也许听说过，在美国，医疗费用绝大多数由私营保险公司承担，因此医疗机构的任何一种检查或治疗方式想要收到钱，都必须经过保险公司严格的审查。保险公司的目的是赚钱，因此只会为有用的产品付费。"有用"包括两层含义：如果这东西对病人是必需的，那肯定有用，例如抗癌新药；如果这东西不必需，那就要看长期而言它是否能给保险公司省钱，比如防癌体检。

晚期癌症的治疗是非常贵的，如果能靠体检早发现癌症，减少晚期癌症病人数量，那么对保险公司而言就非常有利可图。因此，虽然保险公司是商业机构，最终目的是赚钱，但面对防癌体检，他们和病人的利益是完全一致的。

大量研究都证明，PET-CT对癌症病人或极少数超高危人群（比如安吉丽娜·朱莉）是有价值的，这些无创检查有助于监控癌症进展，尤其是复发。但用它们给健康人做体检是无效的。因此保险公司不推荐大众做昂贵的防癌体检，也不为之报销费用。需要强调的是，这种态度不仅仅限于商业保险机构，美国权威机构和绝大多数医生也都明确反对使用全身PET-CT给健康人体检。

中国之所以盛行各种"谋财不害命"的医疗方式，成为过度医疗的重灾区，主要原因就是因为钱是从老百姓自己口袋里出，缺少了因为"唯利是图"而在科学上极度严格的保险公司，加之监管不力，导致商家可以肆无忌惮地大做广告忽悠老百姓。

PET-CT 的价值和局限

说了半天，PET-CT到底是什么呢？

PET–CT是PET（正电子发射计算机断层扫描）与CT（X射线计算机断层成像）两种成像技术的组合。无论是PET还是CT，都可以帮助医生观察人体的内部情况。在肿瘤的诊断中，这两种技术结合在一起，可以为医生提供更全面的信息。

图6–4就是典型的肿瘤患者照出来的PET–CT图。

CT影像　　　　　　　PET影像　　　　　　PET–CT影像

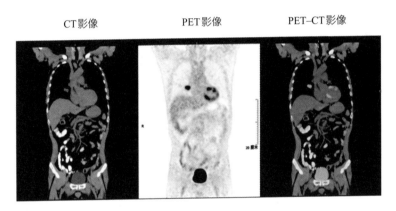

图6-4　PET-CT影像

图片来源：作者的医生朋友，经授权使用

从图中能看出，CT和PET是不同的。CT照出来的是人体内部的各种结构，而PET照出来的是各种亮点。两个一叠加，就是PET–CT，医生就能看出亮点在什么器官上。

一般来说，这些亮点代表的是体内吸收葡萄糖很多的地方。身体里的什么部位会吸收很多葡萄糖呢？某些耗能很多的正常器官（比如大脑），或者生长很旺盛的肿瘤细胞。上面的图里面亮的地方，就有可能是癌细胞。对于这个人而言，身体各处都有亮点，说明癌细胞很可能已经广泛转移了。

PET–CT是很有用的技术，但它的主要价值是用于癌症病人的确诊和复发的监控，而非用于健康人群的体检和筛查。之所以不适合给健康人用，有两大原因，一是它用于筛查有很高的假阴性和假阳性概率，准确性非常低；二是因为PET–CT本身就属于电离辐射，有致癌风险。说白了，用PET–CT来给健康人做筛查，是弊大于利的。

首先说说假阴性和假阳性风险。全身PET–CT扫描分辨率并不高，对于小体积（5毫米以下）的早期肿瘤一般毫无办法，所以很多早期肿瘤都发现不了。同时，PET–CT对不同癌症种类敏感度不同，膀胱癌、前列腺癌等常见癌症很难通过全身PET–CT发现，因此，这个测试有很多假阴性，也就是说有癌症，但查不出来。

反过来，PET–CT也有很多假阳性，也就是没有癌症的人被误诊出癌症。炎症、结核等良性病变都可以在PET–CT上形成"亮点"，被误诊为癌症，导致过度治疗。当年PET–CT体检在台湾推广的时候，曾导致多名甲状腺炎的患者被误诊为甲状腺癌，肺结核或肺炎的患者被误诊为肺癌，从而导致错误手术切除器官的悲剧。

然后不得不提的就是辐射。PET–CT是带有较强放射性的检查，本身就是致癌因素。事实上，PET–CT是所有医学成像方法里辐射量最高的检查之一。

我在前面章节说过，过度晒太阳可能导致癌症，因为太阳光里面的紫外线是可能致癌的。欧美的白人里，每年有上百万人因此而患上皮肤癌。而PET–CT的辐射比晒太阳厉害多了。正常情况下，普通人一年从阳光等地方接受的自然辐射，总量大概是3毫西弗。而做一次全身PET–CT，接受的辐射量在25毫西弗左右。也就是说，做一次PET–CT就大概等于晒8年的太阳。

对于已经得了癌症的患者来说，为了确诊，或者为了监控治疗效果，不得已做一次PET–CT，也算利大于弊，但对于普通的健康人来说，为了体检而每年做一次全身PET–CT，简直可以说是自作孽不可活。长此以往，没癌可能也会搞出癌来。

最后，需要特别提醒的是，小孩子尤其要避免各种辐射。由于孩子生长旺盛、细胞分裂快，接受电离辐射后的癌变概率可能也更大。当年日本核弹爆炸以及切尔诺贝利核电站泄漏事故后，都有很多暴露在辐射之下的孩子最后得了甲状腺癌和白血病等各种癌症。所以，不到万不得已，医生绝不会让孩子接受不必要的医学辐射，尤其是CT、PET–CT等。

由于做癌症筛查的往往是健康人群，我们需要慎之又慎。筛查技术本身的有效性和安全性必须都得到严格证实。盲目把用于癌症患者的PET–CT技术用于健康人群筛查，无论是有效性还是安全性，都不够高。其风险大于收益，因此不应该推广。

这么不靠谱，再加上它令人咋舌的价格，我觉得授予PET–CT"性价比最低体检项目"的光荣称号并不为过。那些把全身PET–CT鼓吹为癌症早筛神器的人，不过是追逐利益的商人罢了。

PET–CT本没有错，错的是把它用于癌症筛查的人。就像武功本没有错，错的是习武之人。

推荐的筛查方式

　　肺癌是中国的第一大癌种，目前无论发病人数还是死亡人数都排在第一位。

　　好消息是，随着靶向疗法和免疫疗法的出现，晚期肺癌的治疗效果已经有了突飞猛进的发展。在很多肺癌亚型中，晚期患者的5年生存率已经从不到4%提高到了20%左右。但比前沿新疗法还重要的，是肺癌的筛查。

　　任何癌症早期的治疗效果都远比晚期好，肺癌也不例外。无论4期肺癌治疗取得多大进步，比起早期肺癌超过90%的临床治愈率，也是望尘莫及的。早发现肿瘤的价值，不仅在于能大幅提高治愈率，而且还在于能省很多钱，显著降低"经济毒性"。对于中国广大老百姓而言，了解有效的筛查方式，尽量避免晚期癌症发生，才是性价比最高的选择。

说到肺癌筛查，最重要的问题，就是到底应该用什么方法筛查。其实答案很简单，目前被权威机构推荐的肺癌筛查方法只有一种：低剂量CT，一年一次。

如果搜索"肺癌筛查"，你会发现，网上有各种各样的肺癌筛查套餐，使用的方法也是多种多样。既有X光胸片检查、血清肿瘤标记物这样的常规体检项目，也有PET-CT、基因检测这样的高大上项目。但这些筛查方式无论价格如何，由于不同的原因，其效果都不如低剂量CT，并不是好的选择。

X光胸片虽然操作简便，但有一些缺陷，导致容易漏诊，不适合早期肿瘤筛查。比如，它很难发现直径小于5毫米的微小肿瘤、对非钙化小结节不敏感、对于肺部某些位置的肿瘤无法检测，等等。而血清肿瘤标记物特异性和敏感性都不高，用于筛查的时候假阴性和假阳性都很显著，效果不佳。正因为如此，胸片和肿瘤标记物无法作为肺癌筛查的标准手段，只能作为常规体检的一项。如果没发现问题，并不代表真正没有肺癌。反之，如果发现有问题，也不能确定，还需要用CT等手段来核实。

便宜的筛查方式不行，而上一节说过，很昂贵、看起来很高大上的PET-CT也不行。原因是PET-CT用于早期癌症筛查效果并不好，容易出现误诊，尤其是假阳性，此外，也会让做检查的人承受不必要的辐射风险。

低剂量螺旋CT

低剂量CT是目前性价比最高的肺癌筛查方式。顾名思义，它就是剂量比较低的CT。

对于肺癌而言，用CT筛查比较灵敏，效果远比X光胸片好。但是常规CT的辐射较大，且费用昂贵，不太适合推广给大规模人群做筛查。直到20世纪90年代，低剂量螺旋CT（LDCT）应运而生，才真正带来了改变。低剂量CT的辐射剂量较常规CT降低了75%~90%，检查费用也更低，同时，它克服了X光胸片的一些弱点，能发现几毫米的微小病灶，也能发现位置很刁钻的肿瘤。

但专家推荐低剂量CT做筛查，最重要的原因不在于它在理论上有用，而是试验数据证明它有用。美国的统计显示，低剂量CT查出的癌症中，早期肺癌占到了85%，很多人是完全没有症状的。同时，筛查出的肺癌患者总的10年生存率高达80%；若能及时手术，总10年生存率更是高达92%。2011年，美国国家肺癌筛查试验的随机对照研究结果显示，与拍X光胸片相比，采用低剂量CT对肺癌高危人群进行筛查可使肺癌死亡率下降20%。这些数据都证明，用低剂量CT筛查肺癌高危人群，能在高危人群中发现更多的早期可切除肺癌，降低晚期肺癌死亡率。

你可能会问，如果低剂量CT做筛查这么有用，为什么别的高危癌症，比如肝癌、胃癌、胰腺癌，不能用它来筛查呢？因为肺部和其他组织器官结构不同，含气量多、密度较低，因此低剂量的CT就能形成令人满意的图像。而人体其他组织则更加致密，如果出现小的肿瘤，低剂量CT就有些无能为力了，需要别的技术手段。

推荐筛查人群

什么人应该做肺癌筛查？

不是20来岁、从来不抽烟的女孩子，而是"高危人群"。对于高危人群，中国和美国指南定义略有不同，国内目前的主流定义是：

1. 年龄40岁以上。

2. 至少有以下一项危险因素：

- 吸烟≥20包年，戒烟时间<15年。"≥20包年"，是指每天吸烟包数×吸烟年数≥20。比如每天吸两包烟超过10年，或者每天吸一包烟超过20年，这都是≥20包年。
- 职业或环境中接触各种致癌因素（比如石棉、铍、铀、氡等物质）
- 有恶性肿瘤病史或肺癌家族史；
- 有慢性阻塞性肺疾病（COPD）或弥漫性肺纤维化病史。

3. 受到室内外空气污染，包括长期接触二手烟、烹饪油烟以及空气污染等因素影响。

第3点是中美之间比较大的差异。和世界上别的国家不同，中国有大量不吸烟的人，尤其是女性得肺癌，这是非常奇怪的现象。目前研究者认为这和各种室内外空气污染有关。中国是全球二手烟最严重的国家，有超过7亿人被二手烟危害。因此，即使完全不吸烟，40岁以上的成年人也应该自我评估一下风险，看是否需要筛查。

值得一提的是，由于肺癌发生平均需要15~20年，因此如果以前长期接触风险因素（比如二手烟），就算最近有好转，也应该注意。

如果确实不是高危人群，但个人很想做筛查，可以吗？从纯科学角度，高危人群的筛查价值最高，但癌症筛查归根到底是个人选择问题，做之前了解筛查的收益和风险就好。非高危人群如果非要筛查肺癌，可以考虑降低频率，比如2~3年一次，而不是每年一次。毕竟低剂量CT还是有辐射的，另外也需要花钱。癌症筛查，就是平衡风险和收益，每个人应该根据自己的需要做决定。

肺癌筛查的未来发展

肺癌筛查在未来，有两个方向值得期待。

第一是人工智能辅助医生判断筛查结果。现在，CT图像中出现肺部结节，尤其是毛玻璃结节以后，对病变到底是良性还是恶性的判断完全依靠医生经验，但医生水平不一，容易产生误判。本质上而言，影像的判断是个图像识别问题，计算机完全有可能成为医生的好帮手，帮助得出更准确的结论。

第二是无创、无辐射的筛查方式出现。未来我们有可能使用"液体活检筛查"，也就是用痰液、唾液或者血液来进行突变基因检测，同时结合其他指标来判断一个人患肺癌的风险。这样的操作更方便、更安全，也能筛查到更多的人。但这种筛查方式还在研究阶段，目前推荐还太早。

总之，大家记住，目前做肺癌筛查，就两个重点：

- 高危人群，推荐一年筛查一次；
- 官方唯一推荐方式，是低剂量CT。

那筛查结果出现肺部结节怎么办呢？咱们下一篇慢慢聊。

越来越多的结节

　　随着X光胸片和CT筛查的普及，越来越多的肺部结节被查了出来。看到体检报告里出现结节，你可能会比较恐慌：到底是不是恶性的？要不要做手术切掉？未来还会复发吗？

　　不要恐慌，体检查出来的结节不一定就是癌症。事实上，体检发现的这些结节绝大多数都是良性的，有的时候甚至连肿瘤都不是，仅仅是感染而已。对于这些结节，很多时候我们无须过度干预，观察就好了。

　　很多人问我，为什么身边查出结节的人越来越多？是因为空气污染或者生活不健康吗？可能有一定关系。但更重要的原因是筛查技术提高了，筛查的人数也增加了。尤其是现在利用CT筛查，非常小的结节都可以查出来。所以大家会发现，经济越发达的地区，比如上海、浙江、广东和北京这些地方，查出结节来的人越多。

　　肺部的结节按照大小和质地可以分为很多类。根据大小，可以分为微小结节、小结节和结节等；根据质地，可以分为实性结节、混合磨玻璃结节、纯磨玻璃结节等，见图6-5。

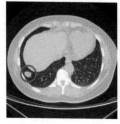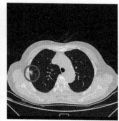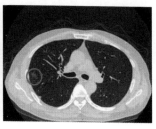

图6-5　实性结节、混合磨玻璃结节和纯磨玻璃结节

图片来源：作者的医生朋友，经授权使用

　　不同性质的结节，危险程度和处理方法都是截然不同的。一般来说，实性成分越多，风险越大；个头越大，风险越大。所以如果被查出结节，首先要搞明白到底是哪一种结节。尤其是大小如何、质地如何，这个搞清楚，才能有的放矢，做出正确选择。不然的话，专家也没法给你出主意。

磨玻璃结节

　　CT体检筛查出来的肺部结节里，磨玻璃结节（也称磨玻璃影）是最常见的，通常会占到70%左右。

　　磨玻璃影，也叫作"肺磨玻璃样状改变"。它本身不是一种病，而是影像科的医生使用的一个专用名词，指的是做胸部高分辨CT后，在肺部影像中所见的云雾状病变，隐约可见血管、支气管。就像家里的磨砂玻璃，你能看见玻璃后有人影在晃动，但是看不清，是若隐若现的。

根据所含实性成分的多少，磨玻璃结节可以被分为两大类：纯磨玻璃结节和混杂性磨玻璃结节。其中纯磨玻璃结节最常见，CT上看到的实性成分小于5%；而混杂性磨玻璃结节实性成分更多，相对风险更大。

除了质地，大小也很重要。这两个性质一起决定了临床的推荐处理方案。不管哪一种结节，如果直径小于5 mm，都属于低危，这些人只要在2年以内复查即可；但如果是直径大于8 mm的混杂性磨玻璃结节，那就推荐3个月后复查。随着大小的进一步增长，恶性风险越来越高，就要建议多学科会诊，甚至外科处理；如果初始发现结节直径就大于30 mm，那就需要高度关注，立即进行外科手术。

对于肺部结节的处理，目前有专门的临床指南。《中国肺癌低剂量螺旋CT筛查指南（2018版）》就明确给出了不同结节的推荐处理方法。由于指南是依据大量的临床研究和筛查研究制定的，按指南来处理是最可靠的。

直径小于5 mm的纯磨玻璃结节之所以不用立刻处理，是因为研究发现它长大或者恶化的概率很低，因此推荐随访，也就是定期复查。据估计，直径为1 mm的纯磨玻璃结节要长到2 mm，平均需要2 000多天，这可是好几年。因此，这种纯磨玻璃结节被称为惰性肿瘤。

如果随访发现结节变大了，比如去年是5 mm，今年变成6 mm，是不是就意味着它在恶化，应该迅速处理呢？也不一定。要知道，测量结节是有误差的。如果是实性结节，通过人工在CT影像上测量，直径上的误差在1.7 mm左右，体积上的误差更是有20%~30%；因此，不同医生、不同医院、不同精细程度的仪器，测出来的结果都可能有明显差异。类似从5 mm到6 mm的变化，有可能只是测量误差，并不是结节真的变大了。

所以，对于需要随访的结节，最优的方案是在同一家医院用同一台机器做检查。直径增长超过2 mm，医生才能认定为真正的增长。

不同国家的差异

有的时候，关于磨玻璃结节的处理，中国和国外可能会出现差异。我有一位朋友在美国查出 7 mm 的纯磨玻璃结节，压力很大，非常想做手术拿掉。但当地医生按照指南，只推荐随访，拒绝给他做手术。而他回到国内后，没费什么周折，就找到医生做了手术。

这是为什么呢？中国和美国处理磨玻璃结节的指南方案是差不多的。按道理来讲，7 mm 的纯磨玻璃结节还是应该密切随访，以观察为主。有数据显示，对于这种结节，即使做了手术，也并不影响生存期。

那为什么美国医生不做，但中国医生就做了呢？因为美国和中国有个区别，就是美国的医疗支付系统以保险为主，而中国基本是靠自费。美国的医保系统决定了，在指南之外做手术，一来收费会有问题，二来如果出意外，医生无法承担责任，所以美国的医生都比较保守。但在中国没有这个限制，而且这类手术属于简单手术，哪怕三甲医院的医生按照指南不给做，去小医院也肯定能做。中国有些地方确实存在着对纯磨玻璃结节过度治疗的情况。

但客观地说，我朋友这事儿，也不能怪中国医生过度医疗，因为是他坚持让医生给他做手术的。如果非要说，也是一个愿打，一个愿挨。临床上确实发现有些人心理素质比较差，如果查出结节以后不做手术，心理无法承受，可能会出现失眠等精神问题，长此以往可能崩溃。对于这种情况，中国医生更加灵活地选择做手术或许是正确的选择。

但医生们也很清楚，这治疗的并非是肺上的疾病，而是患者心中的疾病。

人工智能与肺癌诊断的未来

可以看出，对于结节的处理方案，完全取决于对它恶性程度的判断。

而这方面，不同医生的水平差异是非常大的。对于同一个患者的肺部结节，不同医生对恶性程度的判断可能不同，因而处理意见可能也不一致。作为患者，我们既怕过度手术，又怕放过了真正的"坏蛋"。如果医生意见不一致，我们就迷茫了。

这个时候该怎么办呢？有时候我们可以寻找大医院里非常有经验的主任来帮忙，解决纠纷，但绝大多数时候这是不现实的。而最近几年，人工智能的兴起，给解决这个问题提供了希望。

说起人工智能，大家可能都知道下围棋的"阿尔法狗"（AlphaGo），但人工智能在医学影像识别方面也很有应用价值。电脑可以短期内就学习大量各种肺结节的病例，包括良性和恶性。机器刚开始鉴别率不高，但随着它看的片子越来越多，它能够不断成长完善。等它学习了几十万，甚至上百万个病例后，处理医学影像（看片）的准确度就能够等同于大医院里非常有经验的主任级影像专家，比大多数的医生要厉害得多。

和人相比，用人工智能来做判断有两个明显的好处。

首先，机器不会疲劳。医生每天看到第20个、第30个病人的时候，精力可能就不那么集中了，做出来的决定就不一定跟他看第一个病人时那么一致。而且医生的身体健康状况、情绪状况也可能会影响诊断，都会造成一定误差。但是机器看一个病人和看一万个病人是一样的。所以整体来看，机器的漏检率会比人低一些。

第二，机器的"经验"可以更丰富。机器是在几十万个病例的基础上训练的，而一名医生一辈子处理的病例可能也不会超过10万例，因此，机器会帮助医生提高鉴定检出结节是良性还是恶性的能力。"阿尔法狗"下棋能超过人，靠的就是大量的数据和学习。

我并不认为机器会完全取代医生，而是认为它会成为一种辅助工具。比较好的模式，应该是让机器先看片，把它发现的问题标记出来，医生再去仔细察看。如果医生同意机器的看法，无论良性还是疑似恶性，都可以做相应处理，信心也更足。如果医生不同意机器的看法，就再请多位专家来讨论。虽然最后还是人来做决定，但人工智能能减少医生的工作量、降低漏检率，令诊断更为精准，这对于经验不那么丰富的基层医院尤其重要。

除了影像学分析，基因检测的进步也有望帮助判断结节是良性还是恶性。随着这些技术的进步和普及，相信未来对肺部结节的风险判断会更加明确和清晰，患者也就不用在模糊地带反复纠结到底要不要切某个结节了。

飙升的甲状腺癌

毫无疑问，中国的癌症患者越来越多，绝大多数癌症类型的发病率都在提高。但不同癌症的增长速度也有所不同。图6-6是中国女性2000年到2014年的癌症发病率变化曲线。从中可以看出，女性最常见的三个主要癌种是乳腺癌、肺癌和结直肠癌，不仅发病率较高，而且都还在持续上升。

但真正增长最突兀，看起来最恐怖的，是表示甲状腺癌的图线。

甲状腺癌在中国曾经是很少见的。但从2000年开始，甲状腺癌的发病率突然开始飙升，每年以平均20%左右的速度增长，成为增速最快的恶性肿瘤。而且不知道什么原因，甲状腺癌偏爱女性，女性患病风险是男性的3倍。

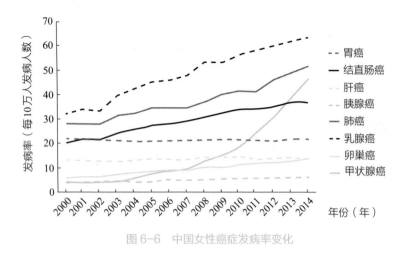

图 6-6　中国女性癌症发病率变化

数据来源：Cancer statistics in China, 2015. CA Cancer J Clin. 2016.

最近我经常收到相关的咨询，比如下面这位读者的问题就非常典型。

李教授好！我在上海华山医院体检，B超查出甲状腺结节4A，做了穿刺，病理结果：疑乳头状癌，建议做进一步基因检测。5年前，晴天霹雳，我父亲意外离世，母亲也刚刚离世不到一个月，现在我又被查出癌症，女儿才2岁半，我整个人都崩溃了！我现在是打算到复旦大学附属肿瘤医院和上海交大附属仁济医院再做检查，想多家医院复诊会诊看看能否确诊，再行手术。不知您有何建议？不知道能不能收到您的回复，期盼得到您的帮助！谢谢！

到底发生了什么事，使得中国的甲状腺癌大幅增加呢？是长期补碘过度，海鲜吃多了，还是受到了不明辐射？针对这个问题，社会上有各种各样的理论和猜测。但是，到目前为止，还没有让科学界信服的证据表明中国的甲状腺癌飙升和补碘或者日常生活中的辐射密切相关。查来查去，发现最大的原因，是因为检测仪器进步了。随着高分辨率B超的出现，我们找到了很多以前绝对发现不了的微小结节或肿瘤。现在的超声技术能找到直径只有1~2毫米的肿块。

其实，绝大多数筛查出来的甲状腺肿瘤恶性程度不高，并不会致命。但很多人并不知道这一点，以至于甲状腺癌成了现在被过度诊断、过度治疗最严重的癌症类型之一。有的肿瘤其实不会恶化，或者进展很缓慢，并不会引起临床症状和死亡，将其诊断为癌症并积极治疗，就造成了医疗资源的浪费和不必要的恐慌。

甲状腺癌的分型

首先必须澄清的是，我不是说所有甲状腺癌都不危险，不需要治疗。甲状腺癌和别的癌症类型一样，并不是一种病，而是多种类型的混合体，它需要的是精准医疗。甲状腺癌主要可以分为4种亚型，分别是乳头状癌、滤泡状癌、未分化癌和髓样癌。这4种亚型的发病率和危险程度各不相同，见表6–2。

表6-2　甲状腺癌的4种亚型

甲状腺癌亚型	百分比（%）	高发年龄	生存率
乳头状癌	85~90	年轻人（20~40岁）	极高
滤泡状癌	5~10	中青年（40~50岁）	高（很多需系统性治疗，包括放射性碘–131）
未分化癌	约5	老年人	低
髓样癌	约5	通常为老年人，但遗传性肿瘤会在年轻人中发生	个体差异大。遗传性髓样癌预后更差

甲状腺癌里有一小部分是恶性程度很高的未分化癌，它们主要发生在老年人中，平均生存期不到一年。有些遗传性的髓样癌，预后也不太好。幸运的是，最近出现了一些针对甲状腺癌的新药，比如针对携带 *RET* 基因

突变的髓样癌，新的*RET*靶向药展现了不错的疗效。对于这些恶性肿瘤，需要提高警惕，该治就得治。

但另一方面，甲状腺癌中最多的是乳头状癌，它主要发生在年轻人中，也是恶性程度最低、生存率最高的亚型。它的生存率高到什么程度呢？高到不谈5年生存率，而是谈20年生存率。甲状腺乳头状癌的20年生存率超过了90%，如果是微小乳头状癌，生存率几乎是100%。如此高的生存率，令人实在很难将其与我们平时谈之色变的"癌症"联系起来。

所以，关于甲状腺癌是否危险，不能一概而论，要看具体情况而定。

为什么说甲状腺癌有过度诊断和过度治疗问题？因为通过体检查出来的、最近数量疯狂增加的，几乎全都是乳头状癌，而且多数都个头很小。

由于技术的进步，我们现在把这些小的甲状腺癌筛了出来，但是否一定要切除甲状腺呢？是否还要做后续的放化疗？从科学角度看，这么做很不划算。因为筛查出来的这些甲状腺癌，极少会发展成为致命的癌症。有研究者解剖了因其他疾病去世的老年人，发现其实很多老年人去世时甲状腺上都有微小的乳头状癌，但一辈子没有恶化，也没有影响生活。

所以如果体检时发现很小的乳头状癌，不一定要立刻处理，完全可以选择观察。毕竟，甲状腺不是盲肠，还是有重要生理功能的，切除后会影响生活质量，包括永久甲状腺功能减退、终身服药、声音受损等。

甲状腺癌的过度筛查与治疗

甲状腺癌的过度筛查、过度治疗并不是中国特有的。这件事其实在几乎所有的发达国家都发生过，包括美国、欧洲国家、日本等。

但最严重的国家之一，是韩国。自从20世纪90年代韩国开始用超声筛查甲状腺癌，患者数量在短短的10年内暴涨了15倍，和中国现在的情况几乎一模一样。无数韩国人被切掉甲状腺，甚至做了放射性碘-131等更重的治疗。但研究者通过跟踪发现，虽然患者多了15倍，每年死于甲状腺癌的人数，却没什么变化。

这就太尴尬了。因为如果甲状腺癌真的是恶性的，而且患病人数暴涨了15倍，那除了筛查出来的这些，肯定还有更多没有被筛查出来的患者，他们早晚会死于甲状腺癌，整体死于甲状腺癌的人数肯定会上升。

但事实上，死亡人数没有变化。这说明无论筛查还是不筛查，真正致命的甲状腺癌都只是很小的一部分。筛查出来的那么多甲状腺癌，恶性的比例微乎其微。

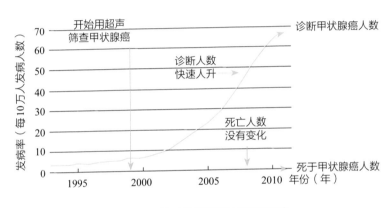

图6-7　韩国甲状腺癌过度筛查现象

数据来源：Cancer Research UK

2016年《新英格兰医学杂志》发表的一篇文章指出韩国甲状腺癌患者中的90%、美国患者的70%~80%，被过度诊断和治疗了。据估计，发达国家有50万名以上的甲状腺癌患者是过度诊断，并且接受了不必要的手术和抗癌治疗。

由于这些教训，目前美国的甲状腺协会官方推荐：直径小于1厘米的乳头状癌，除非有明确高危因素，否则不推荐过度治疗，建议通过积极观察、定期复查来监控。因为目前并没有科学证据显示，对于微小的乳头状癌做手术切除或其他治疗，能提高患者的生存期。

　　癌症筛查需要找到一个平衡点。一方面，筛查确实很重要，因为早发现、早治疗、早治愈。但另一方面，由于很多筛查出来的肿瘤或者结节其实是惰性的，避免接受不必要的激进治疗也很重要。相信随着进一步研究，尤其是分子检测的进步，我们能更好地区分"必须立刻处理"和"其实不用担心"的早期肿瘤。毕竟，我们并不需要处理所有肿瘤，只需要处理可能致命的肿瘤。

甲状腺结节的危险分级

上文提到，由于高分辨率B超的出现和体检的普及，近年来中国甲状腺结节和甲状腺癌的患者数量急剧增加。如何判断这些结节和肿瘤的危险程度，成了最重要的科学问题。因为这会直接影响要不要立即手术，以及最佳的后续治疗方案是什么。

先来说甲状腺结节。甲状腺结节很多，但90%以上的结节是良性的，一辈子也不会恶变，更不会致命。真正能称为癌症，也就是恶性的，比例只有5%左右。对于良性的甲状腺结节，正常情况下只需要密切观察，不用着急切掉。毕竟，切掉甲状腺不是没有风险的。尤其是全切，除了手术风险，还会带来一系列的生活改变，包括终身服用甲状腺激素等。而如果结节属于那5%恶性的结节，就应该积极治疗。

那怎么知道它到底是不是恶性的呢？有三类主要方法：一是看临床指标，二是看穿刺病理，三是看基因突变。

临床指标主要是超声和血液的检查。如果结节具备一些特征，比如超声发现是"实性低回声结节""边界不规则"等，那恶性的概率就更高。如果血清指标，比如促甲状腺激素（TSH）水平很高，那结节恶性的概率也更高。

如果怀疑结节是恶性的，通常会进一步做穿刺病理来确诊，也就是用细针取一些结节的样品，放到显微镜下来仔细观察。这是诊断肿瘤特性的黄金标准，正所谓眼见为实。在显微镜下，甲状腺结节的病理诊断按照良恶性程度可以分为6级（见表6–3）。其中2级属于良性，风险最低，而6级则是最危险的恶性肿瘤。幸运的是，2级良性结节的数量远远多于6级恶性结节。

表6-3　甲状腺结节的良恶性分级

Bethesda分级	细胞病理学诊断	推荐处理方法
1级	无法诊断	重新穿刺活检
2级	良性	临床随访
3级	意义不明的细胞非典型性病变（AUS）	重新穿刺活检、基因检测、腺叶切除
4级	滤泡性肿瘤/可疑滤泡性肿瘤（FN/SFN）	基因检测、腺叶切除
5级	可疑恶性	腺叶切除、近全切除
6级	恶性	腺叶切除、近全切除

但即便有显微镜的帮助，依然有30%左右的结节（主要是3级和4级）处于灰色地带，可能是良性的，也可能是恶性的。这些患者是最纠结的：既不想冒险，放任潜在的恶性结节生长，又不想过度治疗，给身体带来不

必要的伤害。

如何进一步鉴别结节到底是不是恶性的？常见方法是基因检测。

多年研究发现，有一些基因突变和甲状腺肿瘤的恶性程度密切相关，比如 *BRAF* 基因突变、*RET* 基因重排或突变、*TERT* 启动子突变、*PAX8* 融合突变等，这些特定的基因变化都在甲状腺癌中常见，但良性结节中非常罕见。如果测序发现这类突变，医生就会强烈怀疑是恶性肿瘤，会建议积极治疗，而不是观察。

检测时最常用的标记物是 *BRAF* 基因突变。很多乳头状甲状腺癌都有 *BRAF* 突变，而良性甲状腺结节几乎没有。如果一个甲状腺结节查出了 *BRAF* 突变，那么其恶性的概率是99%；如果同时出现两个高风险突变（比如 *BRAF* 突变 + *TERT* 启动子突变），肿瘤恶性程度可能更强，风险还会更高。

有这些突变，代表风险高，那如果没有查出这些突变，结节是不是就一定为良性呢？也不能保证。因为不是100%的甲状腺癌都有这些突变，总有一小部分恶性肿瘤是别的罕见突变。

那该怎么办呢？还是可以尝试基因检测，但需要使用别的方法。比如有美国公司开发了一种叫 Afirma 的基因检测套餐，通过综合分析142种基因的表达水平，能比较有效地确定良性结节。

总之，在病理判断不明确的情况下，适当的基因检测可能会提供额外信息，让诊断更加明确。

甲状腺癌的精准医疗

刚才说了甲状腺结节，那如果已经明确是甲状腺癌，一般怎么治疗？是否还有做基因检测的必要呢？要看情况。

前面介绍过，甲状腺癌和别的癌症类型一样，并不是一种病。它主要可以分为4种亚型：乳头状癌、滤泡状癌、未分化癌和髓样癌。这4种亚型的发病率和危险程度各不相同。其中乳头状癌和滤泡状癌统称为分化型甲状腺癌。它们最常见，患者生存率也最高。而未分化癌和髓样癌相对少见，但整体预后更差。对于未分化癌和髓样癌，由于风险高，一般被诊断后就需要立刻进行综合治疗，常见手段包括手术、放疗、化疗、靶向药等。

相对更难决定治疗方法的是乳头状癌和滤泡状癌。遇到这类肿瘤，有两个问题需要考虑：要不要立刻做手术？如果手术，是部分切（腺叶切除）还是全切？

从科学角度看，应该要具体分析每个患者肿瘤的风险。乳头状癌占了甲状腺癌的85%以上，通过体检查出来的几乎全都是乳头状癌，而且很多是个头很小的微小癌。这类乳头状甲状腺微小癌的整体生存率相当高，很多患者不需要立刻治疗，可以选择"积极观察"，也就是不手术，定期检查，密切关注变化。但并不是所有人都适合这样。如果肿瘤有一些高危特征，比如淋巴结已经有转移，或者基因检测发现了高危突变（*BRAF*突变＋*TERT*突变，*BRAF*突变＋*TP53*突变等），还是推荐积极治疗，而不是等待。

如果决定手术，那下一个重要问题就是选择部分切（腺叶切除）还是全切。对于乳头状癌或滤泡状癌这类分化型甲状腺癌，腺叶切除和对应淋巴结清扫是标准治疗方案。但如果存在高危因素，比如肿瘤个头比较大，基因检测发现*BRAF*突变，甚至*BRAF*突变＋*TERT*突变，那复发概率会更高。为了降低风险，可能需要做全切＋中央区淋巴结清扫＋放射性碘131治疗。

甲状腺癌治疗方案是因人而异的，也需要精准医疗。有的什么都不需要做，定期体检复查就好，而有的需要立刻进行手术。通过多种指标判断个体风险，才能找到最合适的选择。

甲状腺结节和甲状腺癌的关系

我们常说，早诊断，早发现，早治疗，这针对的是有恶变风险的情况。比如结直肠里面的部分息肉有恶变的可能，是结直肠癌的前身，因此体检时，如果肠镜发现息肉通常会推荐切除，这一措施让美国的结直肠癌死亡率显著降低。

但甲状腺癌有些不同。长期以来，科学界都一直怀疑，良性的甲状腺结节并不是甲状腺癌的前身。很多根本无须治疗的群众接受了手术、放疗、化疗等治疗，造成精神、身体、金钱三重打击。一个重要的证据是，虽然最近很多国家良性甲状腺结节患者暴涨，但死于甲状腺癌的患者数量却没什么变化。这间接说明了绝大多数甲状腺结节是不会恶化，影响人寿命的。

但这个观点一直缺乏直接的科学证据，所以患者有些无所适从，很多人还是会选择一切了之。

最近几年，这一情况有了改变。比如2017年，来自中国上海瑞金医院的科学家做了个很重要的研究，从基因层面证明了良性甲状腺结节和甲状腺癌本质上是完全不同的，是独立发生的事件，也就是说，甲状腺癌极有可能并不是从甲状腺结节恶变而来的。

这对于防止良性甲状腺结节的过度治疗有着非常重要的意义。

这项研究对几十例良性甲状腺结节和恶性甲状腺癌进行基因测序，发现它们虽然都有突变，但二者的主要突变类型完全不同。良性结节中不少有*ZNF148*、*SPOP*和*EZH2*等基因突变，但甲状腺癌里却完全没有这样的突变，相反，恶性肿瘤里比较多的是*BRAF*基因突变，而这个基因突变在良性结节里是没有的。这直接证明了，至少在这次研究的样品里，恶性甲状腺癌绝不是从良性结节发展来的。

肿瘤的恶化过程是基因突变积累的过程，如果恶性肿瘤来自良性结节，那就一定含有良性结节的重要突变。比如图6-8（a）中，结节如果有A、B、C突变，那从它而来的恶性肿瘤一定也有A、B、C。但现在的结果却是如图（b）这样。

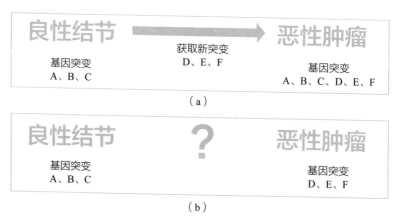

图6-8　甲状腺癌并非来自甲状腺结节的证据

唯一的解释就是恶性肿瘤其实另有来源，良性结节被冤枉了。

另一个重要信息是，*ZNF148*、*SPOP*和*EZH2*这三种突变可以作为结节为良性的标志，如果结节查出有这三种突变之一，那么它是良性的概率非常大。无须激进治疗，积极观察是最佳选择。相反，如果发现*BRAF*基因突变，那几乎可以肯定是恶性甲状腺癌。当然也不用慌，只要积极配合科学治疗，治愈率依然很高。

打个比方，甲状腺结节和甲状腺癌的关系，类似于熊孩子和恐怖分子的关系。

我们都希望尽量避免社会上出现恐怖分子（恶性肿瘤）。一直以来，大家都不知道淘气捣蛋的熊孩子（良性结节），长大了会不会变成十恶不赦的恐怖分子。但为了安全，很多熊孩子都被干掉了。不怕一万，就怕万一。

但最近发现，真正的恐怖分子，小时候根本就没有淘气捣蛋的历史，反而喜欢虐杀小动物。这一方面证明了淘气捣蛋的熊孩子长大后不会变成恐怖分子，不用对他们过分紧张；另一方面说明我们要留意那些虐待动物的小孩子。

下一步科研方向

上述的研究毫无疑问是个很好的尝试，思路和结论都很有价值，但它只是早期研究，目前并不能得出100%的良性甲状腺结节都不会变成甲状腺癌的定论。要改变临床实践，防止过度治疗，还有很多需要进一步探讨的问题。

首先，最重要的是，结果需要大规模验证。这次试验只用了一家医院几十位患者的样品，算是试探性工作。要得出更有说服力的结论，需要来自更多医院的更多数据。

其次，研究发现只有26%左右的良性甲状腺结节携带*ZNF148*、*SPOP*

和*EZH2*这3种"安全突变",余下的74%中,还有哪些安全标志?淘气捣蛋的熊孩子不会成为恐怖分子,随地大小便的熊孩子安全不?

此外,并不是只有甲状腺结节存在过度治疗的风险,乳腺结节和肺部结节也有非常类似的问题。所以,通过各种检测手段,来发现"安全标记物",是非常重要的。

未来,我们希望能准确告诉每一位结节患者,这个结节到底是良性、无须治疗,还是有恶化可能,需要提前处理。我国有非常好的医疗资源,如果科学家好好利用,一定能诞生杰出的工作。

一级预防和二级预防

假如每个人都做好预防和筛查，哪一种常见癌症最可能从地球上消失？

我的答案是宫颈癌。

宫颈癌是最常见的妇科恶性肿瘤之一，中国也是宫颈癌的高发区。2015年，我国宫颈癌新发病例13万例，占全球新增宫颈癌病例的近30%。但它其实是最容易规避的癌症之一，因为一级预防和二级预防对它都非常有效。

一级预防，指规避患癌的风险因素，从根本上降低癌症发生概率，包括通过戒烟来预防肺癌、控酒来预防肝癌、防晒来预防皮肤癌，等等。

二级预防，也就是筛查，指发现早期病变或良性肿瘤，尽早除去隐患，防止它变成恶性，包括用肠镜筛查结直肠癌、用胃镜筛查胃癌、用X光和超声筛查乳腺癌，等等。

如果对于某种癌症，我们既不知道发病的主要原因，又没有好的筛查办法，那一级预防和二级预防就都没办法做。这类肿瘤通常发现就是晚期，治疗效果很不好，比如胰腺癌、脑胶质瘤等。反过来，如果对某种癌症，我们能同时做好一级预防和二级预防，它的发病率和死亡率就应该会显著降低。肺癌就是一个典型例子。它既有一级预防方案（控烟、治理室内外空气污染等），又有二级预防方案（低剂量螺旋CT筛查）。正是得益于这些预防工作的成功开展，从1990年至今，美国男性肺癌死亡率下降了接近50%。遗憾的是，在中国，这两种预防我们都还做得不好，所以肺癌依然是中国第一大癌种。

但如果要说在理想状态下最容易预防的，还要数宫颈癌。

宫颈癌的预防和筛查

和肺癌一样，宫颈癌既能做一级预防，又能做二级预防。

宫颈癌的一级预防是所有癌症里面相对最容易的，因为发病原因非常清楚：高达99%的宫颈癌都是由高危HPV（人乳头瘤病毒）持续感染导致的，因此，只要防住高危HPV感染，理论上就可以预防几乎所有的宫颈癌。

要防住HPV病毒，接种HPV疫苗就可以了。在前面，我们已经介绍了HPV疫苗。简单而言，无论是二价、四价还是九价疫苗，只要正确接种，都能有效地预防中国绝大多数高危HPV感染，并且显著降低宫颈癌发生概率。无论你选哪一个，都比不选要好很多。我强烈推荐适龄女性去接种HPV疫苗。

目前，市面上只有两类"防癌疫苗"，都是针对和癌症相关的病毒感染的。除了HPV疫苗，另一个是和肝癌密切相关的乙肝病毒（HBV）疫苗。

宫颈癌不仅有疫苗，还有很不错的二级预防（筛查）手段。目前宫颈癌的筛查有两种主要方法：宫颈细胞学检查和高危HPV筛查。

宫颈细胞学检查的目标是提前发现早期的异常细胞。宫颈细胞从开始出现异常到真正癌变，平均需要10年左右，所以给我们提供了筛查的机会。宫颈细胞学检查传统是用巴氏涂片（PAP），但目前中国最常见的是薄层液基细胞学检查（TCT）。它们的本质都是取一些子宫颈周围的细胞样本，放置于显微镜下观察。然后，专业医生就可以判断样品里是否有生长异常的细胞，恶性程度有多高，是否需要进一步检查或治疗，等等。

如果出现了异常细胞，医生就需要进行进一步的检查，比如做阴道镜，然后做出相应的处理。

从20世纪60年代开始，宫颈细胞学检查就开始在欧美得到推广，成为最早的癌症筛查手段之一。很快，这些国家的宫颈癌发病率和死亡率就开始大幅下降。英国、美国等国家宫颈癌死亡率降低了超过70%，见图6–9。最早的HPV疫苗2006年才上市，所以这些进步几乎全部要归功于宫颈细胞学检查。

除了宫颈细胞学检查，高危HPV筛查也是一种常见的二级预防手段。

HPV有近200种亚型，其中10多种和宫颈癌密切相关，属于高危亚型。其中最关键的是HPV 16和HPV 18，70%左右的宫颈癌是这两种病毒亚型导致的。高危HPV筛查，一般是通过检测宫颈细胞样品来判断女性体内是否携带高危HPV。

必须指出的是，女性即使被高危HPV感染，并不意味着一定会得宫颈癌，只是风险会增加，需要做进一步的检查。也是出于HPV感染不等于宫颈癌，所以高危HPV检测很少单独用于筛查，通常都是配合宫颈细胞学检

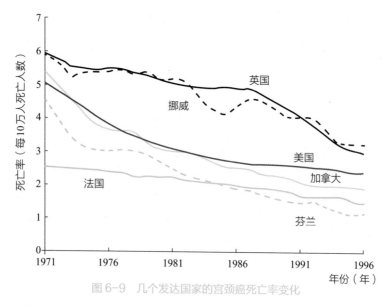

图6-9　几个发达国家的宫颈癌死亡率变化

数据来源：https://gco.iarc.fr/

查进行，是整体筛查的一部分。如果两种方法同时使用，根据二者结果的组合，有相应的推荐处理方法，见表6-4。

表6-4　根据宫颈细胞学检查和HPV病毒检测结果推荐的处理方法

宫颈细胞学	正常	正常	正常	轻微异常（ASC–US）	显著异常	显著异常
高危HPV	阴性	阳性（HPV16/18）	阳性（非HPV16/18）	阴性	阴性	阳性
参考处理方式	3年后再筛查	阴道镜检查	1年后复查	1年后复查	阴道镜检查	阴道镜检查

那宫颈癌筛查什么岁数开始做，多久做一次呢？目前推荐有性行为的女性从21岁开始做宫颈细胞学检查。不用每年都做，如果上一次检查没有发现问题，每3年做一次就好。从30岁开始，可以加上每3~5年做一次高危HPV筛查。数据显示，30岁以下女性做HPV筛查意义不大。

　　说到这里，有人可能会问，既然已经能筛查，是不是就不用打疫苗了呢？很多怕疫苗的人可能都会这样想。当然不是。宫颈癌是目前为止唯一既有预防性疫苗又有很好筛查手段的癌症类型。无论是国家还是个人，都应该好好利用这两把保护伞。科学上而言，预防是上策，筛查是中策，治疗是下策。我们最希望的还是防患于未然，所以筛查无法取代疫苗。对于有条件的适龄女性，专家都推荐既接种疫苗也做好筛查。不过中国确实有个现实国情，就是农村经济不发达，有可能无法承担疫苗费用。在这种情况下，站在社会经济学的角度来看，便宜简单的筛查方案可能是更容易推广的办法。

　　总之，宫颈癌是最容易预防的一种癌症，如果大家都能做好，会不会完全消失不好说，但肯定会变成一种罕见病。

"一滴血筛查鼻咽癌"是怎么回事?

鼻咽癌的传统筛查方法

　　鼻咽癌是一种"中国特色"的癌症,经常被称为"广东癌",因为广东/香港地区的发病率高居全球第一。广东地区的人患鼻咽癌的概率,是其他低发病率地区的20倍!世界上绝大多数鼻咽癌集中在中国华南地区和东南亚。但它与多数恶性肿瘤一样,只要早发现、早治疗,生存概率非常高。在我国顶尖医院,早期鼻咽癌的临床治愈率可以达到90%以上。

　　在解释各种检测方法之前,我们先来了解一下,什么人适合做鼻咽癌筛查。简单来说,就是鼻咽癌高危人群,包括:

　　　　• 有鼻咽癌家族史者;

- 生活在鼻咽癌高发区（南方五省区：广东、广西、湖南、福建、江西），年龄30~59岁的当地居民；
- 经常接触致癌因素，包括吸烟、接触油烟等污染的人；
- 反复出现原因不明的头痛、鼻涕带血、耳鸣、听力下降等症状，经常规治疗不愈者；
- 有慢性鼻咽疾病史的人群；
- 颈部不明原因出现无痛性的肿大淋巴结者。

一般来说，华南地区人群，特别是有鼻咽癌家族史的人是筛查的最大获益群体。

那怎么样才能有效筛查鼻咽癌呢？传统上常用的方法包括纤维鼻咽镜检测和EB病毒相关抗体检测等。最近几年，无创的EBV–DNA检测被证明有效，正在被快速推广。我们先聊聊传统的鼻咽癌筛查方法，首先是纤维鼻咽镜检测。

纤维鼻咽镜又叫鼻内窥镜，是一种能对鼻腔进行详细检查的光学设备。医生可以用这种工具来直接检查鼻腔部位是否存在异常。如果发现异常的肿物，医生可以考虑穿刺取样，然后把样品放到显微镜下仔细观察，通过是否有癌变的细胞来判断是否属于肿瘤/癌症。

EB病毒相关抗体检测则是目前主流的初步筛查方法，通常是抽取受检者3~5毫升的血样，分析血清中针对EB病毒的抗体。它背后的原理是几乎100%的鼻咽癌患者都携带EB病毒，因此体内会存在针对EB病毒的各种抗体。在鼻咽癌最高发的地区，一般提倡同时检测多个针对EB病毒的抗体。根据不同结果，可以对被检查者的鼻咽癌风险进行评级。

纤维鼻咽镜和EB病毒相关抗体检测这两种方法各有优缺点，通常需要配合使用。

EB病毒的DNA检测

除了传统的方法，最近在鼻咽癌筛查领域两年发展最快的，是EBV–DNA筛查法。2017年，著名的华人科学家卢煜明的团队在《新英格兰医学杂志》发表论文，证明了EBV–DNA方法的可行性。

卢煜明不是大众明星，但在科学界是绝对的大咖，可谓无人不知，无人不晓。他1997年发表革命性论文，证明了孕妇外周血中存在胎儿DNA，无创产前检测从此诞生。这次，他跨到癌症筛查领域，再次做出了出色的工作。

EBV–DNA筛查法原理的核心，是鼻咽癌和EB病毒的关系。这个鼻咽癌的筛查，其实不是筛查癌细胞，而是筛查EB病毒基因。研究表明，绝大多数鼻咽癌患者都是EB病毒阳性，而每个鼻咽癌细胞里平均包含多达50个EB病毒拷贝。

和正常细胞一样，癌细胞也在不停地更新换代。每一天，都会有很多癌细胞由于各种原因死亡。而在死亡的过程中，癌细胞里面的物质，包括DNA，就会进入血液循环。由于鼻咽癌细胞中含有EB病毒的DNA，因此病毒的DNA也会随着癌细胞死亡而进入血液循环。因此，有科学家猜想，通过检测人体血液中的EB病毒，就可能判断是否有隐藏的鼻咽癌细胞在生长。

但是这个猜想一开始受到了很大的质疑，最大的担心，是假阳性。EB病毒感染是非常普遍的现象，但是，绝大多数EB病毒阳性的人，一辈子也不会得鼻咽癌。这有点儿像乙肝病毒和肝癌的关系：虽然感染慢性乙肝病毒会增加肝癌风险，但绝大多数乙肝病毒携带者一辈子也不会得肝癌。因此，很多人觉得，不可能通过检测EB病毒，来准确判断是否有鼻咽癌。

那这次卢煜明团队为什么成功了呢？因为他们在5年前做出了一个重

大的发现：由于癌细胞会不停生长和死亡，因此真正的鼻咽癌患者的血液中一直都有EB病毒的DNA；而没有患癌的EB病毒携带者，其血液中虽然也可能有病毒DNA，但是含量起伏不定。

卢的团队发现，如果第一次检测阳性的人间隔两周再测，健康人大多数会变为阴性，而真正得了鼻咽癌的人，绝大多数两次都是阳性。通过连续两次检测，就能排除绝大多数假阳性，增强筛查的效果。

传统肿瘤标记物的筛查其实同样如此。经常有人体检后查出某个肿瘤标记物阳性，吓个半死然后赶快跑来问我。只要没有超标太多，我通常的建议都是："别着急，过两个月再去查，除非一直增加，不然不用担心。"事实上，绝大多数人的标记物在第二次检测时的指标就降下来了。

类比一下，假设我们要检查小明是不是吃货。第一天，我们发现他一口气吃了5个大馒头，但这可能只是偶尔饿了，碰巧而已。凭借这一次的观察下结论，过于武断。但如果两周以后，又发现他一口气吃了5个馒头，那他是吃货的概率就大大增加了。

重要的数据

这次研究其实并不包含什么"黑科技"，使用的都是很成熟的技术。但它的意义十分重大：第一，它客观证明了连续两次检测血液中的EB病毒DNA，能有效地筛查鼻咽癌；第二，筛查出的鼻咽癌绝大多数是早中期，治愈可能性大增，因此能真正挽救生命。

图6–10显示，这次2万多人参与筛查，最后34位患者确诊鼻咽癌，其中接近50%都是1期，70%是早中期（1~2期），完全是可以治愈的。相比而言，在没有筛查的情况下，香港诊断的鼻咽癌中近80%都是中晚期（3~4期）。

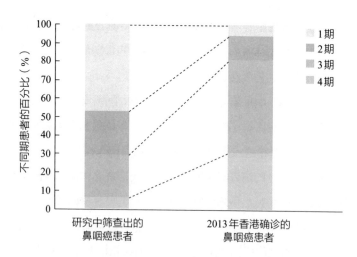

图 6-10　EBV-DNA筛查出的鼻咽癌患者与未经筛查而确诊的患者分期对比

数据来源：Analysis of Plasma Epstein–Barr Virus DNA to Screen for Nasopharyngeal Cancer. N Engl J Med. 2017.

这些患者由于整体被发现早，治疗效果好，无进展生存率显著高于历史统计水平。3年存活率从70%一跃升到97%。

能否发现早期肿瘤，提高治愈率和生存率，是判断癌症筛查是否有效的最重要指标，而这次的无创鼻咽癌筛查，做到了。

前面说了，这次筛查方案最重要的一个点就是"两次筛查"。只有两次都是阳性的人，才会被判断为有鼻咽癌风险。而连续两次测出阳性，也不一定是鼻咽癌。这次研究中，2万多人里，有309个筛查阳性（两次都是阳性），但最终确诊的只有34位，真阳性的比例只有11%。

虽然连续两次检测能排除很多的假阳性，但依然不能全部排除。所以，筛查结果为阳性也不要恐慌，进一步用鼻咽内窥镜和核磁共振确诊再说。更何况，即使中招，绝大多数鼻咽癌也是可以治愈的早中期。

最后，既然鼻咽癌有这么好的无创筛查方法，其他癌症类型也会出现类似手段吗？暂时还不行。

这次的鼻咽癌筛查是一个特例，因为它和一种病毒紧密相关，而且病毒DNA会被释放到血液里，从而被检测到。绝大多数癌症并没有这样容易检测的DNA特征，因此这次成功暂时还不能复制。

但无论是美国、欧洲各国还是中国，都已经有很多财大气粗的高科技公司，在尝试分析血液里面的各种肿瘤特异指标，用来开发适合于广大健康人群的癌症筛查。虽然技术难度很高，但最近两年曙光已经初现，相信很快就能有好消息。

或许有一天，简单的一滴血筛查癌症的技术，真的会实现。

乳腺癌怎么筛查?

乳腺癌筛查方法

乳腺癌是中国女性的第一大癌症类型,每年中国有近40万女性罹患乳腺癌。按照目前的发病率,中国每20个女性,就有一个会在一辈子某个时候不幸遭遇乳腺癌。更重要的是,随着饮食、压力等因素使得身体内环境稳态发生改变,乳腺癌的发病率还在不断增长。据统计,中国各个年龄段的女性,乳腺癌的发病率都在提高。

好消息是,乳腺癌和多数肿瘤一样,预后基本取决于分期,晚期乳腺癌生存率有限,而早期乳腺癌的治愈率接近100%,所以,推广乳腺癌的筛查迫在眉睫。

那乳腺癌怎么筛查呢?前文介绍过,每种癌症筛查方式不同,而且并不是说越贵的手段就越好。任何手段要被专家认可，都需要有多年研究数据的支持。大家经常听到的基因检测、PET-CT、肿瘤标记物等，都不是有效的乳腺癌筛查手段。目前官方推荐手段主要是乳腺钼靶（X光）和B超，特殊情况下可以考虑磁共振成像。

对于大多数中国女性而言，筛查开始的时间可以参考中国抗癌协会发布的《乳腺癌诊治指南与规范》推荐的筛查方案：

非高危人群

20~39岁：不推荐进行乳腺筛查。

40~49岁：适合机会性筛查；每年一次乳腺钼靶（X光）检查，推荐与临床体检联合；对致密型乳腺推荐与B超检查联合。

50~69岁：适合机会性筛查和人群普查；每1~2年一次乳腺钼靶检查，推荐与临床体检联合；对致密型乳腺推荐与B超检查联合。

70岁或以上：适合机会性筛查；每2年一次乳腺钼靶检查，推荐与临床体检联合；对致密型乳腺推荐与B超检查联合。

高危人群

建议高危人群提前进行筛查（20~40岁时），筛查频率推荐每年一次，筛查手段除了应用一般人群常用的临床体检、B超和乳腺钼靶检查之外，还可以应用MRI（磁共振成像）等影像学手段。

简单来说，一般女性可以从40岁开始筛查，最开始一年一次，到后面两年一次。如果是高危人群，就应该早点儿开始，同时需要加入磁共振等方法。

哪些人是乳腺癌高危人群呢？主要有三类：

* 有明显的乳腺癌家族史，携带遗传突变基因的人；

• 既往有乳腺导管或小叶不典型增生或小叶原位癌的患者;

• 30 岁前接受过胸部放疗的患者。

了解自己的家族病史非常重要。统计发现,乳腺癌多数是随机发生的,但有 5% 左右是遗传导致的。如果家族有遗传风险,比如有多位直系亲属被诊断为乳腺癌或卵巢癌,或者直系亲属双侧都出现乳腺癌等,那你就应该特别小心,最好找专家做咨询,看看要不要做基因检测。如果确实发现携带 BRCA 基因高危突变等情况,那筛查的密度和方法都会和普通人有些不同。

中国和美国的差异

美国的乳腺癌筛查推广得比中国早很多,经验也更加丰富。从大方向来说,中国和美国是一致的,但在一些细节上有所不同。比如说,美国的筛查指南对于 74 岁以上人群的乳腺癌筛查是不推荐的。专家这种态度最主要的理由,是在岁数大了以后,即使发现早期乳腺癌也意义有限,因为如果治疗,很可能弊大于利。一是老年人做手术的风险显著更高,二是老年人癌细胞通常进展不快,患者反而更可能死于别的疾病。权衡利弊,美国通常都不推荐老年人做癌症筛查。

但现实中,中美都有不少老年人依然在做筛查。我个人认为,要不要做筛查和患者的个人身体状况、经济情况都密切相关,没有简单的"应该"或者"不应该"的答案,可以和医生讨论后做决定。

中国和美国更大的区别在于筛查的方法。欧美的指南中,往往推荐适龄女性单独用钼靶来做乳腺癌的筛查,而中国一般会加上 B 超。

这是什么原因呢? 主要是生物学的原因。无论哪个国家,乳腺钼靶都是最主要也是最基础的乳腺癌筛查手段。因为它价格不贵、性价比高,大量研究已经证明乳腺钼靶可以降低死于乳腺癌的风险。

但相对于欧美来说，中国女性乳腺癌单用钼靶的早筛效果要差一些，可能导致30%的女性漏诊，也就是假阴性。这是因为欧美和亚洲女性的乳房组成有些不同，欧美女性乳房一般脂肪多，X射线穿透效果好，成像清晰，而亚洲女性致密性乳腺多，脂肪少而腺体和结缔组织多，乳腺钼靶检查可能会受到干扰，看不到小的肿块。

这种情况下，就应该配合其他技术一同筛查，比如B超。研究发现，钼靶+B超能提高致密乳腺女性的早期乳腺癌筛查效果，所以中国多个指南，包括中国抗癌协会的乳腺癌诊治指南与规范，都专门强调了对致密型乳腺推荐与B超联合检查。

除了生物学的原因外，在中国能用B超进行筛查，而美国不推荐，还有经济上的原因。在中国，做B超也就几十元人民币，每年做一次也没问题。而在美国，做个B超一般要几百甚至上千美元，根本不可能广泛用于普通人的筛查。

除了钼靶+B超，还有一些人在积极开发新的乳腺癌筛查技术。比如最近出现了一种"数字化乳房断层合成技术"，灵敏度和特异性都优于传统钼靶，可提高致密乳腺的肿瘤检出率。这样的创新，或许能帮助检出更多的早期乳腺癌。

乳腺自检

有人可能发现了一个问题：为什么没有自检？不是经常说自检，比如洗澡的时候多摸摸，可以帮助发现乳腺癌吗？

这是个很有趣的话题。确实，如果上网去搜乳腺癌的自检方法，会看到一系列相关的文章，还有很详细的自检手法。但关于这样的自检是不是真的有用，是不是真能帮助发现早期乳腺癌，目前是有很大争议的。有人做过这方面的研究，但至少到目前为止，还没有明确的科学证据显示自检真能帮助提高早期乳腺癌的发现率。

　　以前有一篇文献很有意思，它描述了20世纪80年代在上海纺织女工当中进行的一项实验。女工被分为两组，一组被要求定期在洗澡的时候进行自我筛查，还有一组不做任何要求。结果是两组女工中被发现患有乳腺癌的比例没有任何差别，最明显的差别是要求自查的那一组女工的心理压力更大。

　　其实从科学的角度看，自检效果差并不难理解。真正的早期肿瘤是很微小的，自检时很难摸到。等你真正能摸到的时候，往往意味着肿瘤已经生长了挺长一段时间，不那么早期了。真想筛查出特别早期的肿瘤的话，最好还是借助一些更灵敏的现代技术，包括各种影像。

　　总而言之，乳腺癌是可以早发现、早治疗的，它的筛查有明确的指南和管理方案。我们应该在有医生指导、遵循指南的大前提下，结合个人的情况进行调整，既要避免错失干预的良机，又要避免过度检查和过度治疗。

无论男女都应该筛查的癌症

如果说有一种癌症，无论男女，到了一定年纪的人都应该筛查，那就是结直肠癌。结肠癌和直肠癌分别是起源于结肠或直肠的癌症，由于有很多相似之处，它们经常被划分在一起，统称结直肠癌。

结直肠癌在发达国家发病率最高，和现代生活方式密切相关。随着经济的发展，中国的结直肠癌发病率和死亡率都在持续增长，非常值得关注。

美国在过去20多年，结直肠癌发病率和死亡率都持续下降（见图6–11），主要得益于从20世纪80年代开始的结直肠癌筛查推广。

结直肠癌之所以能被有效筛查，是因为它有相对明确的发病机理和逐步恶化过程。图6–12就展现了从1期早期到4期晚期的结直肠癌变化过程。

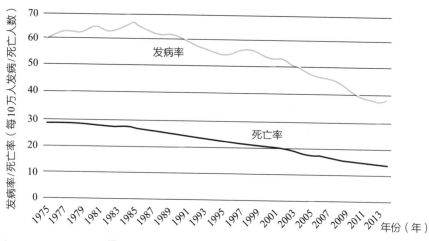

图 6-11　美国结直肠癌发病率与死亡率

数据来源：https://seer.cancer.gov/statfacts/html/colorect.html

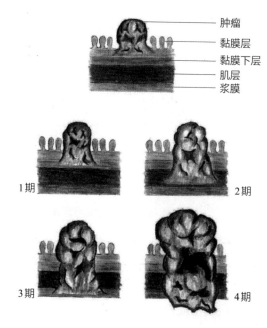

图 6-12　结直肠癌从早期到晚期的变化过程

绘图：马德亮，经授权使用

可以看出，肿瘤癌变的过程，就是肿瘤逐步扩展地盘到最终转移的过程。一开始，肠道某些细胞出现了基因突变，开始不受控制地分裂，如果顺利逃脱免疫系统监管，就会逐渐形成息肉。息肉绝大多数属于良性肿瘤，一般缓慢生长而不会扩散。但随着息肉的生长，细胞可能积累更多的基因突变而继续恶化，最终变成转移的恶性肿瘤（癌症）。

一般而言，1期结直肠癌还待在原发的地方，只要用手术等手段切除，基本就搞定了。而4期结直肠癌已经突破了局部限制，侵入了肌层和浆膜层，从而转移到了周围组织，甚至通过循环系统转移到了别的器官。这时，治疗难度已然大幅提升，只靠手术就不够了，还需要系统性治疗，比如化疗、靶向药物、免疫药物等。

幸运的是，结直肠癌的整个癌变过程比较缓慢，从一个细胞出现突变开始异常生长，到变成良性的息肉，再到晚期结直肠癌，平均需要20年以上。因此结直肠癌患者整体年龄偏大，多数是65岁以上的老人，见图6–13。

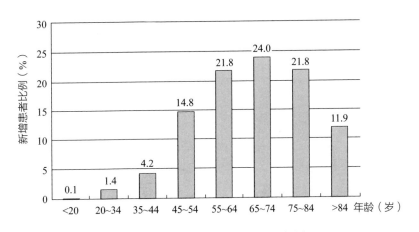

图6-13　美国新诊断结直肠癌的年龄分布

数据来源：https://seer.cancer.gov/statfacts/html/colorect.html

结直肠癌的缓慢生长，也给了我们很好的筛查机会。如果能在细胞开始突变的10年之内，甚至5年之内，找到还没有转移的肿瘤，并且通过手术等手段切除，就完全能实现临床治愈。1期和2期结直肠癌生存率是非常高的，即使3期患者，规范治疗后的生存率也是不差的（见图6-14）。我们要避免的，就是4期的恶性肿瘤。

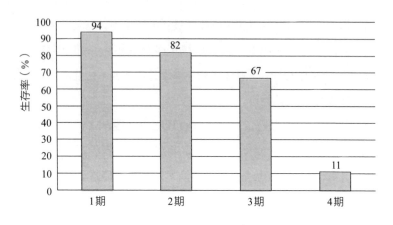

图 6-14　结直肠癌的分期生存率

数据来源：https://seer.cancer.gov/statfacts/html/colorect.html

结直肠癌的黄金筛查方法

那结直肠癌的筛查怎么做呢？不是抽血查肿瘤标记物，而是肠镜。肠镜是结直肠癌筛查的黄金标准。

肠镜是一条可弯曲的软管，它的末端装有一个带光源的微型电子摄影机。肠镜通过肛门进入结直肠，由电子摄像探头将肠黏膜的图像传输给计算机，图像显示在监视器屏幕上。医生使用肠镜可以观察肠道的各种变化，包括癌症、息肉、溃疡、出血、血管曲张和扩张、水肿，等等。

如果医生用肠镜发现了息肉或早期肿瘤，就可以在内镜下切除它，这是一个简单的手术。大量研究都证明，以这种方式除掉息肉和早期肿瘤，能有效降低结直肠癌的发病率和死亡率。

从2000年开始，随着公众教育和医保政策的改变，美国人越来越重视肠镜筛查。50岁以上成年人做肠镜的比例增长了2倍，从2000年的21%，涨到了现在的70%，带来的效果也是显而易见的：美国老年人得结直肠癌的数量大幅下降。

而中国，这个年龄段做肠镜筛查的比例只有10%左右，差距是巨大的。

做肠镜检查可以分为普通和无痛两种。可以想象，清醒状态下做肠镜的体验肯定非常"酸爽"，所以我个人强烈推荐做麻醉下的无痛肠镜。

如果第一次肠镜没有发现特殊情况，官方推荐是5~10年后再做。而如果上次肠镜确实发现了息肉并且切除了，建议1年左右再去复查一次。如果没有问题了，就可以3~5年后再复查。

肠镜虽然很有用，但并不推荐过于频繁地做。一来结直肠癌变没有那么快，没有必要固定每年都筛查，二来肠镜也并非完全没有任何风险，确实有很低的概率会发生麻醉和意外穿孔等事故。

我们做任何癌症筛查的目标，是最大化收益风险比。在降低癌症发病率的同时，尽量减小带来的风险。

结直肠癌无创筛查

虽然肠镜是黄金标准，但一来检查需要去专业的医院或诊所，不太方便，二来并非完全无创，有些人不太能接受。怎么办呢？市面上还有一些无创的结直肠癌筛查手段，大家可以考虑。

目前用得最多的无创筛查，主要是对粪便的检测，比如：

- 粪便隐血检查（gFOBT），每年一次
- 粪便免疫化学检测（FIT），每年一次
- 粪便 DNA 检测（MT–sDNA），3 年一次

其中，隐血检查和免疫化学检测是为了分析消化道是否出血，因为消化道出血可能是结直肠息肉或者结直肠癌的征兆。而 DNA 检测则是为了看粪便中是否有异常细胞特有的突变 DNA 片段，如果含量异常，则提示可能有癌症或息肉。

整体而言，目前的无创筛查手段，单独使用的效果都不如肠镜，还无法取代肠镜。但由于这些手段无创且操作更简便，大家可以考虑先使用它们初筛。如果这些筛查发现了异常，也先不要恐慌，因为绝大多数时候是假阳性，并不是真正的癌症。这个时候需要做的，就是回到黄金标准，去正规医院或诊所去做个仔细的肠镜检查，进一步确诊或者排除风险。即使真的是肿瘤，如果发现得早，那也没有大碍，总比什么都不知道的情况下拖到晚期强多了。

筛查的人群和年龄

那什么年龄的人需要做结直肠癌筛查呢？对于普通人群来说，目前美国指南通常的建议是从 45~50 岁开始。但具体从什么年龄开始筛查，并不是绝对的，要看每个人的风险指数。有些高危人群，需要更早一点，从 40 岁，甚至 30 岁就开始。比如，有结直肠癌家族史的人。

并不是家里有癌症患者，就属于结直肠癌高危人群，但如果出现下面两条之一，就要特别注意了：

- 至少有一名直系亲属在50岁前被诊断出结直肠癌；
- 至少有两名直系亲属被诊断出结直肠癌。

　　除了家族史，还有些疾病和结直肠癌风险有关，相关患者也属于高风险人群，比如炎症性肠病（比如溃疡性结肠炎、克罗恩病）患者，或者家族性腺瘤性息肉病（FAP）、林奇综合征等遗传性综合征患者，以及既往有腺瘤性息肉或结直肠癌病史的人。

　　除此之外，一些不健康的饮食生活习惯，包括吸烟、喝酒、肥胖、缺乏运动、经常吃红肉和腌制加工肉类等，也会增加结直肠癌风险。如果自我评估比较危险，也建议早点儿开始筛查。

　　即使真的属于高危人群，也不要恐慌，因为结直肠癌有肠镜这种很有效的筛查方法，只要及时找到肿瘤处理掉，就没有问题。最糟糕的情况是讳疾忌医、逃避现实，等拖到晚期就真的很难治疗了！

　　那结直肠癌的筛查，要做到多少岁呢？官方推荐是到75岁。但这个也不是绝对的，因人而异。筛查的目的不是简单地为了找到早期肿瘤，而是为了在找到早期肿瘤后把它处理掉。岁数太大的人，如果身体不好，即使肠镜发现肿瘤也不敢手术，也就没有意义了。不管岁数多大，建议考虑筛查的是身体足够健康、预期寿命超过10年，同时筛查出肿瘤后，愿意并且能够接受手术的人。

　　随着中国人均寿命增加、人们生活习惯逐渐西化，中国的结直肠癌在过去十多年增长迅速，现在每年有40万人成为新患者，近20万人去世，这个病值得引起所有人的重视。

　　除了通过健康饮食和生活习惯来降低患癌风险，筛查也是非常重要的。虽然常规的体检并不能找出结直肠癌，但大量研究证明，以肠镜为主的结直肠癌筛查方法，是最有效的防癌手段之一。如果适龄人群都能做好筛查，就可以显著降低结直肠癌的发病率和死亡率。很可惜，目前中国在这点上还做得不好，大众对结直肠癌的筛查手段了解不足，中老年人做肠镜的比例还很低。相信随着无痛肠镜、粪便隐血检查等有效筛查方式的进一步推广，中国结直肠癌死亡率也会开始下降。

中国好的无痛肠镜筛查中心不多，通常要检查都需要排1~2个月的队。如果你自己或者家人处在应该筛查的年龄，请尽早预约肠镜吧！

胃癌筛查的价值

　　中国是胃癌的重灾区，患者数量居世界第一，全世界50%左右的胃癌患者都在中国。每年，中国有50万人因为胃癌而去世。

　　不仅中国胃癌多，我国的邻国胃癌发病率也很高。日本和韩国虽然是发达国家，但发病率远远高于欧美。事实上，韩国是全球胃癌发病率排名第一的国家，比中国还要高一倍。这和他们幽门螺杆菌感染率高以及爱吃泡菜等习惯密切相关。

　　虽然中日韩三国胃癌发病率都很高，但死亡率却差别巨大。中国胃癌的整体5年生存率只有20%左右，而日韩要高很多，尤其是日本，生存率高达60%以上。这是怎么回事？答案很简单：日本胃癌多数是早期，而中国胃癌多数是晚期。日本和韩国的早期胃癌占全部胃癌的比例分别达70%和55%，而中国只有20%左右。

如果单独比较早期或晚期胃癌的生存率，各个国家之间差别并不大。无论中国还是日本，最早的1A期胃癌生存率都在90%以上，而最晚期的则都只有15%左右。大家生存率的差别，主要来自早发现，还是晚发现。

日韩之所以早期胃癌比例高，一个很重要的原因就是注重胃癌的筛查。日本和韩国都有胃癌的全民筛查计划。从20世纪60年代开始，日本就尝试做胃癌筛查，最开始是在一些地方试点，从1983年开始扩大到了全国。现在每年日本有几百万人接受胃癌的筛查，韩国也类似。

而中国目前还没有全国性的胃癌筛查计划，主要原因在于人口众多，经济和医疗条件尚不够发达。无论从费用上，还是操作上，全民筛查都很有难度。但对于个体而言，日韩两国的经验已经证明了胃癌筛查的价值。

通过筛查更早发现肿瘤有两大好处：一方面如果是早期，治疗容易，存活率高；另一方面即使已经不是早期，患者也相对年轻，身体状况好一些，治疗和康复效果也更好。

胃癌筛查的方法

哪些人应该做胃癌的筛查呢？从统计上来看，我国40岁以上人群胃癌发病率显著上升，死亡率也在上升，因此目前专家建议将40岁作为胃癌筛查的起始年龄。另外，也不是每个人都需要做胃癌筛查，主要是推荐高危人群进行筛查。

根据《中国早期胃癌筛查流程专家共识》，我国胃癌筛查的目标人群为年龄40岁以上，且符合下面某一条件的特定人群：

1. 胃癌高发地区人群；

2. 幽门螺杆菌（Hp）感染者；

3. 既往患有慢性萎缩性胃炎、胃溃疡、胃息肉、肥厚性胃炎等胃癌前疾病的人；

4. *胃癌患者的一级亲属；*

5. *存在胃癌其他风险因素（如摄入高盐、腌制饮食，吸烟，重度饮酒等）。*

需要强调的是，早期胃癌一般没有什么明显的症状。如果想早发现，就千万别等到胃不舒服，甚至痛了很久才去检查，以免为时晚矣。

下一个重要问题：胃癌应该怎么筛查呢？

胃癌的筛查方法，常见的有胃镜、幽门螺杆菌检查、血清标记物（比如胃蛋白酶原和胃泌素–17）检查等，其中胃镜是黄金标准。

胃镜，是用一根纤细、柔软的管子从嘴里伸入胃中，通过管子末端携带的微型摄像机，医生可以直接观察食管和胃等地方的情况。如果发现异常，医生还可以取出一些组织放到显微镜下做病理检查，进一步明确病变的性质。通过胃镜，能诊断胃炎和胃溃疡，也能诊断食管癌和胃癌。

但胃镜有它的局限性。它属于侵入性检查，令人体感难受，如果不接受麻醉，大部分人做胃镜时会有"翻江倒海"的感觉。另外，胃镜对医生技术要求高，费用也不低，所以在基层不容易开展。因为这些原因，胃镜筛查很难全社会大规模推广，包括日本和韩国的全民筛查也不是都通过胃镜来完成的。

相比而言，幽门螺杆菌检查、血清标记物筛查等方式，虽然单独使用准确性并不高，但因为它们是无创或者微创，价格也不算太贵，所以一般用于初筛。如果发现可疑问题，再用胃镜来进一步检查。

胃镜检查又可以分为普通检查和精细检查两种。一般筛查做的就是普通检查，几分钟即可搞定，如果发现可疑的问题，医生可以再做精细检查，时间更长，检查费用也更高。

图6–15就是专家推荐的胃癌筛查流程，大家可以参考。

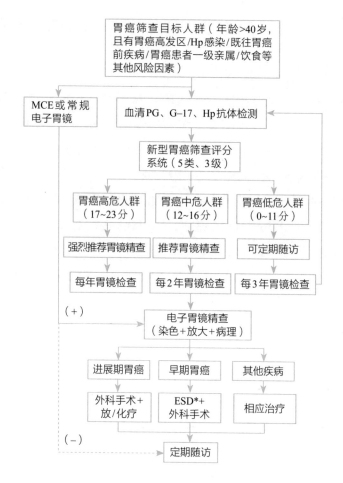

图 6-15　早期胃癌筛查的推荐参考流程

内容来源：国家消化系统疾病临床医学研究中心．中国早期胃癌筛查流程专家共识意见（草案）（2017年，上海）．《中华健康管理学杂志》．2018.

无痛胃镜和胶囊胃镜

对于多数人而言，做普通胃镜确实有不小的心理障碍。光是想着一根大管子伸到喉咙里，有些人就已经不行了，更别说真正去做。很多人就因为这个错失了早发现胃癌的机会。为了减轻痛苦，可以考虑无痛胃镜。

无痛胃镜就是在麻醉下做的胃镜，而且是全麻。医生在检查之前，先通过静脉注射一些短效麻醉剂，让人迅速睡过去，在毫无知觉中完成胃镜检查。对于恐惧胃镜检查的人而言，这是个不错的选择。需要注意的是，选择无痛胃肠镜之前需要做个评估，有些有特殊情况的人不适合麻醉，比如对麻醉剂过敏、肝肾功能不全等。

无痛胃镜在欧美已经是标准常规操作，多数人都会选择。但在中国，使用无痛胃镜的还比较少，据说比例只有10%，绝大多数人选择的还是常规胃镜。

如果无痛胃镜体验更好，为什么中国做的人比例这么低呢？主要还是受到一些现实因素影响。首先，无痛胃镜要贵一些，一般多几百到一千元。很多人不想多花钱，所以选择普通版。其次，中国的麻醉医生不够，很难约到。三甲医院的麻醉医生短缺，每天配合做大手术都不够，哪儿还有这么多麻醉医生来做无痛胃镜/肠镜呢？此外，无痛胃镜占用医护时间更长。普通胃镜可能不到10分钟就做完了，而无痛的先要麻醉病人，然后还要等病人清醒，所需的时间更长。做一个无痛胃镜的时间，一般够做2~3个普通胃镜了。

种种现实情况，导致无痛胃镜在中国还不是常态。如果可以接受费用，能约到号，同时身体情况可以做麻醉的话，我个人还是更推荐无痛胃镜。

市面上最近还出现了一种高科技，叫胶囊胃镜。这又是什么东西呢？

它是个小机器，长得像一颗大号的"胶囊"。只不过这颗"胶囊"里装的不是药，而是一台相机。患者吞下后，胶囊就会经过整个消化道，包括食管、胃、小肠、大肠，最后被排出体外，整个过程大概24小时。这个过程中，相机一路拍照，然后以无线的方式上传，医生根据这些照片，来判断患者是不是有消化道的疾病。所以准确地说，它不应该叫"胶囊胃镜"，而应该叫"胶囊消化道镜",因为它可以检查消化道的多个器官。

胶囊胃镜于2000年由以色列的科学家发明,后被不断优化,近期在中国也已进入临床使用。它的优点是体验较好,无须麻醉,容易被大众接受。但胶囊胃镜目前还没有实现广泛推广,原因是它的"短板"也很明显。首先是费用高:胶囊胃镜目前做一次一般要好几千元钱,是做常规胃镜的好几倍费用,不适合普通家庭。其次是成像质量不够好。可以想象,胶囊进入消化道以后,会发生各种翻滚,很难精确控制,实现"指哪儿打哪儿"。最新的磁控胶囊胃镜技术,能通过磁场更好地控制胶囊走向,但也无法覆盖所有的地方。这就会导致存在漏检的风险。最后一点是无法取样。做普通胃镜的时候,如果发现问题,医生可以直接取一些组织样品进行检查,但胶囊胃镜则不行。

因为上述这些问题,目前胶囊胃镜还无法替代普通胃镜(包括无痛胃镜)。

对于经济条件允许,同时年纪大、身体差,或者特别恐惧普通胃镜的人来说,可以考虑胶囊胃镜,但对于绝大多数老百姓,选择普通胃镜是当下更好的选择。

我个人对胶囊胃镜的发展前景是乐观的。无创、方便的筛查方法永远是我们的目标。目前胶囊胃镜的挑战主要在于技术和经济层面,但新科技产品都有这个问题。相信随着时间推移,肯定会有更好用而且更便宜的胶囊胃镜出现,让更多人获益。

总之,如果你40岁以上且有胃癌高危风险,一定要记得做筛查,尤其是胃镜检查。千万不要讳疾忌医,或者等到出现明显症状再去检查。

随着社会经济进一步发展,或许中国也会在局部地区慢慢展开全面筛查。希望有一天,胃癌都能被早期发现,不再是绝症。

闻出癌症的味道

癌症的早期发现之所以难，是因为多数早期肿瘤都没有什么症状。胰腺癌、肝癌、胃癌等癌症整体死亡率高，主要原因就在于一发现基本都是晚期，失去了接受根治手术的机会。

另外一些肿瘤，比如肺癌、肠癌、宫颈癌等，已经有了一些有效的筛查方法，但并不完美。比如对于肺癌，虽然有低剂量螺旋CT等筛查手段，但一来准确性还有待提高，有假阳性问题，二来本身有一些辐射，普通人不能频繁使用，三来对仪器和收费都有要求，很难在落后地区普及。

因此，找到无创、安全且方便的筛查新方法，一直是医学界努力的方向。

有人循规蹈矩，优化影像检测、基因检测等手段，但也有人剑走偏锋，脑洞大开，大喊一句："牵狗来！"他们相信，狗能闻出肿瘤患者身上特别的味道。

这不是什么科幻文学。事实上，几十年前就已经有人提出，肿瘤细胞由于生长状态和正常细胞不同，能释放出独特的化学分子。肿瘤患者的血液、尿液，甚至口气中，可能存在不同的"肿瘤味"，从而被嗅觉敏锐的动物捕捉到。

说起嗅觉敏锐的动物，人最熟悉的，当然是狗。狗的嗅觉比人强很多，能感知到很多人类鼻子完全无法捕捉的化学信号。狗和狗之间也存在区别，有一些品种属于狗中的"战斗机"，特别擅长闻东西，包括比格猎犬、德国牧羊犬等。它们被称为嗅觉猎犬。这些狗之所以嗅觉敏锐，是因为它们鼻腔内的嗅觉感受器特别多。比格猎犬大概有2.3亿个嗅觉感受器，相比之下，人类的嗅觉感受器平均只有500万个，简直弱爆了。

几十年前就开始有一些零星报道，说一些人家里的宠物狗能够闻出癌症。最开始是表面的皮肤癌。

比如，1989年，著名的《柳叶刀》杂志就报道了一个神奇案例：美国一位女士身上有颗痣，并没有任何症状，但她养的狗（属于嗅觉猎犬）特别喜欢去闻她这颗痣，甚至多次想把它咬下来。她很诧异，便去医院取样检查，结果大吃一惊，这颗痣实际上是恶性黑色素瘤！

无独有偶，过了两年，《柳叶刀》又发表了一个案例，一位66岁的老爷子左腿内侧有一片皮疹，18年来，面积慢慢扩大。但除了偶尔痒，他并没有特别的感觉。后来他家养了一条拉布拉多犬（也属于嗅觉猎犬），酷爱跑到他身边，拼命把腿拱开去闻这片有皮疹的地方。老爷子觉得奇怪，去医院检查，最后被确诊为基底细胞癌！

这些故事说明，某些嗅觉灵敏的狗，确实可能会发现某些肿瘤细胞散发出来的独特味道。看到这里，我都在考虑要不要在家养一只猎犬，当防癌筛查工具了。

受到这些案例的鼓励，在过去的30年里，不少科学家开始做各种研究，来测试狗检测癌症的能力。有很多值得研究的课题，包括：哪些癌症能被闻出来？狗能从哪些样品闻出癌症？早期癌症能不能被闻出来？训练闻肺癌的狗，能不能闻出乳腺癌？狗到底闻到了肿瘤散发出来的什么化学分子？到目前为止，已经有几百篇论文被发表。据报道，不少癌症类型都能被狗闻出来，包括肺癌、结直肠癌、宫颈癌、前列腺癌、膀胱癌等。狗能检测的样品也是多种多样，包括血液、尿液、唾液等。有研究甚至说，狗能从人呼出来的气就判断一个人是否患有肺癌。还有报道说，被训练识别肺癌的狗居然也能顺便闻出乳腺癌。这说明不同部位的癌细胞，有可能释放出来的气味是相似的。

狗看起来真的是癌症筛查能手。如果你家那只狗，突然开始对你身体的某个部位或者你的排泄物表现出异常兴趣，或许你真应该赶快去医院看看。

最近几年，科学家对用狗来做癌症筛查的热情越来越高涨。以前研究的主要是小规模案例，但最近已经开始有相关的双盲试验。比如，2019年6月发表的一篇论文中，3条比格猎犬被训练来识别非小细胞肺癌患者。在后续测试中，研究人员把50份血样（来自10个肺癌患者和40位健康人）随机拿给狗闻，看它们能否识别。这是个双盲试验，所以连训练员都不知道每个是什么样品。结果3条狗的表现都很优异，整体而言敏感性达到96.7%，特异性达到97.5%。2号狗尤为出色，50份样品全识别对了（见表6–5）！

表6–5　3条狗闻50份血样的双盲试验结果

编号	真阳性	假阳性	真阴性	假阴性
1号狗	10	1	39	0
2号狗	10	0	40	0
3号狗	9	2	38	1

数据来源：Accuracy of Canine Scent Detection of Non-Small Cell Lung Cancer in Blood Serum. J Am Osteopath Assoc. 2019

这个数据的表现，远远超过了目前任何的筛查手段。

狗闻癌症的问题

如果真的这么厉害，那为什么我们还没看到大街上出现"狗狗癌症早筛中心"呢？因为还有很多问题没有解决。

最大的问题是，因为闻癌症靠的是狗的个体，所以试验结果很不稳定。不同的狗，测试结果差很多。有的狗品种很准，有的狗品种就不行。即使同样的品种，有的狗可以，有的就是不行。这大概和人一样，同样都是一个物种，有的是"最强大脑"，有的是普通百姓。

狗的状态也会对识别结果影响很大。同一条狗，今天吃饱喝足，准确率100%，但如果没睡好，它心情不好，可能就不准了，弄不好还直接罢工。上面提到的肺癌研究中，除了报道成功的3条狗以外，其实原本还有一条狗，但它莫名其妙拒绝工作。机器坏了可以修，但面对狗的罢工，人类可真的一点儿办法都没有。

要解决这件事，恐怕只能靠不断的筛选和训练。找到最靠谱的狗，然后繁殖更多同类型的狗。科学家已经开始这样做了，比如上面能闻出肺癌的1号狗，已经和另一只能识别乳腺癌的狗成功交配，生了6只小狗。据悉，这些小狗，都将进入特别的肿瘤嗅觉侦察营，从小进行魔鬼训练。大家祈祷："龙生龙，凤生凤，癌症检测狗的后代一定要有用！"

另一个大的科学问题，是我们至今不知道狗鼻子到底闻到了什么。这严重阻碍了科学家对"癌症味"做进一步的研究。如果真的存在"癌症味"，那它到底是一种化学分子，还是多种分子的组合？不同肿瘤的味道是类似，还是截然不同？筛查癌症需要多少种不同的狗？如果造成"癌症味"的分子能被鉴别出来，那是否能开发出"电子鼻"来识别，从而降低对动物的依赖，提高稳定性，便于推广？很显然，科研的道路还很长。

总之，由于各种局限，虽然狗显然有能力分辨某些癌症，但短期内狗闻癌症还处在研究阶段，要推广是不太现实的。一来适合的狗不够，二来研究不够。

我个人对这些研究非常感兴趣，因为它们提示，至少在某些患者身上，"癌症味"确实存在。虽然看不见摸不着，但根据气味分子来做癌症早诊早筛，是一条可以尝试的道路。谁知道未来会是什么样呢？随着科学技术进步和研究的深入，或许我们真能开发出简单、方便又准确的筛查方法，无论是用狗鼻子，还是机器鼻子。

也许，不久的将来会出现这样一个画面：

2030年，隔壁老王熬夜太多，感觉不舒服，怕得了癌症，跑去诊所检查。穿着白大褂的医生笑眯眯地接待："没问题，你去抽一管血，吐一口痰，撒一泡尿，呼一口气，我们来做个高端的全身癌症筛查。"

然后扭头对助手机器人说："这位是VIP，有高端商业保险。牵两条最近心情比较好的狗来。"

第七部分

科学防癌：我们必须澄清的流言和
迷思

寿命长的植物，为什么不得癌症？

植物的肿瘤

在一次讲座上，我提到80岁以上老人患癌风险高，有个听众举手问我："菠萝，有的植物能活上千年，它们为什么不得癌症呢？"

这个问题让我措手不及。

是啊，我们确实从来没听说过植物得癌症，也没有见过哪棵树死于癌症。人活到80岁就很危险，但美国西部有个红杉国家公园，里面的红杉树平均寿命高达2 000岁，为什么它们不死于癌症呢？

这看起来是个搞笑的问题，但仔细想想，其实很有意思。真正理解了植物为什么不得癌症，为什么不死于癌症，我们就会更深刻地理解癌症的本质。

首先，植物是会长肿瘤的。如果去植物园仔细观察，你就会发现植物其实有各种各样的瘤。植物的根，有可能长根瘤。树干和树枝的任何地方，也都有可能长树瘤。一棵树甚至可能长出不止一个瘤。有的时候，树瘤可以长得非常大。我在一档美国的电视节目里，曾见过一个超过2吨的大树瘤！

和动物肿瘤一样，植物肿瘤也是细胞的不规则过度增生导致的。植物肿瘤细胞的排列同样是乱七八糟，所以如果把树瘤切开，会发现里面的纹理千奇百怪、毫无规则，和正常树木截面那种整齐的纹理差别很大。

正因为树瘤的纹理特别，而且每一个都是独一无二的，它居然成为非常高级的木材，被广泛用于艺术品、高端家具和各种装饰。从餐桌，到吉他，再到汽车，只要是高档商品，都有可能看到树瘤木材的身影，甚至有些人别具匠心地把树瘤制作成了艺术品。

植物没有癌症

植物有肿瘤，但是，植物却没有得癌症。要理解这一点，首先要回答一个问题：肿瘤和癌症的区别是什么？

简单地说，肿瘤可以分为良性肿瘤和恶性肿瘤。只有恶性肿瘤，才会被称为癌症。植物之所以没有癌症，就是因为不管一棵树上长多少个肿瘤，也不管肿瘤长得有多大，植物肿瘤永远都是良性的。

树上面有些肿瘤这么大，为什么肯定是良性的呢？因为良性和恶性肿瘤的核心区别，不在于大小，而在于肿瘤细胞的活动范围。

肿瘤如果是个"钉子户"，就待在自己的老窝，不侵犯周围组织，也不转移到别的器官，那就是良性的。人体内也会有很大的良性肿瘤，能长到十多斤几十斤，最后依然能够被手术切除而治愈。越南曾经出现过一个人腿上长出一个180斤良性肿瘤的惊人案例。

相反，有些肿瘤个头很小，但已经有细胞开始转移到淋巴结，到血液循环系统，甚至到其他组织。这种就是恶性的肿瘤，很多时候也被称为癌症。

植物之所以没有癌症，就是因为它的肿瘤细胞从来不会"乱跑"，是永恒的"钉子户"。这是植物细胞的特殊结构决定的。

在动物中，不仅癌细胞可以转移，其实很多正常细胞天生也都有迁移的能力，比如红细胞、免疫细胞，或者某些干细胞等。有的肿瘤细胞是自己天然就有这种能力，有的是通过基因突变而获取了这种能力，它们开始到处跑，转移到其他地方，成了恶性癌细胞。在显微镜下看动物细胞，无论是正常细胞，还是肿瘤细胞，我们都会发现它们像是被捏在一起的橡皮泥，结构比较松散。

和动物细胞不同，每个植物细胞都多了一个特殊的结构，叫细胞壁。细胞壁之间有非常复杂的化学物质，让两个细胞牢固地连接在一起。显微镜下看一群植物细胞，像用强力胶水粘在一起的积木，排得严丝合缝，互相之间保持了相对固定的位置。正因为植物细胞有细胞壁这种强力"胶水"，它们想要自由移动是没戏的，即使植物的肿瘤细胞也不行。只要不移动，这个肿瘤就肯定是良性的。

所以，凡事都有两面性。动物细胞天然有可以灵活移动的特点，这带来了丰富的功能，但也带来了出现恶性肿瘤细胞的可能性。

植物不怕癌症

我们再开一下脑洞，假如有一种植物的细胞可以乱跑，从而形成了癌症，那会杀死植物吗？

答案是几乎不可能。

为什么？这要从癌症影响健康的原因说起了。

癌症之所以影响健康，有时甚至致命，主要是因为癌细胞能占据人体重要的器官，干扰这些器官的正常功能。比如转移到肺部，影响呼吸功能，严重的时候造成呼吸衰竭。又比如转移到脑部，影响大脑功能，造成各种问题，轻则头痛，重则重要功能丧失。

大脑、肺、肝、肾、骨髓、心脏，甚至肌肉，人体有太多重要的器官都不可替代，任何一个器官受到影响都可能导致人体功能受损，甚至死亡。所以，只要癌症开始转移，落在某个重要器官上，后果就比较严重了。

而植物完全不一样，它没有人体那么多不可替代的器官。第一，植物丢失很多器官和组织依然可以活。

古语有云：人怕伤心，树怕剥皮。树皮对树很重要，但树不怕空心。如果人也不怕空心，那恐怕绝大多数癌症都不会成为绝症了。肺转移？去掉肺就好。脑转移？去掉脑就好。现实中，脑转移、肺转移、骨转移都是大家经常担心的，但你见过有人怕盲肠转移吗？当然不会，因为盲肠可以随便切除。

不仅如此，植物器官还有大量冗余，无论是根、枝、叶还是花，都有很多个，所以去掉一部分毫无问题。就像人有两个肾，就可以缓冲一下，失去一个可以接受，但脑和心脏都只有一个，经不起折腾。

第二，植物细胞拥有超强的再生和修复能力。

人体很多器官一旦受损就无法再生，比如脑和肺，因此被癌细胞破坏以后就很难逆转。但植物不同，它们很多细胞都是全能细胞，可以从头发育成整个植物。我们都知道，有些植物，插一根枝条，就可能长成一棵整的植物。因此，即使有癌细胞把一个植物器官搞残了，这个器官也很容易被修复和替换。"野火烧不尽，春风吹又生。"连野火都无法毁灭它们，何况癌细胞。随着再生医学的出现，如果未来人类器官也可以随意更换，那癌症恐怕就真的不会是绝症了。

这就是为什么，植物有肿瘤而没有癌症。

　　植物当然不是没有弱点。它们也很容易死——水多了会淹死，水少了会旱死，但癌症确实不是它们需要担心的。造物是很公平的。既然动物想随心所欲地移动，自然也得承担一些风险。

　　不过，在我看来，生命的意义看长度，也看宽度。长生不老的树，和向死而生的人，我反正知道我会选哪一个。

　　杵在一个地方，等着被雷劈，多难受啊。

隔壁老王怎么就没事？

吸烟和肺癌的关系非常明确。90%的肺癌和吸烟有关，如果没有香烟，肺癌就会是一种罕见癌症。但有个问题困扰着很多人：100个吸烟的人里，到底有多少会得肺癌，又有多少会死于吸烟？是1%，10%还是50%？这个答案很重要，因为每个烟民都会用一句话安慰自己："隔壁老王抽了一辈子烟，活到90多！"

虽然抽烟有害，但如果抽烟的人得肺癌的比例很低，劝人戒烟是不是就没有必要了？

关于吸烟和戒烟对肺癌发病率的影响，欧洲的研究最多，而且几篇论文结论都类似。2004年，著名的《英国癌症杂志》发表了一篇经典论文，详细统计了英国等欧洲国家不同群体男性的肺癌死亡率。结果如何？
看图7-1就知道了。

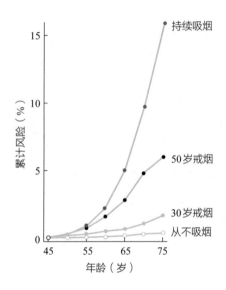

图 7-1　不同人群死于肺癌的累计风险

数据来源：The cumulative risk of lung cancer among current, ex- and never-smokers in European men. Br J Cancer. 2004.

结论非常清楚：

1. 不吸烟的人，75岁死于肺癌的概率只有0.3%，而一直吸烟的人平均
概率是16%，超过50倍。

2. 每天抽超过5支烟的重度吸烟者，这些人75岁死于肺癌概率为25%。

3. 戒烟越早，效果越好。30岁左右戒烟，死于肺癌的概率不到2%，
即使50岁戒烟，概率也不到6%。

所以，回答最开始的问题：一辈子吸烟的人，有多少会死于肺癌？答
案是6个抽烟的人里面会有1个在75岁之前死于肺癌，如果每天抽超过5支
烟，那么4个人里，会有1个死于肺癌。

很多抽烟的人没有死于肺癌，也是很正常的。说白了，赌抽烟会不会得肺癌就像玩俄罗斯轮盘赌，6个孔里有一颗或两颗子弹。确实很多人不会中枪，但你敢扣动扳机吗？

我之所以不停宣传戒烟，是因为几乎每天都会看到下面这样的悲剧。除了"唉……"，我不知道说什么好。

> 网友：菠萝，打扰了，我叔叔才55岁，最近突然被查出小细胞肺癌晚期，广泛转移了。医生说只能化疗，还有别的办法么？谢谢！
>
> 我：他是不是抽烟？
>
> 网友：嗯，抽了30多年了，一直戒不掉。现在家人都崩溃了，他自己也很后悔，孩子刚大学毕业。
>
> 我：唉……

戒烟很难，但得肺癌的人，最终都成功戒掉了。可惜，很多时候这已经太晚了。

肺癌只是一小部分问题

如果不怕16%~25%的肺癌概率，是不是就可以随便抽烟呢？当然不是，因为肺癌只是吸烟导致人死亡的一小部分原因。

首先，吸烟不仅能导致肺癌，还能导致至少14种癌症。原因很简单，只要烟雾能接触到的地方都很危险（口腔癌、喉癌、胃癌等），同时，香烟中致癌物质从肺部进入血液循环后能到达的地方，也都很危险（膀胱癌、肝癌等）。

美国的统计显示，烟导致了82%的肺癌、74%的喉癌、50%的食管癌、47%的膀胱癌、23%的肝癌、17%的胃癌。

然后，吸烟致死的原因里，只有大约1/3是癌症，其余2/3则主要由心血管疾病和肺部疾病瓜分。美国吸烟的人，37%是死于各种癌症（其中29%是肺癌），还有32%的概率死于各种心血管疾病，21%概率死于肺部疾病。

和吸烟相关的心血管疾病，包括缺血性心脏病、中风等。事实上，在中国，30~44岁青壮年由于心血管疾病猝死的案例里，46%和吸烟有关。但这些信息却很少有人知道，也不被重视。

曾经有一条新闻，一位年轻的知名编辑突然因脑梗去世，很多他生前的亲友纷纷写文怀念。大家在纪念文里，都反复提到他改稿的时候经常抽烟，而且烟瘾很大，经常把屋子弄得烟雾缭绕。大家把这个习惯视为他努力工作的表现，是他个性的一部分，却没有任何一个人意识到，这可能正是他脑梗的重要原因。

你可能听到过年轻人猝死的不幸消息，但要知道，除了遗传和过劳等原因，长期吸烟，包括长期被二手烟毒害，有可能才是真正的幕后杀手。

除了心血管疾病，吸烟带来的各种肺部疾病也可能致命，尤其是慢性阻塞性肺疾病（COPD）。慢性阻塞性肺疾病表现为呼吸短促、咳嗽和咳痰，随着时间推移，越来越严重。全世界每年有300万人死于这种肺病，其中120万是由吸烟导致。香烟被誉为人类有史以来杀人最多的毒品，并非浪得虚名。

不得肺癌，不代表烟草就不会害死你。数据表明，烟民有35%的概率在65岁之前死于吸烟带来的各种疾病。也就是说，虽然现在人均寿命已经接近80岁，但一辈子抽烟的人，1/3活不过65岁。

平均而言，吸烟会让人少活12年！资深烟民帮社会节约了大量医保开支，从这个角度看，也算是"活雷锋"了。

请一定记住：抽一辈子烟，不得肺癌的幸运者很多，但能不死在它手上的人很少。

我非常敬佩戒烟成功的人，因为香烟本质上是一种毒品，因此戒烟很难，需要极大毅力。但大家请记住，戒烟不只是为了自己，更是为了自己身边的亲人和朋友，尤其是孩子。

健康中国，必须禁烟！

喝酒上脸的人更不应该喝酒

喝酒上脸的原理

我喝酒上脸。无论白酒、啤酒还是红酒，我只要喝一口，很快脸就红得像猴屁股。

喝酒上脸在中国很常见，而且遗传。我是这样，我爸是这样，我家好几个亲戚是这样，身边很多人都这样。后来去了美国以后，我才惊奇地发现似乎只有亚洲（中国、日本、韩国、东南亚等国）一部分黄种人才这样，白人和黑人极少有喝酒脸红的，因而喝酒脸红在美国被称为"亚洲红脸症（Asian Flush）"。

那为什么有些人喝酒会脸红？喝酒脸红的人到底是更能喝，还是更不能喝呢？

首先回答第一个问题：为什么喝酒会脸红？简单地说，其实就是体内乙醛含量超标了。

要理解喝酒脸红，首先得了解酒精进入身体后发生了什么，也就是说身体是怎么解酒的。前文介绍过，身体解酒的过程其实很简单，就是分两步：

第一步：乙醇脱氢酶（ADH）把乙醇（酒精）变成乙醛；

第二步：乙醛脱氢酶（ALDH）把乙醛变为乙酸。

每个人喝酒后反应不同，就是因为酒精进入体内后分解速度不同，导致乙醇、乙醛、乙酸积累的量不同。

乙醇就是酒精，是喝酒"爽"的来源。它能麻痹神经，能让人兴奋、产生错觉，喝醉是因为它，酒精上瘾是因为它，查酒驾查的也是它。但乙醇本身并不致癌。最后的产物乙酸也很安全，没什么毒副作用，因为它就是醋的有效成分。

真正危险的是中间产物乙醛，它才是毒害身体的罪魁祸首，也是喝酒有害健康、酒精饮料是1类致癌物的直接原因。乙醛是如假包换的致癌物，对许多器官都有毒性，尤其是肝脏。长期喝酒会显著增加肝癌等多种癌症风险。

除了默默伤肝，乙醛还有另外一个短期内更加明显的影响，就是能舒张血管，会导致脸红筋胀。所以喝酒脸红，其实就是身体提醒你：乙醛超标了！

喝酒脸红的人，喝酒更危险

坊间传言喝酒脸红的人分解酒精能力弱，其实几乎相反，喝酒脸红一个主要原因恰恰是分解酒精能力比较强。

但喝酒的主要问题不在于分解酒精，而是分解酒精后的事情。我这类喝酒脸红的人，不是因为体内酒精太多，而是乙醛太多。乙醛太多，是因为我们体内乙醇脱氢酶（ADH）比较强，而乙醛脱氢酶（ALDH）比普通人弱。

这真是一个悲剧的基因组合：ADH强，导致酒精被迅速分解为乙醛；ALDH弱，导致乙醛无法被分解为乙酸，积累在体内，导致脸红和各种不舒服。所以说白了，喝酒上脸就是乙醛中毒。

图7-2就很直观地描述了两种人的区别。

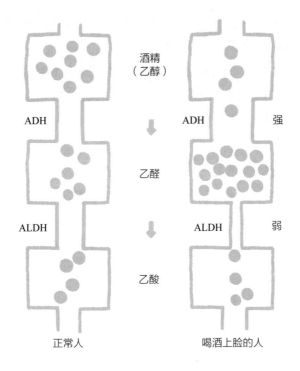

图 7-2　正常人与喝酒上脸的人

普通人喝酒后，乙醇正常被分解为乙醛，再分解为乙酸，节奏差不多，因此乙醇和乙醛含量都不会积累太高。而像我这样的人，遗传了不给力的基因组合，导致前一步很强，后一步很弱，因此在乙醛处形成瓶颈，就酿成了悲剧。

因此，有人喝酒脸红，不是因为分解酒能力弱，而主要是因为分解乙醛能力弱。

由于ADH和ALDH基因强弱有各种组合，除了普通人和喝酒上脸的，还有更多不同的人群。

比如"一杯倒"（ADH弱，ALDH正常）：这种人第一步分解酒精就很弱，一喝酒就会酒精大量积累，很容易醉，也很容易兴奋。喝点儿酒就发酒疯的往往就是这帮家伙。

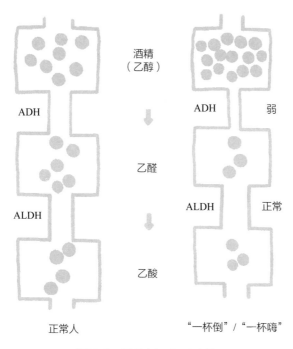

图 7-3　正常人与"一杯倒"

还有一类人是嗜酒分子（ADH正常，ALDH强）：这种人乙醛不积累，因此喝酒不上脸，且不容易喝醉，可以持续饮酒。但这也导致他们容易过量饮酒，持续不断享受酒精带来的快感。这群人最容易形成酒瘾，也最容易酒精中毒。欧美白人和中国北方一些少数民族有很多是这一类，欧美白人嗜酒的比例显著高于其他族裔。

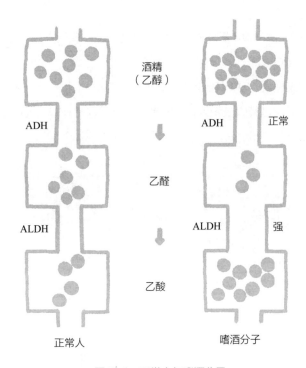

图 7-4　正常人与嗜酒分子

真正酒神（ADH强，ALDH强）：这是"人中龙凤"，酒鬼中的"战斗机"。他们体内处理酒精的整个通路都很强，酒进去，醋出来，不脸红，不难受，喝翻一桌人根本不是问题。以后我如果开公司要招公关人员，肯定会现场检测ADH和ALDH基因信息，如果是真正的酒神，直接考虑免试录取。

如果你喝酒脸红，就千万不要和人拼酒了。你可能不容易喝醉，但由于乙醛含量高，身体受到的伤害其实更大，非常不划算。反过来，如果你喝酒不脸红，而对方喝酒脸红，也就不要劝酒了，毕竟做人要厚道。

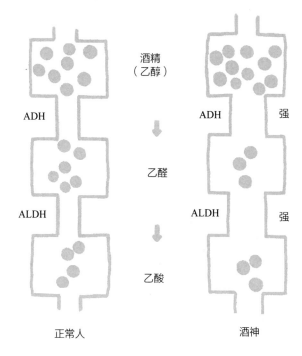

图 7-5　正常人与酒神

喝酒脸红的进化优势

从上面分析可以看出，喝酒上脸的人显然比普通人更不能喝酒，如果酗酒，也会更容易得肝癌。这类人如果长期饮酒，得癌症的概率是喝酒不上脸人的10倍。因此像我一样喝酒上脸的人，毫无疑问应该尽量避免饮酒，因为对我们来说喝酒就是慢性自杀。

于是，就有了一个让人想不通的问题：为什么只有亚洲人进化出了这种弱爆了的基因组合？

因为喝酒上脸，是一种进化优势（至少曾经是）。虽然喝酒脸红的人容易中毒和得癌症，但现实情况是：多数喝酒上脸的人，比如我，天生非常不喜欢喝酒。因为我们酒精积累很少，享受不了酒精带来的快感，而乙醛积累很快，不仅导致脸红，而且让人全身不舒服。因此喝酒脸红的人，如果自愿选择，饮酒量一般大大低于普通人（国内劝酒文化下的情况另说）。

正因如此，现实中，喝酒上脸的人得食管癌的概率实际上显著低于喝酒不上脸的人。美国的研究也发现美国的亚裔最不容易嗜酒，产生酒精依赖或死于酒精中毒的比例远远小于其他人种，而看起来最能喝的白人，酒精成瘾问题最严重。

中国喝酒脸红的群体主要集中在南方，尤其是浙江、福建一带。北方人基因有所不同，喝酒脸红的不多。但统计发现，中国由于喝酒而导致癌症最多的省份，恰恰是北方的，比如内蒙古、山东、东北各省。究其原因，就是因为他们喝酒太多了，基因也救不了。所以，如果你喝酒不脸红，千万不要因此就疯狂地喝，以为自己百毒不侵。

美国有个著名的帮助戒酒的药物叫安塔布斯（Disulfiram），它实际上就是一种乙醛脱氢酶抑制剂，它会人为导致乙醛堆积，产生"上脸效应"，让嗜酒的人感到非常不舒服，从而抑制对酒精的依赖。所以说，喝酒脸红其实是部分亚洲人在进化中产生的强大保护机制，它让这个人群自带"戒酒基因"，排斥酒精，不容易产生酒精依赖和其他副作用，能更好地劳动、谈恋爱、生儿育女，实在是大大的优势。

全世界喝酒脸红的5亿人，让我们团结起来，我们的口号是：我脸红，我骄傲，我们是进化优势品种！

不怕马兜铃酸的老祖宗

某次线下讲座，我提到马兜铃酸致癌的事情，遭到某观众反驳："菠萝，你就是恶意攻击我们的传统文化。这些中药我们老祖宗用了上千年了，一点儿事都没有。怎么一到现代就致癌了？"

这是个特别好的问题。是啊，用了几百上千年都没事的东西，为什么突然就说有问题了呢？

观众说得有道理，但我们这些科学家也不是毫无根据地恶意打击中国传统医学。下面这两句话都是对的：

1. 老祖宗用了几千年含马兜铃酸的中药，没发现大问题。

2. 现代科学发现，马兜铃酸是强致癌物，也能导致肾衰竭。

这不是显然矛盾吗？难道老祖宗有神功护体？

当然不是。老祖宗之所以没有发现马兜铃酸这种强致癌物，有两个关键原因：

1. 马兜铃酸致癌是慢性的，这一过程需要几十年。这种情况不可能通过人的经验发现。

2. 古代人没有研究基因突变的能力，无法验证马兜铃酸会导致DNA突变。

人的经验擅长判断急性毒性，比如武大郎吃了砒霜，人就挂了，那我们就会知道，砒霜有毒。但对于慢性毒性，经验就无能为力了。

无论慢性肾衰竭，还是癌症，都需要很长时间的积累。即使每天喝含马兜铃酸的中药，如果量不大，坚持不懈地毒害个大概十几二十年，才会出现显著的问题。这个时候，你很难把生病和长期吃的某种东西联系起来。大家的直觉肯定是：同样的药喝了这么多年都没事，肯定是安全的。生病肯定是因为遇到了其他什么不好的东西。

实话实说，如果不是比利时那些女性吃了过量的广防己，导致急性肾衰竭，恐怕我们到现在都很难发现马兜铃酸的问题。

科技进步也是必不可少的。如果不是马兜铃酸带来的基因突变非常特别，如果不是现代基因检测技术的发展，我们永远也无法证明马兜铃酸和患癌有关。

很多传统的东西需要重新审视，还有个重要原因，是现代的情况和以前不同了。比起老祖宗，我们确实更怕马兜铃酸致癌，原因很简单：老祖宗死得早，而我们活得久。

如果你只准备活40来岁，那绝对不用担心马兜铃酸，甚至不用担心抽烟、喝酒，因为你极大概率在得癌症之前就死了。但中国城市人口的平均寿命已经超过80岁了，如果你也希望健康地多活几十年，那我建议还是相信科学，随时更新知识，千万不要被"传统"两个字蒙蔽了双眼。

爱国不等于迷信传统

每次说起马兜铃酸，有些"爱国人士"总是很火大。虽然我再三强调，这只是告诉大家最新研究发现了一类中草药的毒性，让大家不要没事乱吃草药，小心意外摄入伤肝的东西，这既不是全面否定中药，也不是全面否定中医。但大量愤怒的"键盘侠"还是涌入公众号后台，对我"欺师灭祖"的行为进行了严厉的谴责。对此我已经习惯，所以一笑了之。但我发现一个很有趣的现象，就是好多人都质问同一个问题："你老盯着中药的毒性，西药这么毒，你为什么不说？"言下之意，西药也有毒，半斤八两，你就别来说中药了。这个思维特别奇怪。就像我提醒大家："蛋炒饭里有颗耗子屎，大家别吃了。"结果有"爱国人士"反驳："蛋炒饭是中国传统文化，有点儿屎怎么了？意大利面里不也有一颗耗子屎吗？"

面对有耗子屎的蛋炒饭和有耗子屎的意大利面，正确做法是什么？当然是两个都别吃，去吃干净的东西！意大利面里有耗子屎，并不代表蛋炒饭有耗子屎就是合理的。

任何的药，不管是西药还是中药，如果有明显毒性，导致弊大于利，那么答案也一样：两个都应该被淘汰！

传统文化不应该影响我们对药物价值的判断。我反复强调，在科学家的眼里，药不应该被分为中药和西药，而应该被分为"靠谱的药"和"不靠谱的药"，或者被分为"利大于弊的药"和"弊大于利的药"。

判断药物的方法

毒性只是药物的一个属性。要判断药物的利和弊，至少要考虑四个重要属性：毒性、效果、可替代性以及费用。俗话说"是药三分毒"，任何药物都有潜在的副作用。应不应该用，要看药物的整体属性。无论中药、西药，都是如此。

如果判断利大于弊，有毒的药物也可以用，化疗就是一个典型例子。它的副作用很明显，我们都不喜欢。但它对不少癌症确实有效，而且这些患者经常没有更安全、更便宜的替代药物。因此，虽然明知有副作用，但如果对于癌症患者而言，综合权衡看来利大于弊，医生还是会使用。

但是我们一定要承认化疗的毒性，承认它的问题。一方面，我们绝对不可能把化疗药用在普通人身上；另一方面，我们要持续寻找更安全、毒性更小的抗癌药。最近，随着靶向药物、免疫药物的涌现，在一些癌症患者的治疗中，化疗已经不再是首选，甚至已经被完全淘汰。

中药也应该这样。我们在知道马兜铃酸致癌的风险后，肯定就不能把它用在"保肝药"里面了，应该积极寻找替代品。

值得一提的是，随着时间发展，具体某个药物的四个属性可能会变化，利弊也会变化。比如一些中药注射液。在20世纪40年代，八路军发明了柴胡注射液，用于抗感染和退烧，后来又有更多的中药注射液出现。在抗生素几乎不存在、大家都很穷的年代，中药注射液是很多人唯一的救命稻草。因此，即使很多有明确副作用，它们依然利大于弊，对社会起到了积极的作用。这就像没饭吃的时候，有耗子屎的蛋炒饭绝对是好东西，因为吃了顶多拉肚子，但不吃就会饿死。

但社会在飞速进步，到了现代，几乎所有的中药注射液都可以被更加安全、更加有效的现代药物所替代。这时候，再使用质量更难控制、风险更高的中药注射液就显然是弊大于利了。这就是为什么最近几年，越来越多的科学家要求对各种没有经过严格临床试验就上市的中药注射液，重新进行疗效和安全性评价，看看到底是利大于弊，还是弊大于利。毕竟干净又好吃的东西越来越多，是时候请那些有耗子屎的菜离开餐厅了。

随着新药的出现，老中药和老西药，如果被证明是弊大于利，就都会被淘汰。

取其精华，去其糟粕

每次说一味中药有问题，很多人立刻就拼命反驳，认为这是在诬蔑整个中医体系，这大可不必。淘汰含马兜铃酸的中药，并不等于全面否定中医。就像淘汰一个蛋炒饭，并不是全面否定中餐，因为中餐还有很多其他好吃的。相反，只有淘汰有耗子屎的蛋炒饭，其他干净好吃的中餐才更容易脱颖而出。西医，或者用我更喜欢的名字——"现代医学"，就是这样发展壮大的。

历史上被广泛使用后，才被发现毒性，然后打脸的西药数不胜数。比如20世纪五六十年代震惊世界的"反应停"事件：药厂开发出一款用于孕妇止吐的西药沙利度胺，为了商业利益，没有严格做毒理试验就很快推上市了。但谁也没想到，虽然这个药对孕妇止吐有用，对大人也没什么毒性，但它居然对胎儿有严重伤害，会导致发育缺陷。

等科学家发现并把这件事公开的时候，欧美已经有超过1万名畸形儿童出生，他们被称为"海豹宝宝"，因为他们生下来就缺手缺脚。这成为当时轰动全球的巨大丑闻，也是相关药厂和人员永远抹不去的污点。

这样的伤害和丑闻，比含马兜铃酸的中药大多了。但这件事出现后，西药和西医整体并没有被淘汰，反而变得越来越强。也没有人把所有药厂一棒子打死。为什么？就因为没有人否认这个错误。

科学家把这个案例广为传播，写进各种各样的教科书，不断自省，不断教育后代。药厂与监管部门也设计了更为严格的药物验证体系，避免类似事情的发生。正是在这样的态度下，新一代科学家才开始关注药物的毒性，继而研究出了越来越多真正安全有效的好药。现在，所有药物上市之前，都会被要求进行非常严苛的毒性研究。能引起胎儿发育缺陷的药物，是绝对不可能再给孕妇使用的。这就是取其精华，去其糟粕。

修枝并不是砍树，反而是让一棵大树长高长壮的捷径。中医真正想要发展，也需要有"修枝"的勇气。承认有些中草药有毒、应该被淘汰，就是很好的开始。

HPV 疫苗的副作用

在等待了10来年后，中国终于有了HPV疫苗。由于宫颈癌99%是高危HPV感染导致的，这个疫苗的意义不言而喻。

但网上有不少文章反对大家接种HPV疫苗，说它"是史上最大的谎言，纯属骗钱的工具，尤其是副作用巨大，使用HPV疫苗后，死的死，残的残，悔恨终身……"，这些骇人听闻的描述令很多想打这个疫苗的女性望而却步。

事实真的是这样的吗？当然不是。任何疫苗上市前都要经过非常严格的临床研究和审查，如果副作用大，肯定不可能通过。对于HPV疫苗这种接种量非常大的疫苗，各国政府包括世界卫生组织都是极其关注的，出现任何安全问题，都会第一时间介入。毕竟，没有任何国家会拿自己民众的安全开玩笑。

事实上，在过去的十多年，全球已经有超过一亿人接种过HPV疫苗。整体来看，疫苗是非常安全的，同时能显著降低宫颈癌的发病率和死亡率。正是由于收益远大于风险，这种疫苗才会被推广。

当然，客观地说，HPV疫苗整体安全，不代表完全没有风险。有一些特定人群需要延缓甚至避免接种疫苗，比如免疫系统有问题的人（包括对蛋白质和酵母过敏，或者有某些自身免疫性疾病）、特定时期的妇女（比如孕妇、哺乳期妇女），甚至正在发烧期间的人。但这些都是特例，并不能得出HPV疫苗有害或者无效，大家都不应该接种的结论。

反疫苗运动

反对HPV疫苗只是最近一个很糟糕的反智趋势的缩影。

不仅在中国，在全球各地，包括美国和加拿大这样的发达国家，最近都掀起了"反疫苗"的行动。反疫苗人士声称所有疫苗都有害，家长绝不能给孩子接种任何疫苗。他们不仅不给自己的孩子打疫苗，还号召大家都不要打疫苗。人类花了184年的时间，用疫苗征服了被史学家称为"人类史上最大种族屠杀"罪魁祸首的天花，但在这些人眼里，真相并不重要。

这种思潮导致的结果，就是本来在美国和加拿大已经几乎绝迹的传染病，比如百日咳、麻疹，突然又再次暴发，导致很多小孩不幸患病。

多数人拒绝疫苗，是因为听说了严重副作用的案例。HPV疫苗之所以在美国和日本民间有很强的抵制的声音，就是因为各大网站都能搜索出不少惨烈的案例，甚至有患者现身说法，控诉它严重的副作用，比如导致了神经系统疾病、免疫系统疾病，甚至瘫痪。这些视频和新闻对人有巨大的冲击力，于是大众很容易被说服，并形成一个感觉：HPV疫苗极其危险。

但这只是直觉，不是事实。虽然一些患者在注射疫苗后不久患上了各种疾病，但到目前为止，都还没有任何一例被严格证明是疫苗引起的。

我反复强调，科学思维最重要的一点是，时间上的相关性不等于逻辑上的因果性。注射疫苗后，出现了某些问题，不等于是疫苗引起了这些问题。类比一下，100%的患者，都是吃饭以后，被查出癌症。你能说吃饭导致了癌症吗？同样的道理，不能因为个别人注射了疫苗，接着患上了一些疾病，就认定这些疾病是疫苗导致的。这需要严格的科学证明。而到目前为止，依然没有明确的证据。

世界上没有绝对安全的东西，关键看概率。只要出事的概率足够低，就是安全的。水能呛死人，但没人因为这个小概率事件就不喝水。小孩淘气可能会玩火把房子烧了，但没人因为这个小概率事件就不生孩子。同样道理，虽然疫苗可能有风险，但一来风险极小，二来益处巨大，性价比极高，所以该打就得打。

以HPV疫苗为例，很多网络视频和文章都说，有几百人在接种HPV疫苗后出现了严重副作用。听起来很多，但大家要知道过去10年，光美国就有接近一亿人接种了HPV疫苗！就算所有副作用确实全是疫苗造成的（事实上这种说法目前也没有证据支持），那风险也是极其低的，大约仅为百万分之一。

百万分之一的风险有多高？事实上，非常低。百万分之一的概率就是连续丢硬币20次，全部都是同一面朝上。你去试试看，我估计你会丢到入土为安。换个说法，如果我痛恨某人，选择偷偷给他/她注射"有百万分之一风险"的疫苗来报复。每天打，每天打，连续打100年，我成功的机会也只有不到4%。就算连续报复1 000年，成功概率也不到50%。

如今，无论在中国、美国、日本还是其他任何国家，关于医疗的阴谋论都非常有市场。有些人，只要政府、医生、科学家说的和自己想的不一样，就认为他们是被各种药厂贿赂了，被金钱蒙蔽了眼睛。

过度医疗、政府监管不力，乃至专家为了钱昧着良心说话，这些现象当然可能存在，但所有专家都为了钱，隐瞒疫苗严重的副作用，不管老百姓的死活，这是概率极低的事。因为疫苗安全关系到数亿人的健康，如果专家接受药厂贿赂，沉默不言，只能赚点儿小钱，而如果把事情捅出来，则会名利双收。

如果科学界一致认为疫苗是安全的，也没有任何科学家站出来，和其他人死磕，那只剩下唯一合理的解释：确实没有可信证据说明疫苗有问题。很多事情，仔细思考一下，真的没那么复杂。

总而言之，现在上市的主流疫苗，包括HPV疫苗在内，本身都是非常安全、利大于弊的。只要在正规医院接种，就不用恐惧。如果真是担心自己身体状况可能不适合接种疫苗，那去找医生咨询一下就好，千万别因为网上传言就错失保护自己的机会。

预防性疫苗

从出生开始，每个人都会接种一系列的疫苗，预防水痘、乙肝、肺结核、小儿麻痹症、脑膜炎等疾病。这些曾经很恐怖、死亡率极高的疾病，因为疫苗的出现，而变得不再可怕。我和很多人一样，都有一个梦想：每个婴儿出生后就能接种一种"癌症疫苗"，从此不再担忧患上癌症。这有可能实现吗？

目前市面上能预防癌症的疫苗有两种，就是能预防肝癌的HBV疫苗（70%以上肝癌由HBV感染导致），和预防宫颈癌的HPV疫苗（99%的宫颈癌由HPV感染导致）。

这两个疫苗很有效，但其实严格来说应该算是病毒疫苗，而不是大家想象的癌症疫苗。而且这两种疫苗也只能预防很小一部分癌症而已。直接打一针就能预防一切癌症的想法很美好，但不现实，原因要从疫苗的原理说起。

疫苗的成功，利用的是人体免疫细胞的记忆功能：就像圣斗士不会被同一招数击倒两次一样，人通常情况下不会被同一种病毒或者细菌击倒两次。

很多人小时候都出过水痘，这是由带状疱疹病毒（水痘病毒）引起的急性疾病，主要症状是发烧、起疹子。但所有人都知道，一旦出了水痘，烧一退，这一辈子都不会再得水痘了。为什么呢？

因为人第一次被水痘病毒感染后，免疫系统不仅会成功清除病毒，还同时牢牢记住了这种病毒的样貌特性，下次一旦有任何水痘病毒再次侵入人体，免疫系统就会迅速应答，把它扼杀在萌芽中，因此这个人再也不会得水痘了。第一次得水痘的过程，就是人获得对水痘病毒终身免疫的过程。

当然，没人希望把各种病都得一遍从而实现免疫。受罪不说，有些病还是致命的，没有第二次机会。所以科学家发明了疫苗。疫苗通常不致病，但长得和真正致病的病原体几乎一模一样，足以引起免疫反应（所以接种疫苗后经常发烧），也会引发免疫记忆，因此等真的病原体出现的时候，免疫系统会迅速识别并清除，如同得过这种病一样。

预防性疫苗有个最大的特点，就是具有特异性：一种疫苗，往往只对一种病原体有用。水痘疫苗对大家都有效，是因为所有水痘患者感染的病毒本质都一样。同一种疫苗，不管用在什么人身上，所激发的免疫反应，都能对抗水痘病毒。

但广谱的癌症疫苗不现实，因为癌症其实不是一种病，而是很多疾病的集合。每个人的癌症，甚至同一个人身上的不同肿瘤其实都不一样，尤其是基因突变不同。不可能存在一种能预防所有的癌症的疫苗，就像不可能有一种疫苗能预防所有细菌/病毒感染一样。虽然我们已经有了很多疫苗，但面对2020年爆发的新冠病毒，我们依然得重新开发针对性的新疫苗。

一种癌症疫苗，无法对抗不同患者体内可能出现的各种各样的癌细胞。

治疗性疫苗

有人可能会问，如果预防癌症的疫苗这么难，那现在市面上号称在开发癌症疫苗的公司非常多，他们又在干什么呢？

他们在做另一类疫苗。

刚才我们讨论的疫苗叫"预防性疫苗"，也就是接种以后能防止癌症发生的疫苗。除此之外，还有一种疫苗，叫"治疗性疫苗"，也就是在癌症发生后，用于防止癌症进一步发展和复发的疫苗。这一类疫苗才是科学家努力的方向，目前几乎所有临床试验中的癌症疫苗都是治疗性疫苗。

第一个被批准上市的治疗性癌症疫苗，是2010年在美国上市的普列威（Provenge），这是个针对前列腺癌的疫苗。病人接种这个疫苗后平均存活时间延长了4个月，虽然效果有限，但至少证明了通过激发免疫系统来延缓癌症进展是可行的。

包括普列威在内，目前开发的治疗性疫苗都是个性化的，需要为每个人定制。其中比较热门的一类治疗性疫苗叫"肿瘤新抗原疫苗"。

2017年，美国和德国的两个团队同时在《自然》杂志上发表论文，展示了针对肿瘤的"个性化疫苗"临床试验取得的重大突破。一些高危的黑色素瘤患者在接种疫苗后，体内针对癌细胞的特异免疫反应大大增强，许多人的肿瘤没有再复发。这是第一次临床证明"个性化癌症疫苗"的效果，我们真正唤醒了人体内自带的抗癌武器。

什么是肿瘤新抗原呢？

我们都知道，癌细胞是基因突变的产物。人的每个细胞里，DNA用T、C、G、A字母（足足用了30亿个）拼写出了一部完美的文学作品——《人体细胞生命指南》。这个指南告诉细胞什么时候分裂，什么时候迁移，什么时候死亡，它维持着人体正常运行。但癌细胞不老实，它通过改变T、C、G、A的排列顺序，来修改这个指南，导致细胞在不该分裂的时候分裂，不该迁移的时候迁移，甚至获得永生。

打个比方，正常细胞指南的一部分是这么写的："鹅，鹅，鹅，曲项向天歌，白毛浮绿水，红掌拨清波。"但有些细胞发生了突变，变成了："菠萝，菠萝，菠萝，曲项向天歌，白毛浮绿水，红掌拨清波。""菠萝"正巧有推动细胞生长的强大威力，它就是所谓的致癌驱动突变，这个携带新指南的细胞，就成了癌细胞。

这时，如果人体免疫系统能及时发现这个指南出错了，癌细胞就会被消灭。但很不幸，由于种种原因，免疫系统很多时候无法识别致癌驱动突变。或许因为"菠萝"看起来人畜无害，被漏掉了。癌细胞因而得以生长起来。

所幸的是，癌细胞的突变通常不会这么精确，它在把"鹅"变成"菠萝"的时候，也会随机改变一些看似无关紧要的词（DNA），比如张三的癌细胞变成了："菠萝，菠萝，菠萝，曲项向天歌，白板浮绿水，红中拨清波。"

"白板"也好，"红中"也好，本身对癌细胞生长没有影响，只是副产物。但这些看似无关紧要的突变，可能就是治愈癌症的关键。因为正常细胞的生命指南中没有麻将牌，免疫细胞知道，如果看见麻将牌，这个细胞肯定不正常。

癌细胞偶然把"毛"突变成"板"，"掌"突变成"中"，居然拼出了"白板"和"红中"，这意外帮助免疫细胞识别了癌细胞。"白板"和"红中"这种癌细胞特有的、帮助免疫细胞识别癌细胞的信号，就叫作肿瘤新抗原。

肿瘤新抗原疫苗是高度个性化的，因为每个患者产生的新抗原是不同的，有的是"白板""红中"，也有的是"发财""幺鸡"。激活对抗"白板"的免疫细胞，对携带"幺鸡"突变的癌细胞是无效的。所以，肿瘤新抗原疫苗需要定制。

目前，肿瘤新抗原疫苗还属于试验中的高端生物技术，需要各方面人才通力配合才可能实现。目前为每一位患者制备定制化疫苗，平均要花2~3个月。未来，这个技术如果要推广，必须显著缩短时间。一方面，时间太长，很多晚期患者可能等不了，另一方面，时间越长，成本就越高。

有理由相信，随着科学技术发展，癌症疫苗领域应该会出现一些令人兴奋的新星。通过定制的治疗性疫苗来唤醒患者体内的免疫系统，从而对抗癌症、防止癌症扩散和复发，会成为很主流甚至很常规的手段，给临床治疗带来革命性的突破。

至于更好的预防性疫苗，目前还只能说是科幻。估计还是有人会不断尝试，我会抱着开放的心态，毕竟梦想可以有，万一实现了呢。

能和乙肝病毒携带者一起吃饭吗？

主要传播路径

乙肝在中国非常高发，目前全国有 7 000 万的乙肝病毒携带者。但很多人对这个病毒到底怎么传染的却并不清楚。很多人不敢和乙肝病毒携带者一起吃饭，不敢带孩子去携带病毒的亲戚家玩，不敢和他们近距离谈话，因为担心乙肝病毒会通过唾液传染。

吃个饭就可能传染乙肝，这可能是大家对这个病毒最大的误区了。从卫生健康角度，我一直提倡使用公筷或分餐，但唾液并不是乙肝病毒的常规传播路径。虽然唾液里确实可能含有乙肝病毒，但浓度通常很低。目前专家共识并不认为一起吃饭是传播乙肝病毒的途径。无论中国还是美国，指南都明确指出：成年人偶尔和乙肝病毒携带者一起吃饭，并不会传染。

事实上，日常生活中的各种接触，包括交谈、握手、拥抱、共同用餐，甚至打喷嚏、咳嗽等，都不会传播乙肝。

那乙肝病毒到底是怎么传播的呢？乙肝的三大传播途径，是母婴传播、血液制品以及性接触。其中母婴传播，也就是妈妈携带病毒，孩子生下来就很快被感染，是我国婴幼儿乙肝病毒感染的最主要原因。在现代医学带来乙肝疫苗之前，这个传播途径是无解的，所以我国乙肝患者数量异常庞大。

而真正会通过食物和水来传播的，是甲肝病毒。可能是大家长期混淆甲肝和乙肝，才在潜意识中以为乙肝病毒也会通过食物和水来传播。

总之，关于乙肝，只要不去接触感染者的血液和体液，你就是安全的。

总有一些人特别喜欢较真。有次做科普讲座的时候，有人问了个有趣的问题："菠萝，你说唾液不是传播路径，但乙肝病毒能通过血液传播，如果吃饭的两个人都碰巧有口腔溃疡，流血了怎么办？"

我的第一反应是，如果两个人都满嘴流血，还一起吃什么饭？

当然，作为科学家，我还是对这个问题产生了好奇心。可惜回来找遍了论文库，也没发现有文献专门研究两个都有口腔溃疡的人一起吃饭，是不是会传染乙肝病毒的问题。我询问了一些专家，他们觉得即使双方都有口腔溃疡，由于唾液中活性病毒含量不高，加上口腔特殊环境，传染概率是微乎其微的。

还是那句话，为了健康，分餐或者用公筷是最好的选择。同时，如有条件，一定要及时接种乙肝疫苗，这样就没什么好担心的了。

真正的风险

了解了乙肝病毒的传播路径，你应该知道真正需要留意的是什么了。

对于感染者自己来说，要注意定期检测肝炎的各项指标，如果需要治疗，不要讳疾忌医，应当积极治疗，降低传染和爆发风险。高危人群则要保证成功接种乙肝疫苗。如果小时候没有接种，或者抗体量不够，应该补种成人乙肝疫苗，这依然是预防乙肝最好的方法。

乙肝高危人群包括：病毒感染者的家庭成员、医务人员、器官移植患者、经常接受输血者、免疫功能受损者、男同性恋者、有多个性伴侣者和静脉注射毒品者等。即使不是高危人群，日常生活中也要特别注意一些可能会被忽略的风险：

- 不要接受任何来历不明的血液制品。最近出现很多宣传通过所谓回输免疫细胞和干细胞来保健的营销公司，这些"疗法"绝大多数都是智商税，还会带来风险。
- 不要共用任何可能残留别人血液和体液的日用品，比如剃须刀、牙刷、毛巾等。
- 对任何能导致自己出血的工具，都要保证严格消毒。除了打针输液这种明显的，其实平时还有很多容易让人忽略的，包括针灸、文身、穿耳环，甚至修脚、刮脸的工具等。
- 和未知病毒感染状态的人发生性行为时，请加强自我保护，使用安全套。

母婴传播

刚才说了，乙肝病毒最大的风险是母婴传播。这到底是怎么发生的呢？

在怀孕过程中，胎儿的血液和母亲的血液是分开的，并不会感染。感染通常发生在新生儿的分娩过程中，新生儿由于接触到携带病毒的母亲血液或体液而中招。小于1岁的新生儿一旦感染，有90%的可能性会变成慢性乙肝。相反，成人感染乙肝病毒，绝大多数都会被彻底清除，只有5%左右会变成慢性乙肝。

中国有大量母亲和子女都是乙肝病毒携带者的家庭。2021年年初，有个很火的新闻，一位青年是乙肝病毒携带者，28岁就得了肝癌，为了做肝移植，才发现自己父母不是血亲，他小时候在医院被抱错了。他找到自己亲生母亲，才发现亲生母亲也是乙肝病毒携带者，而且也得了肝癌。

这就是典型的母婴传播带来的悲剧。据估计，如果母亲携带病毒，而不做任何免疫防护的话，40%的新生儿会成为慢性乙肝患者。幸好，如今已经有了成熟的母婴阻断措施。

如果孕妇确定是乙肝病毒感染者，该怎么保护孩子呢？中国的《慢性乙型肝炎防治指南》里有明确建议：

- 孕妇如果检测发现病毒含量高，应该进行抗病毒治疗。
- 孕妇应避免羊膜腔穿刺，并缩短分娩时间，保证胎盘的完整性，尽量减少新生儿暴露于母血的机会。
- 新生儿出生后24小时内（最好在12小时内），尽快注射足量的乙肝免疫球蛋白；
- 新生儿出生后24小时内（最好在12小时内），在不同部位接种乙肝疫苗，然后在1个月和6个月时分别接种第2针和第3针疫苗。

做好这三点，新生儿的风险就会得到有效控制。美国的数据显示，新生儿在12小时内注射乙肝免疫球蛋白和乙肝疫苗，能分别降低71%和75%的风险。两个加在一起的话，94%的孩子都会得到保护。

那携带病毒的妈妈还能不能哺乳呢？可以的，但前提是做好保护工作。《慢性乙型肝炎防治指南》中指出，如果新生儿在出生 12 小时内注射了乙肝免疫球蛋白和疫苗，是可以接受母亲的哺乳的。但如果没有及时保护的话，就要很谨慎了。

总而言之，乙肝的传播方式和大家想的不太一样。它并不通过唾液和食物传播，成人通过日常生活接触也并不会中招，无须恐慌。

关于乙肝的科普教育极其重要。及时给孩子接种疫苗，携带者积极配合治疗，同时切断母婴传播、血液传播、性接触传播这三个主要途径，都是必要的手段。相信随着大家一起努力，乙肝会慢慢在中国大地消失，而肝癌也早晚会成为罕见病。

看似矛盾的趋势

经常有人问我:"你总说癌症是老年病,但为什么我身边年轻患者越来越多了?"确实,很多人都见过80后、90后,甚至00后的患者。新闻上也经常看到年轻明星因为癌症去世的消息:罗京,淋巴瘤,48岁;傅彪,肝癌,42岁;梅艳芳,宫颈癌,40岁;姚贝娜,乳腺癌,33岁……所以,中国的癌症真的在年轻化吗?

这是个很重要的问题。要准确地回答它,不能靠个人的感觉,而要看数据。如果翻看国家癌症中心2000年到2014年的统计,就会发现中国的癌症既在老龄化,又在年轻化。也就是说,中国的癌症患者人群同时呈现出两个特点:一方面,老年癌症患者比例在增加,患者平均年龄也在增加,所以在老龄化。另一方面，多种癌症类型在年轻人中的发病率在持续提高，所以也在年轻化。

图7-6展示了中国2000—2014年各个年龄段癌症发病率情况。

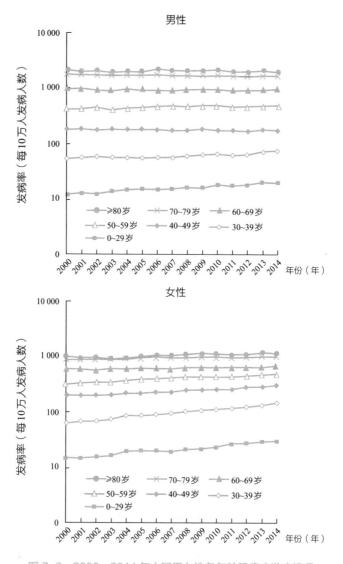

图 7-6　2000—2014 年中国男女性各年龄段癌症发病情况

数据来源：《2000—2014年中国肿瘤登记地区癌症发病趋势及年龄变化分析》

从图中，很容易就看出两个规律：

1. 年龄越大，发病率越高。70岁的老人患癌风险是20岁年轻人的100倍以上；

2. 无论男女，40岁以下人群整体发病率都在持续升高。

由于老年人患癌风险远高于年轻人，所以中国癌症患者多数在60岁以上，这不出意外。不仅如此，中国患者的平均年龄还在一直上升。2000年时，平均发病年龄是62.6岁，此后逐年上升，到2014年提高到了63.6岁。从这个角度看，中国的癌症毫无疑问在"老龄化"。

但同时，中国的癌症又确实在"年轻化"。有些癌症类型年轻患者发病率的升高很明显，比如女性的乳腺癌。

图7-7是乳腺癌各个年龄段的发病趋势。从图中能看出，40岁以下人群的发病率在持续增加。

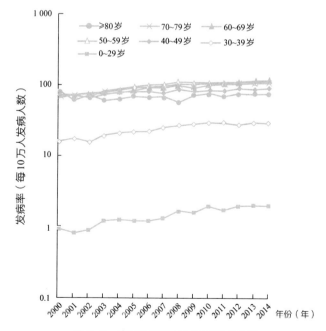

图 7-7　我国乳腺癌各年龄段发病趋势

数据来源：《2000—2014年中国肿瘤登记地区女性乳腺癌发病趋势及年龄变化情况分析》

研究发现，出生越晚的女性，相同年龄时患乳腺癌的风险越高。60后比50后风险高，70后比60后风险高，80后比70后风险高，90后比80后风险高。这种现象大概率和现代生活习惯，包括营养、激素水平的改变有密切关系。

这种年轻化的趋势非常值得警惕。因为和欧美相比，中国女性的乳腺癌高发期本来就早10年左右。美国乳腺癌患者中60岁以上的特别多，而中国女性的发病高峰却在50岁左右。因此，中国年轻女性更需要注意乳腺癌的筛查。

结直肠癌也有类似的趋势。无论男女，年轻人的发病率都在提高。

老龄化带来的问题

既然年轻人发病率在提高，为什么患者平均年龄却在增加呢？因为中国社会在迅速老龄化，老年人比例增加了很多。

图7-8中的例子就解释了这个看似矛盾的现象。

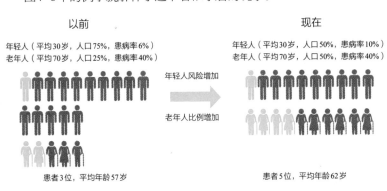

图7-8　一个虚构社会的癌症发病率变化

在一个虚构的社会里，有两组人：年轻人（平均30岁）和老年人（平均70岁）。

以前年轻人占75%，癌症发病率是6%，而老年人占25%，癌症发病率40%。这种情况下，20个人里有3位患者（1位年轻人、2位老人），患者的平均年龄是57岁。

随着人口老龄化，现在年轻人和老人各占了50%。同时年轻人癌症发病率提高了，从6%变成了10%。这种情况下，20个人里有5位患者（1位年轻人、4位老人），平均年龄是62岁。

在这个虚构的例子中，有三件事同时发生了：年轻人发病率提高了、患者的总数变多了、患者的平均年龄提高了。

这几点看似有矛盾，但其实不难解释：虽然年轻人发病率提高了，但由于癌症风险大的老年人比例增加得更快，因此不仅患者的总数提高了，平均年龄也被拉高了。这就是中国癌症的现状：既在老龄化，又在年轻化。我们既不能忽视老年癌症患者增多的事实，也不能忽视年轻人癌症风险在增加这个事实。只谈其中任何一个，都是片面的。

不同癌症的趋势

要讨论中国癌症是不是在"年轻化"，还必须区分不同的癌症类型，并不是所有癌症趋势都一样。

比如，肝癌就没有"年轻化"。从2000年开始，50岁以下人群的肝癌发病率其实已经开始下降，见图7–9。比较2014年和2000年肝癌患者的年龄构成，也会发现50岁以下患者的比例减少了，而70岁以上的比例增加了，见图7–10。这背后最重要的原因，就是乙肝疫苗的普及。慢性乙肝病毒感染会大幅提高肝硬化和肝癌的风险，肝癌患者中70%左右都是乙肝病毒携带者。从20世纪90年代开始，中国新生儿开始广泛接种乙肝疫苗，儿童感染率开始大幅下降。很多年轻人在不知不觉中，逃离了肝癌。

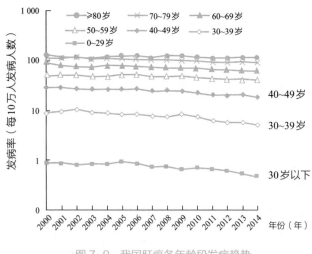

图 7-9　我国肝癌各年龄段发病趋势

数据来源：《2000—2014年中国肿瘤登记地区肝癌发病年龄变化趋势分析》

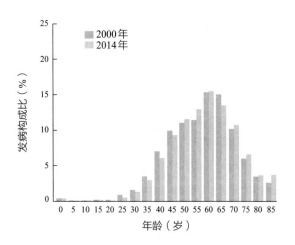

图 7-10　我国肝癌患者年龄分布变化

数据来源：《2000—2014年中国肿瘤登记地区肝癌发病年龄变化趋势分析》

乳腺癌、结直肠癌这类和现代生活方式密切相关的癌症，不仅数量在增加，发病年龄也越来越早，需要密切监控，并制定出符合中国特色的筛查指南。反过来，肝癌、胃癌这类和感染及饮食习惯密切相关的癌症，年轻一代的发病率反而开始降低了，这是医疗卫生水平进步的结果，应该会越来越好。

中国人口基数大，得癌症的年轻人确实不少。我们不能轻视，也不能抱侥幸心理。学习防癌抗癌知识，保持健康生活习惯，做好定期筛查，都是有必要的。但同时，我们要知道，年轻癌症患者并没有出现大家感觉的那种爆发性增长。我们之所以感觉突然之间年轻癌症患者到处都是，其实和信息传播的偏向性密切相关。一方面，年轻人患癌的故事更吸引人的注意，吸引媒体报道，所以曝光度比较高，也更容易被人记住。另一方面，互联网让大家的社交圈扩大了。以前的人只认识一个村，或者一个单位的几百号人，而现在每个人不仅有成百上千的好友，还有好友的好友，还有各种微信群，所以更容易看到小概率事件。

最后还要说，癌症发生有很多随机因素，年轻人患癌不少都有先天原因，不一定是自己做错了什么，不要给自己太大压力。另外，即使真的不幸被查出癌症，也不要恐慌。首先，如果发现早，很多癌症整体治疗效果是很好的，其次，现在各种新药层出不穷，即使晚期患者也可能实现长期生存，甚至临床治愈。

如何提高免疫力？

万能的免疫力

每个中国人都知道一个词：免疫力。从很小的时候，我们就反复听大人讲，要好好吃饭，不然会影响免疫力，要好好穿衣服，不然会影响免疫力。

后来我去了美国，发现全世界的人基本都一样。不管中美，很多人相信免疫力低是万病之源，能解释所有的问题，包括癌症。而几乎每一个卖保健品的商家，都号称自己的产品能提高免疫力。我第一次听说提高免疫力这个词，就来自20世纪90年代曾经火爆全国的"中华鳖精"，这算是中国保健品营销的鼻祖了。

这些保健品真能提高免疫力，防止人得病吗？

这个问题要一分为二来看。一方面，免疫力确实非常重要，和很多疾病都密切相关。另一方面，提高免疫力并不是随便吃点儿保健品就可以的。毫无疑问，免疫系统的功能非常重要。它最主要的功能，就是清除对身体不太好的东西，包括外来的病原体（包括细菌、病毒、寄生虫等）和内部的坏细胞。

免疫力低下的时候，我们身体会出现各种问题，比如感冒、感染等。而免疫逃逸也是癌症发生的重要因素。免疫系统无法有效清除突变细胞，就有可能让一个坏细胞失控生长，慢慢变成成千上万个坏细胞，导致癌症。

研究发现，免疫系统有严重缺陷的人，比如艾滋病病毒感染者，确实比普通人更容易得癌症。某些免疫系统功能缺失的人，可能需要注射抗体蛋白，甚至直接引入免疫细胞，来增强免疫系统功能。但是，这和吃保健品来"提高免疫力"不是一回事。对于绝大多数普通人来说，吃这些保健品，都属于交智商税。因为一方面，绝大多数人的免疫力都是正常的，不需要额外去"补"；另一方面，保健品提高免疫力的说法基本都是商业营销，并没有科学依据。

经常有人问我，吃某种保健品能不能提高免疫力。这么说吧，我还没见过靠谱的科学研究，证明吃任何一种食物/保健品真能提高人体的免疫力，无论是号称最防癌的红薯、西蓝花，还是最昂贵的燕窝、鱼翅。

很多人之所以容易被各种商家忽悠，是因为虽然他们都知道"免疫力"这个词，但其实对免疫系统的工作原理几乎一无所知，只能靠直觉。这也不能怪他们，因为免疫系统是身体里最复杂的系统之一。在我看来，大家只需要记住：除了极个别由于基因突变导致的先天性免疫力低下患者，普通人的免疫力都是够用的。它可能有波动，但不会一直有问题，不需要长期刻意提高。

不传染的癌症

有一个现象，可以证明普通人的免疫力都很强大。那就是：正常情况下，人的癌细胞不会传染。

癌症是一种内源性疾病，每个人的癌症都是自己细胞突变后产生的。一个人的癌细胞跑到另一个人身上，也不会导致癌症。你什么时候听过有人和食管癌患者一起吃饭，就得了食管癌的？事实上，即使把白血病患者的癌细胞直接打进你身体里，你也不会得白血病。为什么呢？就是因为你的免疫系统很正常，也很强大，能迅速识别这些癌细胞，然后清除掉它们。

当然，大千世界无奇不有。在极其罕见的情况下，人的癌细胞也能传染。最典型的就是器官移植的时候。

到目前为止，世界上已经报道过上百例，在做器官移植的时候，不小心把癌细胞也移过去，导致接受器官捐赠的人后续得癌症的案例。通过基因测序，科学家发现这些人身上的癌细胞，都不是自己的，而是来自捐献器官的人。这些捐献者并不知道自己得了癌症，但其实器官里已经有了癌细胞，结果捐的时候，就连癌细胞一起捐过去了。

为什么会发生这样的情况？依然和免疫系统有关。因为接受器官移植的人，为了防止排异反应，都得用药来抑制免疫系统，这可能导致清除癌细胞的能力也受损。如果一不小心接触到外源的癌细胞，这些癌细胞就可能在患者体内长起来。

动物试验的相关案例就更多了。有些情况下，科学家想在小鼠身上建立人的癌症模型，也就是把人的癌细胞传给一只小鼠。怎么能办到呢？一般的小鼠是不行的，人的癌细胞进去会被小鼠的免疫系统清除掉。要建立人的肿瘤模型，必须使用有免疫缺陷的小鼠。

这些例子都说明，除非刻意抑制，不然普通人的免疫系统是够用的，不需要特别担心。

之所以不鼓励大家盲目提高免疫力，就是因为不仅免疫力太弱会导致问题，免疫力太强也会有问题。中国有句老话叫过犹不及，对免疫力而言，也是一样的。有一大类疾病叫"自身免疫性疾病"，包括红斑狼疮、类风湿关节炎、干燥综合征等。它们背后的原因，就是免疫系统过于活跃，开始攻击本不应该攻击的人体正常细胞，从而导致各种问题。类风湿关节炎，就是免疫细胞攻击关节，导致关节肿痛、僵硬，甚至畸形的疾病。如果不及时治疗控制，这些病致残率很高，会严重影响患者的生活质量。

所以，对于绝大多数的人来说，如果免疫力没问题，就不要再提高免疫力了。最好的免疫力，不是最强的免疫力，而是最平衡的免疫力。

免疫力低下的表现

在我看来，与其关心如何提高免疫力，不如关心如何维持住自己的免疫力，不要损伤它。很多不健康的生活习惯，包括抽烟、酗酒、不规律饮食、过度熬夜等，都有可能伤害免疫力。

怎么知道自己免疫力到底正不正常？最简单的指标，是看身体对抗细菌病毒的能力有没有减弱。无法有效抵抗一些病毒，通常是免疫力降低的标志。

比如普通感冒。如果一个人经常感冒（不是流感），就说明他的免疫系统不太给力。普通感冒通常是由体内病毒爆发引起的。这些病毒本来就潜伏在我们体内，但平时被免疫系统控制住，不会出么蛾子。但如果免疫系统受损，比如着凉或者太累，病毒就会摆脱免疫系统监管，开始繁殖，最终表现出感冒的症状。

又比如嘴角的疱疹。这类疱疹是由单纯疱疹病毒引起的。和感冒情况差不多，多数人体内都有这个病毒，只不过被免疫系统控制住了，只好躲起来。当一个人免疫力降低的时候，单纯疱疹病毒就能进入嘴角黏膜细胞，从而导致疱疹的发生。类似这样的情况如果反复发生，就说明免疫力确实有所降低。这时候确实可以考虑提高免疫力的方法。

如果发现免疫力低下，首先要做的，不是立刻上网买保健品，而是分析免疫力下降的原因。如果发现是缺乏某些维生素（比如维生素D或者铁），那定向补充一些保健品是可以的。但如果是因为短期内经常熬夜，就应该先调整作息，这时候吃什么都不好使。

中国很多人很奇怪，明知道自己有坏习惯，但不愿意改，反而花很多冤枉钱在保健品上。很多人一边熬夜三点，一边排毒养颜；一边疯狂抽烟，一边虫草牛鞭，可谓奇观。

维持免疫力的秘诀

关于如何不让免疫力降低，其实并没有一个简单明了的答案。对于普通人来说，做好下面几点是肯定有帮助的。

第一，均衡饮食。吃得好，对维持免疫细胞的功能至关重要。一方面，吃能提供原料。免疫细胞和红细胞都在不断死亡和更新，造血干细胞每天要生产数亿个新细胞，而产生这些细胞需要很多原材料，包括蛋白质、脂类、糖等，这些原材料也需要通过饮食来获得；另一方面，吃能提供能量。免疫系统天天都要和敌人斗争，需要很多能量，它是全身消耗能量最多的系统之一。

第二，适量运动。我们都知道，运动多的人不容易感冒和生病，说明他们感染的概率更低，免疫系统更强大。研究发现，规律运动也可以降低10多种癌症的发病率。虽然具体的机理还不是很清楚，但研究者普遍认为这也和增强免疫系统有密切关系。但需要强调的是，凡事都讲个度。过度的锻炼是不好的，因为太疲劳反而会降低免疫力。大家应该根据自己的具体情况运动，适可而止，循序渐进。

第三，避免滥用抗生素。由于抗生素起效快、价格便宜，抗生素过度使用的问题日益突出。很多时候我们不应该使用抗生素，一方面是因为很多感染其实是病毒导致的，比如流感，而抗生素对病毒无效，只能采用抗病毒药物或者等着自愈；另一方面，是因为滥用抗生素有可能削弱免疫系统的功能。因为免疫系统也需要锻炼，需要见见世面。如果一生病就用抗生素杀掉细菌，免疫系统就会缺乏锻炼机会，反而会越来越不给力。所以即使你感染细菌，使用抗生素也应该谨慎。

第四，培养并保持良好的生活习惯。很多生活习惯包括抽烟、酗酒、熬夜、暴饮暴食等，之所以不好，就是因为它们会影响身体、降低免疫力。我们都知道，连续熬夜、身体疲劳以后，特别容易长痘，或者嘴角长疱疹，这就是免疫力低下的表现。肥胖也会降低免疫力，所以也要注意饮食，不要吃太多垃圾食品。

总结一下，保持免疫力最好的"武器"是：均衡饮食、适量运动、控制体重、不吸烟、不酗酒、不熬夜、不滥用药物、保持好心情。只要都做到上面这些，免疫力就应该不会太差。但做到这些并不容易，需要毅力，需要坚持。很多保健品或者偏方之所以卖得好，就是因为有很多人希望走捷径，幻想什么习惯都不改变，吃点儿什么就能养生，就能提高免疫力。这种想法很不明智，也不现实。

希望大家都健健康康，少被忽悠。

红薯是防癌食物第一名吗？

抗癌食物前十名

网上经常流传各种各样的抗癌食物榜单，排在前面的有西蓝花、大蒜、芦笋、胡萝卜、绿茶、洋葱等。但要说第一名，这些食物都排不上，最强的是什么呢？

红薯！

在各个榜单上，红薯都常年雄霸冠军。甚至还有升级版，有人进一步区分，发现熟红薯比生红薯更防癌，中午吃红薯比晚上吃更防癌。

红薯真的有防癌功能吗？也对，也不对。

想单独靠吃红薯就不得癌症，肯定是不行的。事实上，到目前为止，还没有任何一种食物被科学证明能够降低癌症发病率。

而目前，对于红薯这个所谓的防癌食物，有三种常见的吃法，都是错误的。

第一种，坚信吃红薯就能防癌，只要多吃红薯就是给买了个保险，于是开始放纵，抽烟、喝酒等坏习惯都来了。红薯不是神药，天天折腾自己的身体，妄想靠吃点儿红薯来抵御烟酒的伤害，实在是太异想天开了。

第二种，听说红薯能防癌，是个好食物，就专吃红薯，别的都不怎么吃了。肉、蛋、奶都不防癌，干脆不吃。这些人，估计还没有等到验证红薯是不是真的防癌，就先因为多种营养素缺乏、重度营养不良而得上别的病了。这种防癌吃法，完全是得不偿失。

第三种，在日常饮食习惯不变的基础上，每天多吃一个红薯。事实上，这种饮食很可能导致热量摄入过度，长此以往，很容易长胖。而体重超重和肥胖会显著增加超过10种癌症的风险，比如肝癌、直肠癌、乳腺癌、胃癌、等等等等。这样吃红薯，到底是防癌，还是致癌呢？

其实，这些防癌排行榜里面的食物都挺好，挺健康的，多吃点儿也没问题。但凡事不能走极端，要想指望光靠每天多吃两个红薯、两朵西蓝花、两颗大蒜就不得癌症，那就不靠谱了。各国的官方营养膳食指南，包括抗癌协会的推荐，都提倡均衡饮食，蛋白质、脂肪、碳水化合物，应该都来点儿，这样才是最好的选择。

吃红薯的正确方式

虽然光吃红薯不行，但正确地食用红薯，配合其他食物，确实有可能达到防癌的效果。

红薯确实是好食物。作为主食，它和我们常吃的大米和白面相比，含有更多的膳食纤维。强有力的科学证据表明，多吃含有膳食纤维的食物可以预防直肠癌。同时，摄入红薯这样含膳食纤维高的食物，更容易产生饱腹感，从而避免过多的食物和热量摄入，防止体重增加和肥胖，这也能降低多种癌症风险。

所以，到底应该怎么吃？很简单，正确的做法是把红薯作为主食，替代我们日常膳食中的部分米或面。例如你今天的午餐组合本来是"红烧牛肉＋炒芹菜＋米饭"，可以改为"红烧牛肉＋炒芹菜＋红薯"。这样吃红薯，理论上确实是能降低患癌风险的。

另外，红薯的烹饪方法也很重要。蒸红薯挺好，但拔丝红薯就不健康了，因为它油、糖含量都多。偶尔吃一吃无所谓，天天吃，癌症风险不会降低，反而会升高。

说到这里，你应该就能看出来了，吃红薯防癌的本质，不是吃红薯这个食物本身，而是膳食纤维的摄入与能量的控制。而膳食纤维含量高，并不是红薯的专利。控制能量，也不是红薯的独有特点。如果一种食物含有大量膳食纤维，能帮助控制热量摄入，那它就可能是防癌食物。

真正防癌的，是整体的膳食模式和生活方式。当我们讨论吃或不吃、多吃少吃某种食物时，不能单看这个食物本身，而应该从膳食摄入和生活习惯的整体角度来考察它对健康的影响。最忌讳的，就是标榜明星食物的万能性。

如果要多吃某一种类的食物，应该习惯先问一些问题，比如对整体能量摄入有无影响、能带来什么好的营养成分、同时需要减少哪些食物的摄入，等等。整体的膳食模式对健康的影响，远比单独某个食物或者营养素更为重要。世界上没有绝对完美的单一食物，单独神化或贬低任何食物，都是要流氓。

信息爆炸时代的冷静思维

大家都希望吃得健康。在当今这个信息爆炸的环境中，无数关于吃的话题充斥着我们的生活，各种说法此起彼伏，今天说吃这个好，明天又传吃那个不好。而网络上的信息，无论真实还是谣言，一旦传播开，就很可能引发公众的焦虑，甚至让一些食物遭到哄抢。日本福岛核电站泄漏的时候，盐被抢光了；新冠出来的时候，大蒜被抢光了。

科学研究已经证明，在今天这个自媒体时代，谣言远比真相更容易传播。《科学》杂志发表过一篇封面文章叫《谎言是怎么流传的》，就专门讲了这个问题。统计发现，谣言被转发的概率比真相高70%。转发谣言的人数比转发真相文章的人数经常多10倍以上，甚至100倍。厉害的谣言，全部得到了病毒式传播，而真相极少会被病毒式传播。

而且你以为只有长辈喜欢转发谣言？大错特错。事实上，任何年龄、任何性别、任何教育程度的人，都更喜欢转发谣言，只是感兴趣的话题有所不同。长辈喜欢传播养生的伪科学，是因为他们更关心这个话题。如果是和娱乐圈或者子女教育相关的谣言，那年轻人就是绝对主力了。基本上，只要不在自己真正了解的专业领域，没有人可以幸免。我已经不记得给多少非生物专业的博士科普过"疫苗不导致自闭症"或者"大蒜不能防癌"了。

抵制谣言的诱惑，需要提升自己的科学思维能力。在如今节奏飞快的社会中，快速判断信息成为常态。碎片化的信息与标题党新闻，让我们越来越倾向于获取简单快速、直接明了、更绝对化的信息。如果缺少理性化和科学化的思考，就特别容易被简单和绝对化的信息吸引，并且帮助传播。

但真正科学的结论，需要考虑前提条件和具体场景，从来不是非黑即白的。真相，从来都比谣言更复杂。世界跑得很快，我们应当慢下来，多思考，不要被各式各样的信息绑架大脑。这样的话，我们不仅会收获健康，还会减少焦虑，收获平静。

酸性体质，真的致癌吗？

酸性体质理论

近几年，"酸性体质"这个概念大火。按照某些"专家"的说法，人体的酸性化是百病之源，酸性体质的人容易得各种疾病，包括癌症。所以很多人都想知道自己是不是酸性体质，如果是的话，怎么才能调节平衡，弄得"碱"一点儿。喝小苏打水有用吗？吃咸菜有用吗？

直接先奉上结论：酸性体质理论是彻头彻尾的伪科学，而且是伪科学中的战斗机，欺骗性非常强。

酸性体质理论通常有这么几个要点：

健康人的血液是呈弱碱性的，pH值在7.35到7.45之间。如果血液

pH值低于7.0，人就不在了。刚出生的婴儿的体液都是弱碱性的，但外部环境污染及自身不健康的生活及饮食习惯，使我们的体质逐渐转为酸性。酸性体质者常会有身体疲乏、记忆力减退、腰酸腿痛、四肢无力、头昏、耳鸣、睡眠不好、失眠、腹泻、便秘等症状，85%的痛风、高血压、癌症、高脂血症患者，都是酸性体质。

这一段话完美地诠释了我在科普时经常说的一句话：第一句是科学的伪科学才是优秀的伪科学。

健康人的血液确实是弱碱性，pH在7.4左右，新生婴儿也是7.4左右，如果血液pH值低于7.0，人肯定是不行了。但是科学部分也就到此结束了，后面的一大段话全是伪科学！

事实上，不管你是婴儿，还是90岁老人，是健身教练还是晚期癌症患者，血液都是一样的弱碱性，pH值永远都在7.35~7.45之间。

血液pH值维持在弱碱性，对我们的健康确实非常重要，因此人体内有三套系统来保证血液为弱碱性：呼吸系统、肾脏尿液排泄系统和体液系统。

反应最快的是呼吸系统。如果身体的酸碱度短暂变化，呼吸系统将会在几分钟之内就做出反应，加速或减缓排出酸性的二氧化碳，从而在几分钟之内就把pH值调节回去。

肾脏系统的反应会慢一点点，但是也会在几天内慢慢增加或减少酸性物质进入尿液。人的尿液pH正常范围是4.6~8.0，也就是说，酸性和碱性都正常，这是一个非常强大的平衡系统。

体液调节pH值主要靠里面的各种蛋白和缓冲离子。因为构成蛋白质的氨基酸既有酸性的，也有碱性的，可以吸收或者释放酸性氢离子，所以蛋白质是超强大的pH缓冲系统。好消息是，我们身体中有大量的蛋白质。

在这三套强大的调节系统的监管下，没有人的血液是酸性（pH < 7.0）的，所以也就不会有"酸性体质致病"这种说法。事实上，如果血液pH到

了中性（pH = 7.0），人就已经死了。

"酸性体质"这个伪科学其实是非常容易被揭穿的，你可以找一家医院去问一下：能帮我测测我血液是酸性还是碱性的吗？没有任何一家医院能帮你测。体检报告的血液检查里，也不会有pH值这一项。

为什么呢？没有意义。全世界没有一家医院会为病人提供测量血液酸碱度的服务，因为所有人的测量结果都是7.4左右。

既然没有医院常规测试酸碱性体质，那"85%的痛风、高血压、癌症、高脂血症患者，都是酸性体质"这种结论是从哪里来的呢？有数据支持吗？当然没有，这只能是"专家"编造的。目的很简单，就是为了卖一些所谓能"排酸"的保健品罢了。

美国的神医

其实吧，无论中医，还是西医，都没有"酸性体质"这个概念。那这个概念是从哪里来的呢？

不是中国，而是美国。美国人确实喜欢原创，喜欢天马行空，不仅原创科学很多，原创伪科学也很多。

发明酸性体质和碱性饮食理论的美国人是一个叫罗伯特·杨（Robert Young）的大忽悠。这位杨大师创造了酸碱理论，而且卖各种排酸保健品，包括吃的、喝的、用的，应有尽有，最离谱的是用一个包装得很漂亮的空瓶子卖"排酸氧气"。

2002年，他出了一本书叫《酸碱奇迹：平衡饮食，重获健康》，开始宣传他的酸碱体质理论。在这套理论里，酸性体质是一切疾病的根源，碱性食物则是保持健康的万能药。只要多吃碱性食物，就能重拾健康、治愈疾病。

那么，在这套体系里，什么是酸性食物呢？酒、糖、红肉、乳制品、巧克力等。什么是碱性食物呢？蔬菜、水果、鱼等。其实说白了，这套饮食建议跟现代营养学推荐的健康饮食是差不多的，但通过创造一个"酸性体质"的概念，一下子就成了颠覆性爆款养生方法。有时候，你也不得不佩服包装营销的力量。由于其中的观念很符合大家的直觉，加上一些明星加持，这本书很快就成了畅销书，风靡全球。

和所有的大师一样，这哥们儿非常擅长给自己贴金。

首先，这哥们儿虽然大学都没有读过，但先自己给自己封了两个博士学位，自称"杨博士"。然后，他网页上是这样介绍自己的："杨博士被公认为全世界最优秀的基础和临床研究科学家之一！""公认"这个词，既高级又低俗，可以随便乱用，反正不要钱。你也可以说自己是全宇宙公认最优秀的全能科学家之一。

继续往下看，还有更神奇的："杨博士创立了新生物学概念。1994年，他发现细菌可以变成红细胞，红细胞可以变成细菌！"

看到这里，我已经彻底无语了，因为实在是过于离谱了。细菌和红细胞，它们俩的关系是如此之远，一个是原核细胞，一个是真核细胞，一个有细胞核，一个没有细胞核。说细菌可以变成红细胞，就像有人信誓旦旦地说能把我变成一颗菠萝，然后再变回来。如果这是真的，那进化史要完全改写了，杨大师绝对会永垂不朽。

我最开始特别不理解这件事，觉得傻得有些离谱。因为只要学过中学生物学，你就能揭穿这个谎言，不可能被这种东西忽悠。但后来我想明白了，他的操作是一种精准定位：连这个漏洞都看不出来的人，才是他最需要的客户。这就和中国伪科学营销文经常排版花里胡哨、错字连篇一样：连错别字都看不出来的，才是营销文最喜欢的受众！

杨大师的自我介绍里，让我最抓狂的，是下面这句话："杨博士具有强大的国际影响力，曾受邀到中国多所著名大学演讲，包括清华大学……"

大家可以想象我作为清华毕业的科普作家，看到这里时的心情有多么波澜起伏。我在网上搜不到任何清华大学邀请他做讲座的信息，我猜他很可能是通过某个不明真相的学生团体，找了间教室找了些人来聊天。

杨大师的做法也并不是个例。最近，跑到清华北大搞点儿小活动，俨然已经成了各种"伪科学大神"最爱使用的套路，从阴阳八卦到量子养生。这样回头就可以大肆宣传受到了顶尖学府认可，往自己脸上贴金。

说回杨大师，这哥们儿最近栽了。怎么了？他被人告了。首先是2016年，杨大师由于没有医师资格而给人看病，被认定为非法行医，入狱3年8个月。

而且，他面临的官司远不止这一个。2018年11月2日，美国加州法庭判决，杨大师需要赔偿一名癌症患者1.05亿美元！他为什么被罚？因为这位癌症患者还处在早期的时候到杨大师那里看病，被说服放弃了医院的正规治疗，转而使用大师独创的碱性疗法：往静脉中注射小苏打来排酸排毒。号称药到病除，无任何毒副作用。结果就是过了几年，这位患者的癌症"成功"被拖成了4期的晚期癌症。这时候，这位患者才幡然醒悟，把杨大师告上了法庭。

这是多么熟悉的悲剧啊。但是即使杨大师赔再多的钱，很多生命恐怕也已经无法挽回了。

真正可怕的，是杨大师对这位患者没有一丁点儿歉意，也从来不认为自己在骗钱："我的碱性饮食治好了上百万人！你们这些人就是嫉妒我，想打压我！"

骗子，都会先给自己洗脑。没人愿意承认自己是骗子。不管你信不信，反正杨大师自己是信了。

中国老龄化社会背景下的骗局

酸性体质理论传入中国后，受到广大商家的热烈欢迎。商家不仅广泛传播这一理论，还煞费苦心做了很多"升级"和"本土化"，让它更符合中国人的理解习惯。比如，由于很多中国人觉得醋是好东西，所以在酸碱理论里，居然说醋是碱性食物。这种酸不拉几的东西，你跟我说是碱性的？最可悲的是，还真的有很多人信。只要符合大众的直觉，再荒谬的东西也不会被质疑。

除此之外，酸性体质论者还常拿出"酸中毒"这个概念来混淆视听，忽悠大家。酸中毒的确是严重的临床问题，它往往出现在呼吸系统有了问题，无法正常排出二氧化碳，或者肾脏出了问题，无法通过尿液排酸的患者身上。但这只是肺部或者肾脏疾病的急性临床表现之一，和慢性酸性体质没有任何关系。

对应于酸中毒，临床上还有碱中毒。如果有人持续呕吐、过度失去胃酸，就可能发生碱中毒。甚至还有水中毒，短期内饮用过量的纯水，会导致体内电解质浓度过度降低，从而影响大脑功能，特别严重的情况下还会致死。以前就有过这种新闻：有人参加喝水比赛，结果水中毒，身体受到严重伤害。

显然，我们不会因为水中毒的存在，就得出"水体质有害，我们要常常排水"的结论；同样的道理，酸中毒现象的存在，也不代表人真的有酸性体质，需要排酸。

中国正在大踏步地迈进老龄化社会，大家对医疗保健空前重视。投机商家和保健品"专家"们也看准了这个机会，以各种"科普"的形式给大家宣扬各种不靠谱的"保健知识"。

我的一位好朋友，哈佛毕业后回到国内某知名大学当教授，时不时就会收到各种保健品企业的"好意"——要送他一大笔钱，换取他对某保健产品的书面支持，然后该企业就可以堂而皇之地为保健品贴上"哈佛大学博士、××大学教授郑重推荐"的标签。这样的广告是很有迷惑性和吸引力的。我的朋友不愿意收取这种钱，但是肯定会有人愿意。

怎么办呢？最安全的办法就是只看数据，不看头衔。以后，无论你看到什么样的理论，请记得任何真正的科学结论都是有数据支持、有参考文献可查的。只要没有文献支持，任何"专家语录"都是伪科学，无一例外。并不是白头发多、白胡子多的老头儿说话就靠谱。

总之，"酸性体质致癌"是彻头彻尾的谣言，我们完全无须为此担心，也不需要浪费钱购买任何排酸产品。均衡饮食、加强锻炼和保持良好心态能增强免疫系统，这是每个人与生俱来的抗击癌症最好的武器，比任何昂贵的保健品都强多了。

第八部分

他山之石：好榜样与坏榜样

美国癌症死亡率为何连续 20 年下降?

美国的癌症年报

美国每年都会公布一份癌症年度报告,报告含有很多统计数据,信息量很大,非常值得一读。我们以2017年的年报为例,分享一些美国的数据。由于他们在防癌抗癌方面世界领先,有很多经验教训,所以应该能给我国政府和群众带来很大启发,更好地对抗这个顽疾。

下面就是这次年报中,我个人觉得很重要的7点信息。

1. 整体形势

美国近年来癌症发病率开始下降,尤其是男性。过去10年,美国男性患癌人数每年下降2%。这主要得益于肺癌、结直肠癌和前列腺癌三大癌种

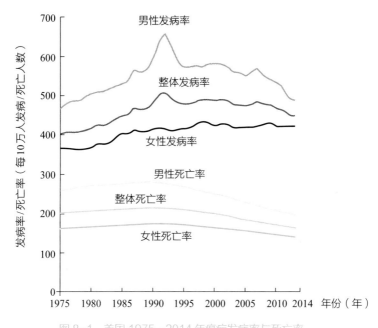

图 8-1　美国 1975—2014 年癌症发病率与死亡率

数据来源：Cancer statistics, 2017. CA Cancer J Clin. 2017.

发病率的持续下降。女性中肺癌和结直肠癌发病率也在下降，但由于乳腺癌、甲状腺癌、皮肤癌等癌种的发病率增加，整体变化不大。乳腺癌和甲状腺癌可能都存在过度诊断（良性肿瘤被定义为恶性）问题，所以整体的真实情况应该更乐观。

　　更值得关注的，是美国男女癌症死亡率的持续显著下降。在过去20多年里，美国癌症总体死亡率已经下降了25%，超过210万人避免死于癌症，这是非常了不起的。

　　这样的成就背后，最重要的3个因素是控制烟草、推广筛查和开发新型疗法。很多时候我们更关注患癌后的治疗，但实际上，控制烟草和推广筛查这样的防癌手段，对降低发病率和死亡率更加关键。在中国，无论癌症发病率还是死亡率都还在持续上升，我们任重道远。

2. 得了白血病，基本上就是个死吗？

在过去30年，由于现代医学的进步，美国癌症的5年生存率整体已经提高了20%，50~64岁患者的生存率提高得尤其多。从癌症种类来说，变化最明显的是白血病和淋巴癌。对比2010年和1970年，急性淋巴细胞白血病的生存率从41%提高到71%，慢性粒细胞白血病从22%提高到66%，很多人能被治愈。适合使用靶向药物格列卫的白血病患者，平均寿命更是已经和正常人无异。但很多人并不知道这些数据，被网上妖魔化西医的文章欺骗而选择放弃治疗，令人痛心。

有人转发给我看过一篇文章，一个号称财经作家的人面对丝毫不懂的领域语不惊人死不休，说"得了白血病，基本上就是个死"。而这么一篇文章居然轻松10万+阅读，而且打赏无数。

事实上，中国每年被治愈的白血病患者很多。如果每一位康复者扇这位"专家"一个耳光，我相信北京的康复者就足以把他扇死。

请珍惜生命，远离"经济学家"或"金融专家"的医学科普。他们也许很懂怎么赚钱，但不懂怎么救人。

3. 禁烟的惊人效果

虽然美国男性患病率最高的是前列腺癌，女性最高的是乳腺癌，但这两种癌症生存率都很高。肺癌才是毫无疑问的第一杀手，遥遥领先于第二名。美国每年由于癌症去世的人中，肺癌患者占了1/4以上。

但美国已经看到了希望。20世纪60年代开始的控烟运动让吸烟人数40年持续降低，而且公共场合全面禁烟。这几十年的努力得到了显著回报：从1990年到2014年，美国男性肺癌死亡率下降了43%。

而中国的情况则让人沮丧。中国的烟民占了全世界吸烟人数的1/3以上，强势占据第一，而且超过排在第2位到第30位的共29个国家的人数总和。

4. 筛查普及带来的变化

结直肠癌是美国的主要癌症之一，但在过去10年间，发病率以每年3%的速度下降。这主要得益于筛查，尤其是肠镜检查的普及。美国推荐50岁以上人群进行肠镜筛查，2000年该人群筛查的比例只有21%，但2015年已经上升到60%。

结直肠肿瘤从良性发展到恶性通常需要15年以上，如果能在早期发现，手术切除后，治愈率非常高（90%以上）。肠镜等筛查手段能有效发现早期肿瘤，正是它的普及，让美国显著降低了恶性结直肠癌的发病率。而我国50岁以上人群接受肠镜检查的比例仅有15%，还有巨大的提高空间。

另外，高危人群的肺癌筛查也应该引起大家关注。

美国研究发现，肺癌高危人群（曾经或者目前大量吸烟），如果每年进行低剂量螺旋CT筛查肺癌，能降低20%的死亡率。但可惜，美国只有3%的高危人群定期接受筛查，而在中国，这个数字更是接近于0。在中国开展癌症筛查工作，是个朝阳产业。

5. 避免过度诊断

从2010年开始，美国的前列腺癌患者数量大幅下降，主要原因是减少了过度诊断。

美国曾大力推广PSA（前列腺特异抗原）筛查，一下子查出了大量"前列腺癌"，直接导致20世纪90年代初癌症患者数飙升（见图8-1）。后来，专家发现PSA筛查有大量假阳性，造成严重过度诊断和过度治疗，很多所谓的癌症患者其实根本不需要治疗。PSA筛查依然在使用，但知道它可能的问题后，医生判断癌症更加谨慎，一下子患者就少了很多。

类似的情况也出现在甲状腺癌身上。甲状腺癌患者数量最近明显增加，这和更精确的体检手段有关。但问题在于，甲状腺细胞增生或者结节，不代表就是恶性甲状腺癌。

2016年，由来自7个国家的专家组成的小组对甲状腺癌进行了重新分类，最主要的就是把一类"有纤维囊包裹的滤泡亚型甲状腺乳头状癌"，改名为"带有乳头状细胞核特征的非浸润性滤泡型甲状腺肿瘤"，去掉了"癌"字。这类肿瘤占了此前欧美被诊断为甲状腺癌的病例的20%左右。最近研究发现，这类肿瘤只需要局部手术切除，15年无病生存率就超过99%，根本就是良性肿瘤，而不是恶性癌症。

有些时候，少比多好。

6. 儿童癌症的情况如何？

儿童和青少年的癌症和成人癌症截然不同，需要单独统计，这也是美国抗癌"登月计划"研究的一个重点。

在美国，儿童癌症发病率近年来很稳定，没有显著增加。死亡率则是持续下降，绝大多数14岁以下儿童癌症的5年生存率都在70%以上，不少在90%以上。最好的几类包括了甲状腺癌（99.7%）、霍奇金淋巴瘤（97.7%）、视网膜母细胞瘤（95.3%）、淋巴细胞白血病（90.2%），等等。

相比白血病和淋巴瘤，儿童实体瘤整体还有很大进步空间，科研和临床都还需要继续努力。

在中国，儿童癌症的诊断、治疗、康复（心理辅导）、医保、新药开发等，可以说和美国有全方位的差距。要改善相关情况，需要全社会的关注和共同努力。

癌症很多的日本

众所周知，日本人的预期寿命全球排第一，高达84.7岁，女性更是达到惊人的87.7岁。比起欧美很多国家，日本人的整体健康水平确实比较好，但这并不代表他们不得癌症。每10万人中，日本有大约700位癌症患者，相比之下，中国目前这个数字只有300。事实上，看患者比例的话，日本是全世界癌症发病率最高的国家之一。

我最近花了点儿时间，把各个国家的预期寿命和癌症发病率整理成了一张图（见图8–2），结果应该一目了然。

图中虚线表明，一个国家的人均预期寿命越长，患癌的风险通常也越大。图中人均预期寿命不到70岁的国家，癌症发病率都不太高。而反过

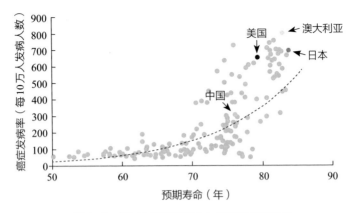

图 8-2 各国人口预期寿命与癌症发病率关系

数据来源：https://gco.iarc.fr/ 和 WHO

来，人均寿命超过 80 岁的国家，癌症发病率都不低。中国现在基本落在趋势线上，人均寿命和发病率都居于中游。可以预见，随着人均寿命进一步延长，中国未来的癌症发病率还会进一步升高。

从图中也能看出，日本的寿命和癌症发病率都很高。

日本人的预期寿命在过去几十年持续增加，随之而来的，就是越来越多的癌症患者。也是由于寿命特别长，50% 的日本人一辈子中的某一天都会成为癌症患者。但是，单纯比较癌症发病率其实意义不大，甚至是一种误导。如果一个国家的人很长寿，即使癌症更多，也不意味着情况就更糟糕。

我们真正应该关注的，是另外两个问题：排除年龄因素以后，癌症发病率如何，以及癌症的死亡率如何。而在这两点上，日本都是做得非常不错的。

年龄标准化发病率

为了排除寿命对癌症发病率的巨大影响，我们需要看另一个数字，叫

"年龄标准化发病率"，也就是用统计学方法，消除年龄差异后的发病率，从而更好地比较不同国家之间的癌症风险。

当我们把年龄因素去除以后，日本的癌症发病率排名就大幅下降了，从第9位一下降至第43位。

表 8-1　各国癌症发病率排名和年龄标准化发病率排名

国家	发病率排名	年龄标准化发病率排名
澳大利亚	1	1
新西兰	2	2
德国	3	15
匈牙利	4	4
丹麦	5	8
荷兰	6	10
法国	7	7
比利时	8	6
日本	**9**	**43**
意大利	10	24
加拿大	11	11
英国	12	13
瑞士	13	16
美国	14	5

在世界人均预期寿命超过80岁的国家中，日本是年龄标准化发病率最低的国家之一。这证明了，日本人确实有做得好的地方。

相比而言，很多欧美国家就不怎么样，因为即使刨除年龄因素，他们的癌症发病率依然排名很高。无论算不算年龄，澳大利亚都高居第一；美国更惨，排名从第14上升至第5，与日本的变化趋势截然相反。很显然，除了寿命，还有其他因素导致了欧美国家癌症高发，这既包括遗传基因，也包括环境和生活习惯。我们在后面还会展开讨论。

我们在这里稍微聊一下美国。美国的医疗支出是全球最高的，但是国民健康情况却不理想，癌症发病率很高。其中一个重要的原因，就是肥胖率非常高。

肥胖是明确的致癌因素，和10多种癌症有关。美国有超过42%的人肥胖，而且这个数字还在上升。美国受教育程度越低、越穷的人群，越常吃垃圾食品，越不注意锻炼，所以肥胖率越高，健康水平越差。而日本只有3.5%的人肥胖，比美国少多了。

癌症不是绝症

比癌症发病率更关键的是死亡率。如果癌症不致命，我们当然就不怕它了。日本在这一方面的数据更惊艳。中国是全球癌症死亡率最高的国家之一（排名第12），而日本的死亡率不仅比中国低，也比很多欧美国家低。日本的年龄标准化癌症死亡率，排到了世界第112位。

从第9名（发病率），到第43名（年龄标准化发病率），再到第112名（年龄标准化死亡率），不同的数据以不同的角度折射出了立体的全貌。排除长寿因素后，日本不仅癌症发病率低，死亡率排名更低，所以值得我们学习。

癌症只是一个维度，日本人整体的健康水平都比较高。他们不仅预期寿命长，健康预期寿命也是高居全球第一。健康预期寿命是世界卫生组织的常用数据之一，它反映的是高质量的寿命长度。如果一个人活到80岁，但最后10年一直躺在病床上，那健康寿命就会被打折扣。相反，如果一个老太太80岁还神志清楚，能跳广场舞，那绝对是真正的厉害。

日本无论男女，健康预期寿命都在全球排名第一，男性是72.5岁，女性是77.2岁。而中国男性健康预期寿命是67.7岁，女性是69.5岁。也就是说，男性比日本少了4.8年，女性少了7.7年。差距是非常明显的。美国也好不到哪里去，远不如日本。虽然经济上我们经常说要赶超欧美，但在"健康中国"这件事上，日本才是最好的学习榜样之一。

说了那么多，日本到底哪些地方值得我们学习？他们做得好的地方有很多，比如下面3点：

1. 健康的饮食习惯。日本人喜欢新鲜食物，吃大量海鲜（海鱼、海带等）、豆制品和蔬菜。加上日本人吃东西比较精致，饭量也小，因此体重控制得非常好。日本人口3.5%的肥胖率，在发达国家中非常出众，各种慢性病的发病率也低。

2. 优质的医疗系统。日本的医疗系统是全球各个国家和地区中可及性最高、性价比最高的医疗系统之一。在推动癌症早期筛查、控制心血管疾病等方面，日本做得非常不错。

3. 领先的创新能力。日本非常重视科研，无论是基础研究还是转化应用水平都世界领先。日本人不仅获得过很多次诺贝尔奖，也创办了很多顶尖的制药企业和生物医疗技术公司。

中国现在整体和日本还有不小的差距，我们应该努力学习日本的优点，并做出适合国情的调整。相信随着经济和教育水平进一步提高，我们肯定会做得更好。这既需要国家层面对医疗系统的投入和持续改革，也需要每个人对自己的身体和生活方式更加负责。让我们一起加油吧。

寿命与癌症发病率排名

　　除了日本,还有哪些国家的癌症发病率特别值得我们关注呢? 由于寿命和癌症风险直接相关,所以并不是癌症发病率低的国家就一定好。比如非洲的乍得,癌症发病率确实是全球最低的之一,但那是因为他们的预期寿命只有53岁。我们真正特别感兴趣的,是寿命长、癌症少的国家。

　　为了找到这样的国家,我把全世界170多个国家先按照预期寿命整理出了排名(预期寿命越长,排名数字越小),然后又按照癌症发病率为它们排名(癌症发病率越高,排名数字越小)。

　　把这两项排名画成图(见图8–3),就能发现两者的相关性非常强。这再次表明,寿命长的国家,癌症发病率普遍也高。

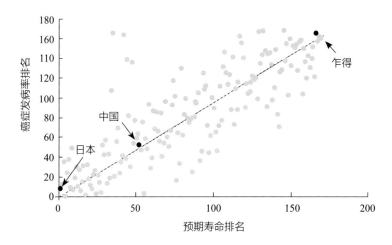

图 8-3　各国预期寿命排名与癌症发病率排名的关系
数据来源：https://gco.iarc.fr 和 WHO

日本，预期寿命排名第1，癌症发病率排名第9，处在图片的左下角。

乍得，预期寿命排名第166，癌症发病率排名第165，处在图片的右上角。

中国，预期寿命排名第52，癌症发病率也排在第52，两个数字很匹配，正好落在趋势线上。

很多落后的非洲国家，两项排名都很低，它们显然不是我们的学习目标。我们的学习对象是图8-4里圈出的那几个"不守规矩"的国家。它们的两个排名完全不匹配，属于寿命长、癌症少。这些国家特别值得研究，因为他们的政策和国民生活习惯等因素中，或许就蕴藏着一些防癌抗癌的秘密。

寿命长、癌症少的国家

我们首先看看以色列。以色列的人均寿命很长，为82.5岁，世界排名

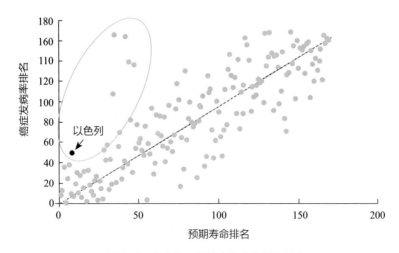

图 8-4　寿命长，但癌症发病率低的国家

数据来源：https://gco.iarc.fr/ 和 WHO

第8，但癌症发病率居然只排在第50，比按照寿命估计的低得多。相比之下，法国人均寿命82.4岁，和以色列几乎一模一样，但法国的癌症发病率却排在第7位。每10万人中，法国有698个癌症患者，而以色列却只有316个。同样的预期寿命，以色列的癌症患者比例比法国少了一半以上。不只是法国，其他预期寿命和以色列接近的国家，比如意大利和瑞典，癌症发病率都比以色列高出非常多，见表8–2。

表 8-2　以色列的癌症发病率显著低于预期寿命相似的国家

国家	预期寿命	癌症发病率（每10万人发病人数）
西班牙	82.8	582.7
意大利	82.7	691.2
以色列	**82.5**	**316.5**
法国	82.4	698.4
瑞典	82.4	609.6

以色列癌症发病率这么低，原因非常复杂，但饮食习惯是其中一个重要原因。以色列农业很发达，他们的饮食结构属于"地中海饮食"，含有大量的蔬菜、水果、谷类。2019年，医学杂志《柳叶刀》上正好发表了一篇论文，分析全球各国由于饮食习惯而带来的死亡风险，结果以色列饮食带来的死亡率是全球最低的，被誉为全球最健康的饮食。"最健康"可能夸张了，但这种饮食搭配确实有可以学习的地方。

除了以色列，图8–4里圈出的国家还有卡塔尔、阿联酋、巴林、阿曼、马尔代夫、沙特阿拉伯、科威特……居然全部都是伊斯兰国家。

从某种程度来讲，这也不是偶然。一方面，伊斯兰教禁酒，很多人也不抽烟，酒和烟都属于1类致癌物。另一方面，伊斯兰教有斋戒的传统，会短期禁食。最近很多研究都发现，适度节食对身体比较好，在动物模型里，短期禁食可以降低癌症发病率。

说到这里，猜猜中国哪个省级行政区因为喝酒而带来的癌症最少？

答案是宁夏！

如果你一时没想明白是为什么，那我提醒一下，宁夏的全称是"宁夏回族自治区"。

亚洲的邻居

除了圈里这些国家，我还想讲一下新加坡，因为它属于亚洲国家，和我们更接近。新加坡的人均寿命超过83岁，高居世界前5，但是癌症发病率却排在第36位，也显著低于其他寿命领先的国家。

新加坡癌症发病率低，又是为什么呢？

首先是控烟。我们都知道，吸烟是生活习惯中最大的致癌风险，与十多种癌症密切相关。新加坡有着全球最严格的控烟措施之一。新加坡男性吸烟率为18%，相比之下，中国高达45%。

表 8-3　新加坡的癌症发病率显著低于预期寿命相似的国家

国家	预期寿命	癌症发病率（每 10 万人发病人数）
日本	83.7	694.6
瑞士	83.4	661.4
新加坡	**83.1**	**451.7**
澳大利亚	82.8	798.8
西班牙	82.8	582.7

除了控烟，新加坡人在另一些癌症风险因素的控制上也比欧美做得好，包括控制体重、防晒等。肥胖能增加多种癌症的风险。欧美国家胖子多，而新加坡人身材保持得比较好。澳大利亚肥胖率接近30%，瑞士接近20%，而新加坡只有6%左右。另外，新加坡的皮肤癌比欧美国家少很多。澳大利亚黑色素瘤发病率比新加坡高50倍。紫外线照射是皮肤癌最大风险。欧美人酷爱日光浴，而亚洲人喜欢美白，特别注意防晒，顺便也防了癌。

分析各个国家的癌症发病率数据十分有趣，能从交叉对比中得到很多有趣的发现。通过寿命和癌症患病率的关系图，我们能直观感受到为什么长寿是患癌的风险因素。而那些不符合规律的国家，则为我们如何更好地防癌抗癌提供了线索。无论是以色列的饮食、卡塔尔的禁酒，还是新加坡的控烟，都是我国值得学习的。

下一节，我们将一起看看那些"反面教材"：寿命一般，但癌症发病率很高的国家。从他们身上，我们又能得到什么教训呢？

寿命短、癌症多的国家

前面我们看了看寿命长、癌症少的国家,现在我们来看看相反的例子:有些国家的人预期寿命并不长,但癌症发病率却特别高,就是图8–5里圈出的那几个国家。

很显然,在寿命之外,这些国家还存在着别的致癌因素,有可能是基因,有可能是环境,也有可能是生活方式。研究这些国家癌症高发的原因,对于帮助我们自己防癌很有意义。

这里面的典型例子是匈牙利。它的人均寿命只有75.9岁,世界排名第55,癌症发病率却高居第4。相比之下,中国的人均寿命76.1岁,比他们还高一些,但癌症发病率只排在52位。每10万人中,中国有301位癌症患

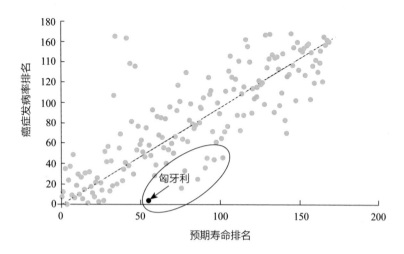

图 8-5　寿命不长，但癌症高发的国家

数据来源：https://gco.iarc.fr/ 和 WHO

者，而匈牙利高达 727 个，是中国的两倍还多。

　　不只是中国的癌症发病率低于匈牙利，看看和匈牙利人均寿命差不多的国家，就会发现匈牙利实在是很 "出众"（见表 8-4）。

表 8-4　匈牙利的癌症发病率显著高于预期寿命相似的国家

国家	预期寿命	癌症发病率（每 10 万人发病人数）
厄瓜多尔	76.2	166.4
黑山共和国	76.1	376
中国	**76.1**	**301.1**
巴哈马	76.1	233.7
越南	76	170.7
匈牙利	**75.9**	**727.2**
土耳其	75.8	257
塞尔维亚	75.6	547.4
阿尔及利亚	75.6	126.3
秘鲁	75.5	204.7

匈牙利的肺癌

为什么匈牙利的癌症这么多？原因肯定很复杂，但有一点是确定的：和肺癌很有关系。

从总人数看，中国肺癌排第一。但是按人口比例来说，匈牙利才是全世界肺癌发病率最高的国家。

匈牙利还有个特点，就是男女肺癌患病率都很高：匈牙利男性肺癌发病率，全世界第一，10万人里有77个；匈牙利女性肺癌发病率，全世界也排第一，10万人里有41个。匈牙利的女性肺癌发病率，在欧洲简直是"一枝独秀"。

匈牙利之所以肺癌发病率这么高，两个重要原因，一是吸烟的人多，二是环境差。

匈牙利无论男女，吸烟的人都很多。匈牙利47%的男性、21%的女性吸烟，都是全世界最高的比例之一。相比之下，中国女性中吸烟的比例只有2%，这个好习惯请一定继续保持。

吸烟不是肺癌高发的唯一原因。匈牙利还有另一个很大的肺癌风险，就是工作环境中的污染，尤其是石棉污染。匈牙利对工人的保护不够，据估计，20%的匈牙利工人都长期暴露在有毒的化学物质环境中。包括建筑工人、修车工等的很多人都容易暴露在含石棉等致癌物的材料中，这不仅带来了肺癌，也带来了间皮瘤。间皮瘤被称为"石棉癌"，就是因为很多患者都是因为吸入石棉而使体内细胞发生了癌变。

悲惨的东欧国家

匈牙利只不过是一个代表。仔细看预期寿命低、癌症发病率高的其他国家（见图8-6），就会发现里面居然全都是广义上的东欧国家：俄罗斯、白俄罗斯、乌克兰、立陶宛、拉脱维亚、保加利亚、摩尔多瓦……

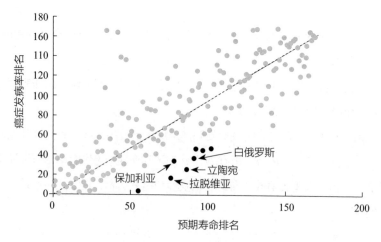

图 8-6　寿命不长，但癌症高发的东欧国家

数据来源：https://gco.iarc.fr/ 和 WHO

　　放眼望去，一大堆东欧的国家，都是寿命不高，癌症却不少。他们人均寿命排名基本处在中下游，都不如中国。比如，俄罗斯的人均预期寿命只有70岁，和伊拉克差不多，但癌症发病率与之相比并不低。

　　东欧国家癌症发病率高，主要的原因，还是不良的生活习惯，尤其是大量吸烟和大量饮酒。前面提到匈牙利人抽烟特别厉害，其实这些东欧国家都差不多，男性女性都大量抽烟。不出意外，东欧各国都是肺癌高发区，尤其是男性。由于控烟不力，东欧多个国家的肺癌发病率和死亡率在过去几十年持续上升。

　　抽烟不只会带来肺癌，还和10多种其他常见癌症密切相关，包括膀胱癌、头颈癌等。只要烟草中的致癌物质能到达的细胞，都是危险的。几乎所有和抽烟密切相关的癌症，在东欧国家都是高发的。

　　烟酒不分家。如果去过东欧，就知道那里的人非常爱喝酒。事实上，从人均饮酒量来看，东欧是全世界饮酒最猛的地区，没有之一。相信大家都知道俄罗斯人喝酒厉害，但其实人均饮酒量，俄罗斯只能排在第4，它的几位东欧邻居们更能喝（见表8-5）。

表8-5　人均饮酒量排名前六的国家

人均饮酒量排名	国家	人均酒精消费量（升）
1	白俄罗斯	17.5
2	摩尔多瓦	16.8
3	立陶宛	15.4
4	俄罗斯	15.1
5	罗马尼亚	14.4
6	乌克兰	13.9

排名前六的国家，居然全部来自东欧！

前文讲过，任何酒都是1类致癌物，烈酒的风险尤其大，所以喝酒一定要适可而止。东欧各国每10个因为癌症死亡的男性中，就至少有1个是喝酒喝死的。

事实胜于雄辩，这些国家的数据说明，如果想长寿，不想过早得癌症，最好坚定地戒烟、少酒。

奥地利和匈牙利的对比

除了个人习惯这种"小环境"，社会的"大环境"对癌症发生也有巨大的影响。大环境不仅包括空气污染这种直接因素，也包括经济、文化、人文环境。最典型的例子，就是奥地利和匈牙利这两个邻国。

表 8-6 奥地利与匈牙利的对比

国家	预期寿命	癌症发病率（每 10 万人发病人数）
奥地利	81.5	523.5
匈牙利	75.9	727.2

历史上，这两个地方的人相似之处非常多，甚至 100 多年前，这两国还是一家人，都属于奥匈帝国，1918 年"一战"后奥匈帝国解体，它们才分道扬镳。而现在，奥地利人比匈牙利人的寿命长不少，癌症发病率却低很多。

如果仔细对比两国癌症死亡率的时间变化曲线，更是有惊人的区别。在 1970 年前，这两国的癌症发病率和死亡率一直都很接近，但随后就出现了截然相反的走势：奥地利死亡率越来越低，而匈牙利却完全相反，越来越高，见图 8-7。

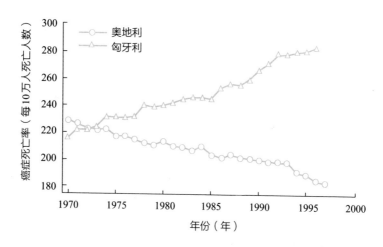

图 8-7 奥地利与匈牙利 1970—2000 年癌症死亡率对比

数据来源：Cancer mortality in central-eastern Europe: facts behind the figures. Lancet Oncol. 2002.

　　为什么会这样呢？经济水平的差距是重要原因。

　　在过去的几十年里，奥地利和匈牙利走上了截然不同的发展之路。现在，奥地利是个高度发达的国家，人均GDP超过5万美元，而匈牙利的人均GDP仅为奥地利的1/4。落后的经济水平和较高的生活压力，不仅让匈牙利工作环境污染更严重、医疗水平更差，也带来了更坏的生活习惯，包括抽烟、喝酒、不健康饮食等。这些都会增加癌症的发病率和死亡率，同时也会降低人均寿命。

　　匈牙利只是一个缩影，整个东欧都面临类似的问题。1950年以后，东欧多个国家发生了剧烈的政治和经济变化，随之而来的是整体国民健康水平的直线下降：心血管疾病变多，癌症变多，人均寿命降低。

　　所以，要对抗癌症，不仅需要每个人为自己努力，也需要我们作为整体一起努力。

———————第九部分
真实故事：他们的故事

从 70% 的肝都是转移瘤，到无瘤生存五年

丸子[①]

了解你的对手

今年是我术后无瘤生存的第五年，技术上说我已完全治愈。我想和大家聊聊自己的经历，给处于困境中的人们一些信心，告诉大家胜利的曙光仍在。

以前，我一直觉得自己没有资格去分享，如今，在完整经历了患病、治病、康复、恢复正常后，才觉得有了一些底气。当然，所有个人经历仅供参考，尤其是治疗方面的具体操作，请遵医嘱。

14年年底，我被诊断为4期结肠癌，也就是最晚期，伴随大范围的肝

---

① 毕业于北大，曾于投行搬砖、政府写文、国际组织发邮件，也曾与癌症交手，甚幸胜出。

转移，核磁显示肝部肿瘤已据超过70%的肝实质，最大肿瘤超过10厘米且紧邻肝被膜，存在相当的肝破裂风险。肿瘤标记物呈指数式飙升，确诊阶段的检测显示10天内翻了三番，大概和2020年新冠病毒爆发时的感染人数曲线图类似。

中西医都觉得我的情况很不乐观：西医方面认为悲观情形我只能活3个月，乐观情形2年；中医方面，某位主任看到我和我的资料后，第一句话是："你怎么才来啊……"

有位好朋友是医生，她告诉我，人在面对恶性肿瘤时通常要经过五个阶段（否认、愤恨、抑郁、妥协、接受），而她觉得我直接跳到了最后一步。

回想当初，我从头到尾没有因为生病哭过，人迅速调整到战斗模式，确实有些许不近人情的冷酷。人也许在面临巨大危险时会迸发出生存本能：解决问题，而不是发泄情绪。人是自己一切行为的最终责任人，必须为自己的生命负责。那一刻，潜意识已经为我做了决定，没有退路了，哭无法解决任何问题，每沉浸于情绪无法自拔一分钟，用于找到有效方法的时间就少了一分钟。而对肿瘤患者来说，时间是最宝贵的，经不起浪费。于是，从知道疑似患癌起，我就开始搜集信息、寻求各路帮助，考虑下一步该怎么办。

癌症治疗充满了不确定性，而对抗不确定性的最好办法，就是了解你的对手。

人的恐惧，很大程度上源于未知。就像在黑暗中前行总会令人不安，若换在白天，且对路况了然于心，则全无困扰。所以，令人害怕的更多的是不确定性，而非结果本身：每个人最终都会离开这个世界，这一事实本身并不那么让人恐惧。

所以，了解对手，了解疾病发展的规律，才能消解恐惧和不确定性。那段时间，我所做的只有一件事：让自己成为一个专业的患者。我要知道结直肠癌到底是什么、它会怎样发展、各种情景下分别会有什么后果、有什么手段来应对那些后果，以及我要付出怎样的代价，才能提高自己的生存概率。

于是我阅读专业人士和医院的科普文章、国内外的患者和医生指南、代表性案例分析，并跟踪全球学术会议的最新研究成果。除了结直肠癌，我还关注其他癌症治疗上的突破，那些进展同样令人振奋：某某肿瘤又有新方案提高生存率了，结直肠癌还会远吗？

人在全身心投入一件事情的时候，会获得一种正向的、积极的情感支撑，也许这就是心理学中所谓的"心流"状态。现在回想起来，那种纯粹的专注所带来的能量，也是一种近乎"心流"的体验，帮我撑过了很多至暗时刻。

相信并尊重医生

除了你自己和家人，你的主治医生是最希望你活下去的人之一。专业领域需要专业人士来处理，我们要做的就是相信并尊重医生（此处的医生指受过系统训练、具有专业素养的医生）。从新冠肺炎疫情中，相信大家也更深地体会到了这一点。

有患者向我抱怨医生的态度问题，但正如张文宏医生所说，大牌医生没有脾气好的。医生面临繁重的工作压力，分给每个患者的精力有限。患者必须高效地利用医生的时间：做好自己的功课，尽量提供有效信息，做到高质量的沟通。

要相信医生，他们是和我们并肩战斗的战友。这种相信是指，相信不论结果理想与否，医生都已尽最大努力，他们是最希望患者好起来的人之一。最糟糕的莫过于好了谢医生，坏了怪医生。

15年下半年，我在经过多次化疗、靶向、介入治疗后，一度处于药物治疗难以维系的状态。手术是获得根治的唯一机会，而当时我的手术条件并不理想，具有相当大的风险。但那也可能是唯一的手术时间窗口，因为之后的情况大概率只会更糟。所以，对于手术与否，我非常纠结。

一位医生的话让我瞬间做出了决定："医生评估完，考虑给你做手术时，实际是准备好了和你一起承担风险，很多手术机会极为宝贵短暂，如昙花一现，他想和你一起抓住这个机会。他完全可以不做这个手术，不做对他也没有损失。"

我相信医生，决定手术。这种信任在于，我相信他们会尽全力给我争取好的结果，即便结果不尽如人意，那也是我应承担的风险，我不会责怪医生；而医生也知道我以性命相托、不论结果，更会尽力给我争取最好的结果。

这种彼此信任是与疾病抗争的利器。我的手术结果完美，堪称是奇迹。在肿瘤负荷如此高的初始条件下，经过多轮治疗后，实现R0切除（指彻底切除，没有肿瘤残留）。手术切掉了超过6成的肝脏，样本显示pCR（病理学完全缓解）。

在医生告知我结果的那一刻，我感觉医生周身都在发光，如天使降临。

辅助治疗后，我健康无虞地度过了近五年的时间，没有反复，一路顺遂。

等待和希望

人类的一切智慧都包含在两个词中，那就是等待和希望。我一直对自己说，一切都会好起来的，如果还没有，那就还没到最后。

在那些希望渺茫，快等不下去的时候，怎么办呢？

有些人会诉诸宗教。有朋友和我聊宗教方面的内容，我特别理解，也深深感激朋友们的好意。但在时间分配上，研究如何治疗、监测自身病情变化已占据了我绝大多数时间，我实在没有精力再去研读宗教教义和规范。如若没有对宗教进行全貌理解并建立信仰，仅靠许愿祈求神明让自己重获健康，在我看来宛若投机，仿佛对神明不敬。这种做法的付出和期望过于不均衡，我很难接受。

让我感到更踏实的，是对疾病发展规律的了解，是治疗方案背后的循证医学证据。了解越多，就越心安。我知道这种方案的反应率适合于哪种情形，药物的副作用该如何缓解，在一种方案耐药后，下一步还有哪些选择。我不再是黑暗中摸索的行人，科学给我带来了光。

我的信仰是科学。因为相信科学的进步，我自始至终没有真正绝望过。多少曾经代表着绝症的病名，由于科学，现在已经不再有杀伤力。

我相信存在一条带我走出绝境的道路，而我要做的，就是尽全力找到它。我找到了，那个肝脏曾经转移得像筛子一样的人已经完全康复，你也可以。

最后，以《火星救援》的台词结尾。

> 另一个被问得最多的问题是：
> 当我独自被困在那儿时，想过会死在那儿吗？
> 想过，当然想过。
> 这是你必须知道的，因为它正发生在你身上。
> 那是太空，它是不会迁就你的。
> 在某个时候，一切都会变得越来越糟糕。
> 当一切越来越糟时，你只能坚强地面对。
> 这是我如何解决这个问题的：
> 你要么屈服，要么反抗，就是这样。
> 你只要开始进行计算，

解决一个问题，

解决下一个问题，

解决再一个问题，

等解决了足够的问题，你就能回家了。

从胃癌手术到马拉松

曼曼[①]

反复的胃痛

我今年31岁，曾是一名胃癌患者，手术至今3年5个月。

我出生在一个国家级贫困县的农村。记得在上初中时，条件比较艰苦，每周在学校五天时间，我下饭的菜基本就是从家里背来的咸菜、咸萝卜和花生米老三样，就这样还经常是饱一餐饿一餐，所以我从小胃就不怎么好。

我记得入伍前体检项目中我的体重就不达标，刚到部队时也总是肚子疼，由班副带去卫生队打针开药，治疗了好一段时间才慢慢正常。在服役最后一年的3月份，因为胃疼，我请假到市民医院做了一个胃镜和肠镜，结果显示十二指肠溃疡和肛内疮。回单位后，我因为任务在身，不得不停药，

---

① 曾经的军人，以前惧怕跑步，却因癌症走上马拉松赛场。

此后一直反反复复有一些轻微的症状，一直没有按疗程服药根治过。

　　在确诊胃癌前几个月，我每当早起肚子饿时就会胃疼，于是就凭借自身经验去药店咨询并买药服用。当时，我因为工作原因，一直忙于奔波，开车几千公里到处跑，所以饮食起居不定，经常吃不好、喝不好、睡不好，身体一直处于疲劳状态，胃病一直反复发作。直到两个月后工作稳定，我才去医院做了检查，医生看完结果说当时胃里情况已经非常严重，但一周后胃镜取的活检病理结果却显示无异常。之后，我一直谨遵医嘱行事，改善饮食起居、按时服药。按当时医生说法，需要连续服药两个月后复查再视情况调整方案，就在距离复查还有三周左右时，我因为胃里不舒服又去看了医生，得到的答复是吃药过程出现不舒服很正常，于是又灰溜溜地回去了。

　　事情的转折点就在这里。就在距离复查还有不到一周的时候，我每天夜里都会被胃部持续的绞痛疼醒，吃东西、按压都止不住，持续折磨了三四天，在复查做胃镜取完活检时，医生对我说之前溃疡的地方不仅没有长好，反而扩大了，说可能有不好的情况发生。一周后，我揣着忐忑的心情去医院取报告，看到结论写着"符合局部癌变"几个字，脑袋一片空白，整个人直接吓傻了。说来也怪，就在复查的前一晚我做了一个梦，梦见自己从高楼摔下，顿时从梦中惊醒，一下坐了起来，心情久久不能平复，此后一直睁眼到天亮。由于睡不着，我就在网上查了一下周公解梦，说这种梦境预示着接下来可能会有不好的事情发生。医生的话和梦境竟然相互印证了，所以到现在我一直记忆犹新。

　　因为当时我是在私人公司工作，并没有购买五险一金，和家人商量了后，为了方便家人照顾，当天我就辞了职，连夜赶回家乡省城进行治疗。

辛苦的治疗

　　回到省城后，我第一时间去挂了最权威胃肠科专家的号，见到医生详细说明了情况后，当即被收治入院做进一步检查。经过一系列检查，医生在胃窦小弯处发现3.6 cm × 1.5 cm的肿瘤，并有淋巴结肿大。由于国庆假期，手术安排在10月9日。手术进行了将近6个小时，术后的大病理显示为中分化腺癌浸及胃壁固有基层（2期），医生说最少需要进行6~8疗程的标准化疗，方案是奥沙利铂加替吉奥。

第一次化疗是在术后一个月。早上五点多，天还没亮，我就从家里出发，赶到医院时刚好到上班时间。经过办理入院、等着医生开单做检查进行评估等一系列流程，等到输液时基本上都是下午了。输液一直要持续12个小时，最快也需要10个小时。第二天就出院回家，21天为一个周期。

在进行到第三次化疗时，从输液开始，我的胃里就翻江倒海，吐到怀疑人生、想死的心都有，在此期间完全吃不下任何食物，汤水之类的也不行。回到家也需要等三天才能吃下一点儿稀饭汤水之类的食物，过了五天还会吐。因为手术和化疗的原因，在这个最需要补充营养的关键时候，我连肉类也不能吃，一吃准会拉肚子，牛奶也不能喝，能吃得下的最有营养的食物是鸡蛋。向医生反映情况后，医生开了胰酶肠溶胶囊，每次吃肉食前，我都要吃一颗才不会拉肚子。

手术加6次化疗让我瘦了20多斤。不过，我只是吐得比较严重，没有一次化疗是因为白细胞低或者其他问题耽误的。就这样掰着手指头算，我一次一次咬牙坚持挺过了最艰难的时候。当时我的心里一直有一个坚定的信念，就想着化疗完我就彻底好了，恢复自由。

走出阴霾

我能这么快走出人生最灰暗的时期，离不开亲人无微不至的照顾、朋友以及战友的支持和帮助，也要特别感谢菠萝的科普。

记得是在治疗期间，一次我在网上搜索关于治疗期间能吃什么、怎么吃的书籍时，看到了菠萝的代表作《癌症·新知》与《癌症·真相》，再通过图书上的二维码关注了"菠萝因子"公众号，就此结缘，学习了解到了更多靠谱的科普知识。

但在此之前，我也走过弯路，就是咱们耳濡目染，似乎无所不能的传统医学。因为治疗的后遗症加上身体比较虚，我就听从老人的建议，到省城找了一位资深的老医生每半个月一次把脉开方，连续吃了两个月的中药。结果，不仅先前的症状一点儿也没有消失，且在接下来的一次例行复查时，我的CT显示肝内胆管出现了钙化灶（结石）。在三个月前复查时并没有这个症状，而在此期间除了中药，我没有吃任何其他药物。于是我果断停掉中药的治疗，此后的复查一直比较顺利，肝脏的损伤也没有再加重。

过年时，我与家人商量了一下，决定走出家门开始工作，并计划在休息时间开始进行体育锻炼，帮助身体更快地恢复。在阅读完菠萝写的一篇关于运动防癌抗癌的文章后，结合我现在的身体情况（长时间的消化不良导致的体重偏低、精神面貌不佳等），我开始尝试进行"运动康复"，只要天气允许，我就一周五天、每天两小时运动，规律地坚持了两个月左右的时间。

运动的效果真的很明显！之前一吃肉、喝牛奶就拉肚子的问题解决了，也不需要服用辅助药物帮助消化肉食了，更不需要再长期服用抑制胃酸的药物来治疗反酸了。我的睡眠质量也提高了，胃口更好了，体重也在逐步增加，脸上因化疗增加的皱纹变淡了、黑斑也消失了，这还只是进行一些短距离的慢跑和简单的力量训练的结果。再次回到家时，亲戚朋友也都说我变化很大，与之前完全是两个样子，精神面貌发生了极大的变化，这也让我对未来充满期待、信心倍增，也为后来的马拉松之旅奠定了良好的基础。

我的感悟

通过亲身经历，我有几点感悟和大家分享，仅供参考。

1. 要不断学习前沿的治疗信息和健康科普知识充实自己，确保能以科学客观的眼光看待疾病。只有深入地了解它，才能不遗余力地战胜它。

2. 传统医学历经了几千年的传承，在我国有深厚的群众基础，但它并不神奇，而是深受历史文化和政治的影响而形成的。我同大多数人一样，也相信过传统医学，但事实情况是吃出了不可逆的肝损伤。每个人的选择不同，我只能说：己所不欲勿施于人。

3. 在决定要进行康复训练之前，应先咨询主治或者康复科医生的意见建议。最好选择去健身房寻求专业健身教练的帮助，再根据身体的承受能力选择适合自己的项目，制定详细的计划并长期坚持，不建议自己贸然行动、急于求成，以免造成训练伤，得不偿失。

4. 尽自己最大的努力去创造可能。尽管成长的道路上会遇到这样那样的问题，阻挡我们前进的脚步，但只有坚守初心，才能成就更好的自己。就像跑步一样，极点（发生在跑步刚开始，由于准备活动不足而出现呼吸困难、全身乏力、两腿沉重、想要放弃的感觉）总会到来，如果你连迈出第一步的勇气都没有，永远只能望而却步。但只要找到这个点并通过科学的方法进行训练，一次次去突破它，让它晚些到来，最终就能顺利到达终点。

5. 不盲目自信，也不悲观度日，保持进取之心。就拿马拉松途中的撞墙期（发生在长距离跑步中后程，由于糖原耗竭而出现四肢无力、有心无力、难以坚持下去的情况）来说，有部分人因赛前准备不足、训练不够，好胜心占据了理性，奔跑途中过于兴奋，没有按照自己平时训练的配速去跑，致使撞墙期过早到来。而有的人为了克服它，每到补给站都会停下脚步，过度补充能量，只会过犹不及，直接导致呕吐、腹痛、脱水的情况发生，甚至不得不放弃比赛，被收容车拉走。还有少数人为了完成比赛逞能坚持，导致中暑、晕倒，甚至心梗，直接被救护车拉走，都是不可取的。

挑战自我并没有错，但要注意方式方法，量力而行，正所谓欲速则不达。生活亦是如此。

瞿地①

2020年，当全中国乃至世界都扰攘于新型冠状病毒肺炎之时，我已经走到了确诊癌症之后的第6个年头。新冠肺炎目前统计的死亡率大约为1%~2%，犹令大众戚戚不可终日。而我，作为坊间流传之"绝症"的患者，曾直面生死，是已可谈笑自若于新冠这种"小病"的了。

癌症，是福兮，是祸兮？于当时的我看来，当然是一场不折不扣的祸事。

我于2014年2月被确诊为鼻咽癌3期，后历三次复发，在使用（试用）了化疗、放疗、手术、靶向药，乃至当下抗癌药物界的新贵免疫疗法以后，

———————————
① 毕业于复旦，混迹于外企，与癌症纠缠越久，越觉得它也是上天给予的一份礼物。

终于2017年底"完全缓解",至今也已超过二载。我是否已被治愈?还不能妄下定论。然而在这6年的治疗和康复过程当中,我是一点点地看到了治愈这"绝症"的希望的,并且这6年的时光也已确凿成为我人生中一个巨大的分水岭。这既可谓是祸从天降,也可称作是柳暗花明。

我有幸受到老朋友菠萝的邀请来"谈谈感悟"。说是老朋友,其实大部分时间只是"我知道他是谁,他不知道我是谁"的状态。我早在还不是患者之时,就开始在"奴隶社会"公众号上拜读他的"和癌症作斗争"系列文章。菠萝多年来孜孜不辍的科普,令科学之力始终支撑和鼓舞着我对抗病魔。值此菠萝新书完成之际,一则道喜,二则也是要再道一声"感谢"的!在人生巨变之时(罹患癌症被称为6大改变人格事件之一),"感悟"当然时常在脑海浮现出一鳞半爪,但要把它们诉诸笔端以飨他人,却也是颇费琢磨的。

所谓"祸兮福所倚,福兮祸所伏"。寻思良久后,我想就以癌症患者的"祸"与"福",来聊聊我的感悟。

肉体备受折磨,但之后却可能拥有一个更强健的身体

对癌症有了解的人大概会知道,虽然癌症在其晚期可能会有癌痛等一系列生理上的苦楚,然而在早期并没有什么明显的生理不适。其给患者所带来生理上的痛苦,大多来自其治疗过程。有道是,早期的癌症不可怕,可怕的是早期的癌症难发现,因为"没有症状"。这里不得不再一次感叹,菠萝这本新书的主题"癌症防御",正是应每个祈求健康的家庭的需要而生。

于我也是如此。我最早感知到鼻咽癌的存在,只是简单的鼻塞而已,彼时我只是把它当成一种顽固性的鼻炎,虽然它的出现有些蹊跷。随着病情的发展,我的鼻塞症状越来越严重,大约半年左右后,发展成了单侧耳

闷，最终促使我去认真做检查，并确诊了鼻咽癌。

接下来的治疗所产生的生理痛苦，竟远远超过了之前几个月。

在治疗期，化疗的副作用导致我恶心呕吐、毫无食欲，放疗导致口咽疼痛、肿胀，绵延治疗期的数月不止。手术令我每日鼻腔都有带血脓涕，并有一次鼻腔大出血使我差点儿交代……

好不容易熬过了治疗期，又要面对许多远期副作用。

化疗的骨髓抑制现象在我这个个案身上体现得很明显。在化疗结束后的几个月，我的白细胞水平始终处于标准之下，也就是我的感染风险相较普通人要高。还有神经毒副作用，在我身上的具体表现是时时有心悸症状。

放疗的远期副作用，能明显感觉到的是颈部纤维化，也就是令我的颈部异常僵硬，转动很困难。我在患病前就有比较严重的颈椎病，在颈部肌肉纤维化之后，颈椎病愈发严重，有雪崩式崩塌之势。彼时我只要稍微开展一些书案工作或者认真阅读，颈部就会疲劳以至于痉挛（就是俗称的抽筋）。嘿嘿，脖子抽筋大概大部分人都没听说过吧，脖子左边抽筋了，只能把脖子歪向右边来舒展左边，结果右边又抽筋了，那叫一个酸爽……另外，由于颈部的肌肉跟呼吸息息相关，颈部的肌肉纤维化以后呼吸也会受限，至于我时常会感受到气闷，像脖子被人紧紧扼住一样。颈椎的问题不光影响脖子本身，由于臂丛神经是从颈部穿过，当颈部肌肉紧张，卡压到了神经，两侧的手臂都会发麻。

手术的远期副作用：中耳炎使得我耳闷肿胀、听力急剧下降，只得在鼓膜中置管以导流积液（置管每隔几个月还得更换），置管能减轻耳闷、提高听力，但双耳耳鸣依旧严重。

免疫力（白细胞水平）低下、严重的鼻窦炎和中耳炎伴有耳鸣、颈部纤维化严重导致颈部经常痉挛、呼吸困难、喉部恶心、手臂麻木，这些就是这次疾病带给我身体的冲击。

为了缓解甚至消除这些副作用，我投入了大量时间、精力和金钱（需要找顶尖的物理康复治疗师），研究并实践康复医学和运动锻炼。我每周都要做1~2次康复理疗，每天花不下2个小时的总时长进行康复运动和体能训练。

如此两年以后，我的白细胞水平已经稳定地恢复到正常标准，之后的免疫疗法也因此受益；颈部纤维化大大减轻，颈部痉挛以及手臂麻木的状况消失殆尽；鼻窦炎所产生的脓涕也大大减少，我再也不用在睡梦中被鼻塞惊醒了。

这期间我学到了很多，比如人体的肌肉筋膜解剖列车结构，比如平时生活中的大量不良姿势和运动模式，比如核心肌群训练的重要性和训练方法，等等。

我渐渐地发觉，在患病之前，我对身体的重视有多么不足。久坐等不良的生活和工作习惯，令我的脊椎长期处于不良应力之下。放疗的副作用只是压垮骆驼的最后一根稻草，将我之前糟糕的颈椎状态放大了而已。虽然我是一个从小便热爱运动的人，但我的核心肌群一直以来疏于训练。我错误的运动模式很多，我弹琴的姿势简直就是自残，就连奔跑了20多年的那个姿势也有很大调整的空间，我从未重视过自己的平足对体态和运动姿势的影响……

每每想到这些，便会觉得上天给我的如此打击，虽是一场不小的祸事，但也不啻一个福祉。

我的颈椎病在患病（癌症）很久以前（最早可回溯到校园时期）就有体现，我忽略了；我的不良体态和运动模式，比如练琴和跑步，已经持续了大约10多年之久，我忽略了；我经常久坐并且运动时间越来越少，这种趋势在日益繁重的工作和生活节奏中愈演愈烈，我也忽略了。

其实身体不是没有警报，因为颈椎病，我早已出现过呼吸不畅的症状。因为不良的练琴姿势，我早已出现过肩部疼痛、手臂不能上举，以及背部疼痛的症状。然而这些警报也被我忽略了。我在繁忙的工作以及日渐复杂的生活洪流中迷失了。

若不是此次上天让我得了癌症，并强迫我停下来，这些警报会一概被我继续忽略下去，直到有一天我的身体再也无法承载。是这次癌症确诊和治疗的副作用，将我所有这些警报都放大了数十倍，终于让我无法忽略，并下决心重视它们，并着手解决。

如果不出意外，我将在我往后的生命时光中延续这种新的运动和生活习惯，并且时刻关注体态和运动模式的正确性。如果我没有被癌症杀死，我确信这些改良后的习惯将在时间的积累下对我产生巨大的增益，反而使我拥有一个更强健的身体。

好比一台一直在赶工期的生产设备，虽有损坏，却无暇进行维修和保养，也始终在一种超负荷的临界状态下运行。这时有一个恐怖分子抱着炸药炸坏了生产设备的一部分，令设备彻底无法运转。于是，工厂只能被迫停产整顿，调换新的零件，优化生产管理和模式。这可能反而令这台生产设备拥有更好的生产状态和生产寿命，不亦福乎？

从未意识到情绪对人的影响有那么大

有一种民间说法，说是死于癌症的人，一半以上都是被吓死的。这种说法虽然并不一定科学，但可以体现大众对癌症这种疾病的一种认知，也就是它很骇人。

我有很多病友，都自述确诊以后即便还没有开始任何治疗，他们便已夜不能寐、食不下咽，以至于在短短的等待治疗的十数日之内体重就下降10~20公斤之多。这种心理打击引起生理变化的效应不可谓不重。

因此，在治疗期间，如何面对死亡阴影，如何将那些极其难受的治疗坚持下去，如何在生理状态临近崩溃的时刻也要把营养和休息做到位，都需要在心理调适、理顺情绪上做极大的努力。

我以往就对心理学颇感兴趣，在治疗期间更是投入了很多"精神尚可"的时间，自研心理或情绪调适的方法。无论是狭义的叫作"心理学"的那个学科，还是禅宗、冥想、瑜伽、按摩、文学、音乐，只要是能安抚心理、带动情绪的，我都要拿来一试，逐渐地竟也慢慢地整理出了一套行之有效（至少对自己）的系统的心理调适的方法。以这套方法，我挨过了艰难的治疗期，初有成效后在康复期亦不断接着实践。

当我的健康状态逐渐恢复至接近常人，我愈来愈深切地感受到，我在之前的生活中太过忽略了情绪对人的影响。

我从未体会过我的每次不良情绪的小火苗，是从何时产生的，是由何种诱因引发的，这种情绪是普适的，还是有我个人特质的，如果是有我个人特质的情绪，那么它是天生的来自基因的，还是来自我成长过程中受到的外界影响。

我能不能辨别自己的情绪？我有没有有效的手段来引导和纾解自己的情绪？

在之前的生活中，我从未意识到情绪是如此深刻地影响到了我每一个决策；从未意识到情绪是如何令专注力下降，以至于工作和学习的效率变低；从未意识到情绪对于沟通的正负向作用；也从未意识到娱乐和休息，对于情绪（乃至于生活中所有的事）的重要性。

打个比方，如果要问一个20世纪80年代生人最常用的软件，大概有许多人会回答Word、PowerPoint、IE浏览器，或者其他看视频或者打游戏的软件。但要是仔细琢磨，使用一台电脑，最常用（其实根本绕不开）的软件，肯定是Windows！操作系统，我们从不"用"它，当然也不会感觉它有多重要，然而所有"有用"的软件，都是运行在操作系统平台上的。对于人脑来说，情绪就是它的操作系统，理性才是其他"有用"的软件应用。只有当人的情绪平稳、操作系统工作正常之时，理性才能发挥其真正的作用。

　　遭遇这场大"祸"后，治疗和康复期的各种身心的痛苦，令我的感官异常敏锐，感受到了许多以往无法察觉的微小的情绪波动。无论是焦虑、压抑、烦躁、无聊，还是别的什么情感，我都可以轻易地捕捉到，顺着这些线索，慢慢地探索深邃的内心，以抓住它们的源头。

　　一场疾病给了我一个机会，让我开发并修习了系统的心理和情绪调节之法，也是一次生命中从未有过的更彻底地了解自身、了解内心的过程。

　　"知人者智，自知者明"。如果我没有被癌症杀死，那么这种"明"，这种"明"所带来的豁达，以及各种能令自己心绪平静之术，将陪伴我度过往后的生命。不亦福乎？

　　祝愿所有的病友都能否极泰来，顺利痊愈，未来拥有更美好的生活；也期待健康的朋友们，能够从菠萝的新书中大大获益，止祸患于忽微，消困厄于毫末！

　　致敬生命！

　　这一部分，是我们每个人最关心，也最具实操性的癌症筛查建议。它可以解决我们最想问的问题——

　　　我（或者我爸，我妈）今年××岁，到底应该做些什么筛查？

　　在阅读具体的三张表格之前，有几个关于癌症筛查的原则需要再强调一下：

　　　• 因为每个人接触的风险因素不同，癌症筛查是很个性化的事情。
　　　• 普通体检很难发现早期癌症，不同癌症类型的有效筛查方式不同。

- 多数筛查推荐从40岁开始，但高危人群开始筛查的时间需要提前。
- 很多筛查只推荐给对应高危人群（如果你想先了解什么是高危人群，请参阅表附录–3）。

表附录-1 不同年龄段的筛查建议

年龄（岁）	男性建议筛查	女性建议筛查
20~29	• 结直肠癌（高危人群，一级亲属患癌年龄减10年开始） • 肺癌（高危人群）	• 乳腺癌（高危人群） • 宫颈癌（如果有性生活） • 结直肠癌（高危人群，一级亲属患癌年龄减10年开始） • 肺癌（高危人群）
30~39	• 结直肠癌（高危人群，一级亲属患癌年龄减10年开始） • 肺癌（高危人群） • 肝癌（高危人群35岁开始）	• 乳腺癌（高危人群） • 宫颈癌（如果有性生活） • 结直肠癌（高危人群，一级亲属患癌年龄减10年开始） • 肺癌（高危人群） • 肝癌（高危人群35岁开始）
40~49	• 结直肠癌（高危人群，一级亲属患癌年龄减10年开始，非高危人群45岁开始） • 肺癌（高危人群） • 肝癌（高危人群） • 胃癌（高危人群） • 食管癌（高危人群） • 前列腺癌（高危人群45岁开始）	• 乳腺癌 • 宫颈癌（如果有性生活） • 结直肠癌（高危人群，一级亲属患癌年龄减10年开始，非高危人群45岁开始） • 肺癌（高危人群） • 肝癌（高危人群） • 胃癌（高危人群） • 食管癌（高危人群）
50及以上	• 结直肠癌 • 肺癌（高危人群） • 肝癌（高危人群） • 胃癌（高危人群） • 食管癌（高危人群） • 前列腺癌（高危人群）	• 乳腺癌 • 宫颈癌（如果有性生活） • 结直肠癌 • 肺癌（高危人群） • 肝癌（高危人群） • 胃癌（高危人群） • 食管癌（高危人群）

表附录-2 各癌种推荐筛查方法

肿瘤类型	推荐重点筛查方法
乳腺癌	乳腺钼靶、B超
肺癌	低剂量螺旋CT
胃癌	胃镜、幽门螺杆菌、血清标记物检测（比如PG和G-17）
食管癌	胃镜
宫颈癌	宫颈细胞学检查、HPV检测
前列腺癌	血清PSA检测
结直肠癌	肠镜
肝癌	肝脏超声、血清AFP检测

表附录-3　各癌种的高危人群定义一览

肿瘤类型	常见高危人群
乳腺癌	• 有乳腺癌/卵巢癌家族史 • 遗传乳腺癌风险基因，比如*BRCA1/2* • 既往有乳腺导管、小叶不典型增生、小叶原位癌 • 30岁前接受过胸部放疗
肺癌	• 吸烟≥20包年（"包年"的定义见本书第193页） • 长期接触二手烟 • 有职业暴露史（接触石棉、铍、铀、氡等致癌物） • 得过恶性肿瘤或有肺癌家族史 • 有慢性阻塞性肺疾病（COPD）或弥漫性肺纤维化病
胃癌	• 胃癌高发地区人群 • 幽门螺杆菌感染者 • 患有慢性萎缩性胃炎、胃溃疡、胃息肉、肥厚性胃炎、恶性贫血等，或做过胃切除术 • 一级亲属中有胃癌患者 • 存在其他胃癌高危因素（高盐、腌制饮食，吸烟，重度饮酒等）
食管癌	• 食管癌高发地区人群 • 一级亲属中有食管癌患者 • 患有食管癌前疾病或病变 • 有头颈部肿瘤病史 • 存在其他食管癌高危因素（热烫饮食、过度饮酒、吸烟、进食过快等）
前列腺癌	• 有前列腺癌家族史 • PSA基线水平高（>1μg/L）
结直肠癌	• 有结直肠癌家族史 • 患有炎症性肠病（比如溃疡性结肠炎、克罗恩病） • 患有相关遗传性综合征，包括家族性腺瘤性息肉病、林奇综合征等 • 既往有腺瘤性息肉或结直肠癌史 • 存在其他结直肠癌高危因素（吸烟、喝酒、肥胖、缺乏运动、经常吃腌制加工食物等）
肝癌	• 慢性肝炎（乙肝、丙肝）病毒携带者 • 患有肝硬化 • 有肝癌家族史

　　附录的这三张表只是对癌症筛查的普适性建议，仅供参考。每个人的患癌风险各有不同，对筛查的理解也不同，选择可能会不同。

　　比如对普通人，肠镜筛查推荐从45岁开始，但如果你特别担心，钱也不是问题，那从40岁，甚至35岁开始筛也未尝不可，毕竟肠镜相对安全，而且只需要5~10年做一次。

　　如果有条件，最好的办法还是咨询医生等专业人士，设计一套最适合自己的筛查方法。早期癌症并不等于绝症，希望大家都能健康生活，并做好筛查，把危险扼杀在萌芽中。